Les Essentiels en IF[illegible]

Psychologie, sociologie, anthropologie

UE 1.1

Jacky Merkling
Solange Langenfeld
Ouvrage coordonné par S. Langenfeld

avec la collaboration de Myriam Pecoul, cadre de santé
au pôle de pédopsychiatrie (CPN de Laxou)

ELSEVIER
MASSON

DANGER

LE PHOTOCOPILLAGE TUE LE LIVRE

Ce logo a pour objet d'alerter le lecteur sur la menace que représente pour l'avenir de l'écrit, tout particulièrement dans le domaine universitaire, le développement massif du « photocopillage ». Cette pratique qui s'est généralisée, notamment dans les établissements d'enseignement, provoque une baisse brutale des achats de livres, au point que la possibilité même pour les auteurs de créer des œuvres nouvelles et de les faire éditer correctement est aujourd'hui menacée.
Nous rappelons donc que la reproduction et la vente sans autorisation, ainsi que le recel, sont passibles de poursuites. Les demandes d'autorisation de photocopier doivent être adressées à l'éditeur ou au Centre français d'exploitation du droit de copie : 20, rue des Grands-Augustins, 75006 Paris. Tél : 01 44 07 47 70.

ISBN : 978-2-294-71057-5

Elsevier Masson SAS – 62, rue Camille Desmoulins – 92442 Issy-les-Moulineaux Cedex

Avant-propos de la collection Les Essentiels en IFSI

Les ouvrages de la nouvelle collection Les ESSENTIELS en IFSI ont été conçus et construits conformément au nouveau programme des études menant au Diplôme d'état infirmier défini par l'arrêté du 31 juillet 2009.

L'apprentissage repose sur des **mises en situation de soin au plus près de la réalité professionnelle**. En effet, le nouveau dispositif pédagogique se fonde largement sur ces mises en situation. Il prévoit une progression *en spirale* à partir des connaissances fondamentales et des savoir-faire professionnels acquis (UE 1 à 4, voir ci-dessous), lesquels sont ensuite mobilisés en situation à l'occasion des stages, explorés et interrogés lors des Unités d'intégration (UE 5), puis réutilisés dans d'autres situations de soins, ou remis en perspective dans la suite du cursus.

Les ESSENTIELS en IFSI couvrent, sur près de 20 volumes, toutes **les Unités d'enseignement (UE)** réparties sur les six semestres de formation et sur les 4 domaines constitués par :

- les Sciences humaines, sociales et droit ;
- les Sciences biologiques et médicales ;
- les Sciences et techniques infirmières, fondements et méthodes ;
- et les Sciences et techniques infirmières, interventions.

Ils répondent en outre parfaitement à l'articulation de la formation en **trois paliers d'apprentissage : Comprendre, Agir, Transférer**.

Chaque chapitre est articulé en trois volets.

Le volet COMPRENDRE permet **d'acquérir les savoirs essentiels sous une forme claire et concise**. Il regroupe :

- **les savoirs fondamentaux** couvrant point par point les thèmes prévus au programme des Unités d'enseignement, agrémentés d'exemples concrets ;
- **les savoir-faire et savoir-être professionnels** associés.

Le volet AGIR propose de **mobiliser ces savoirs et savoir-faire pour agir et prendre en charge en situation.** L'analyse des situations proposées, le questionnement suscité et la guidance dans le cheminement permettent l'émergence et le développement des **compétences infirmières**.

Ces situations professionnelles sont déroulées en quatre étapes, clairement exposées en **quatre tableaux** très didactiques, qui rendent compte de la progression du raisonnement clinique infirmier :

1 L'étudiant recherche les informations utiles pour comprendre et évaluer la situation. Cette première étape consiste ainsi à identifier les éléments significatifs, c'est-à-dire les données, sélectionnées dans l'énoncé, qui sont pertinentes et utiles à la compréhension et à la prise en charge.

2 L'étudiant analyse ces données et procède alors à l'évaluation de ces éléments. Pour y parvenir, il mobilise des savoirs fondamentaux tels que des connaissances en physiopathologie, en législation, en psychologie... Pour cette étape, chacun de ces savoirs est identifié et permet de vérifier ses acquis et d'apprécier la **mise en lien de ces savoirs et savoir-faire, essentielle au métier infirmier**.

3 L'étudiant met en œuvre les actions appropriées, mobilisant des savoir-faire professionnels tels que l'approche relationnelle ou les techniques de soins. Pour cette étape, chacun de ces savoir-faire est également identifié.

4 L'étudiant ayant réalisé les actions nécessaires, analyse les résultats obtenus, pour adapter la suite de la prise en charge et assurer une transmission des données. Cette évaluation est également indispensable dans une **démarche d'évaluation de la qualité des soins et des pratiques professionnelles**, désormais impérative.

Le volet **S'ENTRAÎNER** offre :

- de **tester ses connaissances** au moyen de QCM, questions à réponses ouvertes courtes (QROC) ou de textes à trous et schémas muets ;
- de **transférer ses connaissances à une situation nouvelle**. Cette situation nouvelle permet la transposition des savoirs dans un nouveau contexte. C'est également le moyen de mettre en lien les connaissances acquises dans l'UE avec d'autres savoirs ou de procéder à une recherche complémentaire le cas échéant. Ce volet permet aussi de mettre en application les méthodes de raisonnement clinique et de démarche clinique infirmière.

Les corrigés sont donnés à la suite.

Les ESSENTIELS en IFSI permettront aux étudiants infirmiers de maîtriser l'ensemble des Unités d'enseignement prévues au programme de leur formation et d'acquérir ainsi les ECTS (*European Credit Transfer System*) nécessaires à la qualification du Diplôme d'état infirmier au grade de licence universitaire, et bientôt sa transformation en diplôme de Licence santé....

Katy Le Neurès et Carole Siebert

Table des matières

Introduction

Les sciences humaines regroupent l'ensemble des disciplines scientifiques dont l'objet est de produire un savoir sur l'homme. Elles s'intéressent donc à la vie interne de l'homme, à sa pensée (psychologie), à sa place dans les sociétés qu'il construit (sociologie et psychosociologie), à ses différentes modalités d'expression culturelle (anthropologie), à son passé (histoire), aux espaces qu'il occupe (géographie), à son langage (linguistique), aux caractéristiques de ses échanges (économie) ou encore à ses recherches de sens (philosophie). Dans cet ouvrage, nous ne nous intéresserons qu'à certaines de ces disciplines :

- à la psychologie, centrée autour du fonctionnement psychique, qui s'attache à comprendre le fonctionnement interne de l'homme à travers deux orientations. La première de ces orientations concerne les fonctions cognitives, c'est-à-dire les fonctions liées au traitement des informations reçues par le sujet humain : perception, sensation, mémorisation, catégorisation, expression, intelligence... La seconde orientation concerne la vie affective, c'est-à-dire les affects, les pulsions, l'imaginaire... La psychologie servira aussi de base à la description et à la compréhension du développement du sujet humain ;
- à la sociologie, qui étudie les sociétés et cherche à comprendre leur fonctionnement. Elle produit des données descriptives (démographiques, sociales, économiques...) et propose des schémas expliquant leur organisation et leur fonctionnement ainsi que la place qu'elles laissent aux possibilités individuelles. La psychologie sociale (ou psychosociologie) s'intéresse à l'influence des différentes structures sociales sur le comportement et le fonctionnement individuels ;
- à l'anthropologie, dont l'objet est de mettre en lumière les invariants et les différences des cultures produites par l'homme. Elle s'attache à décrire les mœurs, les rites et les structures des différentes sociétés à travers le monde et l'histoire.

Toutes ces disciplines scientifiques ont une histoire récente. Elles s'enracinent dans le XVIIIe siècle et doivent lutter pour s'extraire de l'emprise du modèle explicatif chrétien. C'est au XIXe siècle que ces disciplines vont se différencier les unes des autres, se forger des frontières distinctes et définir leur corpus conceptuel ainsi que leur méthodologie. Au début du XXe siècle les frontières sont tracées, et les différentes disciplines peuvent s'enrichir de données nouvelles toujours plus nombreuses, créant des divisions internes de plus en plus diverses. L'économie se divise en micro, macro et socio-économie. La sociologie se partage en sociologie des organisations, du travail, de la famille, de la ville, des mœurs...

Ces différentes disciplines et leurs divisions fondent un corpus de connaissances qui reste un outil indispensable à toute personne se destinant à travailler avec l'humain.

La profession infirmière ne peut s'exercer exclusivement en référence à des connaissances cliniques, techniques et méthodologiques. Ces dernières sont évidemment indispensables mais elles doivent impérativement se colorer d'une compréhension plus large de ce qu'est l'homme, de ce qui le fait agir, penser et ressentir, de sa relation aux autres ainsi qu'à la maladie ou à la mort. L'infirmier ou l'infirmière ne sont pas uniquement des techniciens, ce sont des êtres humains dont la mission est de s'occuper de l'humain. S'ils sont reconnus pour leur technicité, ils sont attendus dans leur capacité d'humanité. Cette dernière n'est pas liée à une générosité de cœur innée mais à un savoir être leur permettant de mettre de côté leurs représentations, préjugés, freins afin de pouvoir considérer l'autre dans toute la singularité des différentes dimensions qui le fondent, dimensions sociale, culturelle, psychologique... C'est aux prix de cet éclairage que les soins infirmiers pourront atteindre la prétention de considérer l'humain dans sa globalité.

Psychologie

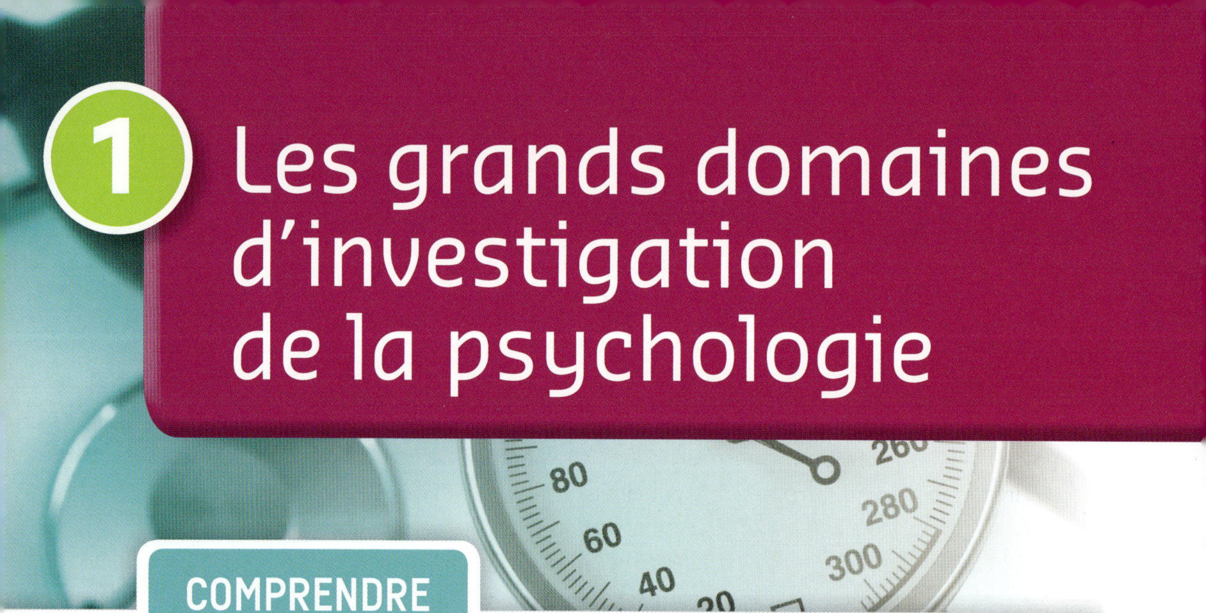

1 Les grands domaines d'investigation de la psychologie

COMPRENDRE

La psychologie est le domaine des sciences humaines relatif à l'étude de l'esprit, de la pensée et du comportement. C'est un terme générique qui recouvre plusieurs disciplines puisque l'on parle de psychologie cognitive, analytique, sociale ou encore de psychophysiologie.

La psychologie est une science multiple qui tente de comprendre et d'agir sur le fonctionnement interne du sujet humain. Mais les séparations induites par les différentes disciplines ne doivent pas faire oublier que le fonctionnement psychologique de l'homme est un, c'est-à-dire intégré. Chaque événement interne (psychique) est corrélé à une activité corticale qui apporte des informations devant être traitées pour être traduites en comportements et/ou en sens. La prise en compte de ces informations est contrainte par des pressions externes (sociales) qui guident leur compréhension et les réponses comportementales qu'elles suscitent.

Il en va de même du développement de l'enfant qui nécessite une progression homogène dans les différents secteurs de son existence : moteur, langagier, social, affectif, cognitif.

Enfin, les troubles du fonctionnement psychologique peuvent entraîner des troubles du comportement ou un ralentissement du développement. Ces troubles peuvent être considérés à partir de leur composante affective (psychanalyse), cognitive (thérapie cognitivo-comportementale) ou systémique.

Ce découpage en disciplines différentes des sciences de l'esprit montre à quel point la psyché humaine est une entité d'une extrême complexité.

PSYCHOLOGIE COGNITIVE

La cognition se définit comme l'ensemble des activités mentales et des processus qui se rapportent à la connaissance et à la fonction qui la réalise.

La psychologie cognitive traite des fonctions psychologiques du sujet humain qui lui permettent d'avoir accès et de traiter les informations apportant la connaissance. Ces différentes fonctions sont la perception, l'attention, la mémoire, le raisonnement, la résolution de problèmes, la communication *(voir chapitre 4)*.

PSYCHOPATHOLOGIE

La psychopathologie est l'étude des troubles mentaux ou psychologiques. Plusieurs modèles lui servent de base : modèles psychanalytique, cognitif ou systémique. Le premier est encore le plus prégnant en France mais il est rattrapé par le modèle cognitif.

Thérapies d'inspiration psychanalytique

Ces thérapies postulent l'existence d'un inconscient qui influence considérablement les comportements et les capacités à être de l'individu. Dans cet inconscient gisent des désirs refoulés reliés aux instincts biologiques primaires, principalement sexuels. Ces désirs et ces pulsions sont la base de l'énergie vitale de l'individu et font en permanence pression pour être satisfaits. Mais cette satisfaction n'est possible que si elle fait l'objet de comportements socialisés. Lorsque ceux-ci ne sont pas réalisables, par manque d'opportunité ou parce qu'ils sont trop aberrants, ils sont refoulés et restent dans l'inconscient mais continuent néanmoins à faire pression sur le psychisme de l'individu.

Le conflit entre ces désirs et la censure (refoulement) qui les maintient inconscients aboutit à de nombreux symptômes qui envahissent le Moi : anxiété, dépression, troubles psychiques. La manifestation pathologique, le symptôme, n'est alors rien d'autre qu'un moyen de parvenir à décharger le psychisme de la tension occasionnée par les pulsions. C'est donc une modalité d'expression de l'énergie pulsionnelle qui trouve un moyen d'échapper au refoulement. Hélas ce n'est pas le moyen le plus économique car il impose au Moi des contraintes insurmontables ou des comportements improductifs voire socialement prohibés.

Mécanisme thérapeutique

Les thérapies analytiques consistent à mettre au jour les désirs inconscients afin de les rendre moins actifs. La partie la plus importante et la plus active du refoulé s'est constituée dans les premières années de vie du sujet, à une époque où le Moi de l'enfant, en construction, ne pouvait que refouler les pulsions trop exigeantes[1]. Les événements des premières années de la vie de l'enfant ont donc, sur toute son existence, un retentissement d'une importance primordiale.

La thérapie vise à amener à la conscience du sujet tous ces éléments anciens. Quand il parvient à reproduire dans son souvenir les événements ou les sensations qui ont donné lieu au refoulement, ceux-ci lui apparaissent moins effrayants que lorsqu'il était enfant. Cela tient au fait que son moi est parvenu à maturité et qu'il est plus en capacité de gérer ses pulsions.

L'analyse remplace alors le refoulement par une maîtrise tempérée et appropriée des pulsions.

Méthode

Pour que le thérapeute ait accès au refoulé du patient, c'est-à-dire aux éléments inconscients qui conduisent sa vie, ce dernier doit tout dire, même ce qui lui semble absurde ou désagréable. C'est bien là toute la difficulté de la démarche. Ce qui a le plus de valeur dans la thérapie, c'est tout ce dont le patient n'a pas connaissance, caché dans les recoins de son inconscient, agissant sur lui en permanence. Ce matériel enfoui est obtenu par diverses sources : associations libres, évocations de rêves, actes manqués, transfert. Progressivement, le thérapeute va révéler

1 Freud S. *Abrégé de psychanalyse*. PUF, Paris, 1992.

au patient ce qu'il apprend de lui, mais en attendant à chaque fois le moment propice, car celui-ci doit être prêt à accepter ces révélations.

La thérapie va ainsi permettre au patient d'apprendre à mieux se connaître. Elle redonnera de la puissance au Moi en le libérant de ses contraintes inconscientes trop puissantes.

Jonas va en thérapie toutes les semaines depuis 6 mois. Sa psychothérapeute est psychanalyste. Les séances se déroulent toujours de la même manière. Il s'assoit dans un fauteuil confortable en face de la psychothérapeute mais légèrement en décalé, c'est-à-dire entre le côte-à-côte et le face-à-face, puis elle lui dit : « Je vous écoute. » Alors il parle, de lui, des autres, de sa famille, de ses amis, de tout ce que ces gens représentent pour lui, de tout ce qu'ils lui font ressentir. Il décrit ses actions, livre ses pensées, celles de maintenant mais aussi celles qu'il a eues lors de certains événements passés, dévoilant ses désirs, ses doutes, ses envies. Au début, il préparait ses séances et construisait le plan de ce qu'il allait dire. À chaque fois, il commençait bien par dire ce qu'il avait prévu mais, très vite, une idée en entraînant une autre, un mot en suggérant un autre, il déviait de son plan et se racontait sans suivre de fil, au gré de son inspiration. Les séances lui semblaient souvent courtes. Une fois dehors, et souvent dans la semaine, il repensait à ce qu'il avait dit (ou pensé sans le dire) lors des séances et s'interrogeait sur le sens de tout cela. À la séance suivante, il livrait ses questionnements. La psychothérapeute n'intervenait quasiment jamais sauf pour lui demander de préciser un point flou ou pour lui faire remarquer une contradiction ou un lien entre ce qu'il disait lors de la séance et ce qu'il avait déjà évoqué lors de séances précédentes. Petit à petit, Jonas a l'impression de mieux comprendre son propre fonctionnement. Des pans entiers de son histoire, ses choix passés, ses manies, ses petits défauts, ses échecs et ses réussites semblent se lier, s'articuler pour s'intégrer à son être intime, à ce qu'il est et a été. Il ne se sent pas spécialement mieux (il n'est pas allé voir une psychothérapeute pour se soigner mais pour se comprendre) mais se sent plus en accord avec lui-même et parvient plus facilement qu'avant à accepter ses défauts et à affirmer ses qualités.

Jonas fait, avec sa psychothérapeute, un travail psychanalytique didactique, c'est-à-dire qu'il apprend sur lui-même, sur le mécanisme thérapeutique et sur le positionnement du thérapeute. Il souhaite travailler dans le domaine de la santé mentale.

Thérapies cognitives

La psychologie cognitive est l'étude de l'activité mentale dans sa relation avec les perceptions, les pensées et l'action. Elle considère qu'il n'y a pas de monde objectif et que chaque individu construit sa réalité subjectivement. Selon ce modèle, les systèmes de croyances, de pensées et d'interprétations de la réalité ont un impact prépondérant sur les émotions et les comportements. Le sujet humain reçoit en permanence des informations provenant de son environnement ou de lui-même. Avant de réagir à ces informations, il leur donne du sens. C'est dans cette étape de mise en sens des informations que se situe l'origine des troubles psychiques. Chaque information reçue par le sujet doit correspondre à ses schémas mentaux. Ceux-ci se sont élaborés en lien avec les premières expériences relationnelles de son existence. La qualité de ces premières expériences conditionne la manière dont le sujet va se considérer et considérer le monde qui l'entoure car elles impriment des traces dans sa psyché. Ces traces sont appelées schémas cognitifs. Elles orientent l'appréciation que le sujet se fait du monde et de lui-même : il peut se sentir confiant ou méfiant, sûr de lui ou hésitant, il peut considérer le monde comme un espace rassurant et stimulant ou comme un espace dangereux et inhibant, en fonction de ces schémas.

Toutes les cognitions de l'individu sont ensuite colorées par ces traces-schémas. Si leur connotation est plutôt pessimiste, l'ensemble des informations reçues par l'individu sera coloré de manière pessimiste. La vie sera vécue à travers le prisme du pessimisme. Les schémas cognitifs orientent donc le sens vécu de l'individu, ils constituent l'orientation générale de son système cognitif. Ils sont constitutifs de la personnalité, sont inconscients et fonctionnent automatiquement, hors de la volonté et de la conscience du sujet. Ce sont des représentations préétablies qui guident l'attention et sélectionnent la perception des stimuli environnementaux. Ils présupposent la dangerosité du monde, la valeur ou l'absence de valeur de l'individu, etc.

L'individu traite en permanence les informations reçues sur le monde et sur lui-même de manière qu'elles correspondent à ses schémas car il doit garder sa cohérence interne, donc éviter les dissonances entre ce qu'il conçoit de lui-même et du monde (sous-tendu par les schémas cognitifs), et ce qu'il en perçoit. Il déforme alors systématiquement ses perceptions par le biais de distorsions des processus cognitifs tels que : généralisation, minimalisation, sélection, interprétation. La perte de l'estime de soi, le pessimisme, le désespoir, l'anxiété, l'inhibition ne sont que la traduction clinique de ces perturbations du traitement de l'information.

Mécanisme thérapeutique

La thérapie cognitive vise à modifier le traitement que le sujet fait de l'information :

- la méthode consiste, dans un premier temps, à s'intéresser au contenu des pensées liées aux événements ou aux affects douloureux vécus par le patient, afin de mettre au jour les distorsions dans le traitement de l'information ;
- il sera ensuite invité à considérer différemment les jugements qu'il porte sur les informations qu'il reçoit. Cela va le conduire, dans un deuxième temps, à invalider ses schémas ;
- enfin, il se construira progressivement d'autres convictions (schémas) sur lui-même et sur le monde, moins péjoratives car soutenues par le thérapeute.

Méthode

La thérapie cognitive utilise des techniques pour modifier les pensées en apprenant à différencier les faits de leur appréciation subjective, aussi bien pendant les séances de thérapie que pendant la vie de tous les jours. Le patient doit accepter de travailler en dehors des séances, il doit confirmer par l'expérience ce qu'il découvre grâce à la thérapie en posant des actes en opposition avec ses anciens schémas.

Les thérapies cognitives sont généralement complétées par un volet comportemental visant à modifier les comportements du sujet en parallèle avec la modification de ses cognitions.

Estelle, infirmière, arrive à son travail juste à l'heure ce matin. Elle croise le cadre de son service mais celui-ci ne la salue pas. Elle s'inquiète alors, persuadée qu'il pense qu'elle est en retard. Lorsqu'elle entre dans le bureau infirmier, ses collègues discutent avec le médecin d'un cas critique arrivé ce matin. Personne ne la salue. Il règne une certaine tension dans la pièce. Estelle se dit que ses collègues lui en veulent parce qu'elle a obtenu une semaine de vacances dans une période convoitée, quant au médecin, elle pense qu'il l'ignore en général. Elle sort alors de la pièce et se jette dans le travail. C'est une personne douce, très appréciée des patients. Aujourd'hui encore, elle recueille nombre de remerciements de la part de familles touchées par sa disponibilité

...

...

et son empathie. Mais ces marques de reconnaissance sont totalement effacées par le reproche d'un patient concernant un oubli : elle devait appeler son épouse au téléphone. Elle se sent alors tendue et insatisfaite d'elle-même, ce qui est presque toujours le cas. Lorsque le cadre du service lui demande de venir dans son bureau, elle s'empresse de lui dire qu'elle fera un effort pour être à l'heure et qu'elle peut se passer de ses prochaines vacances. Ce dernier, tout surpris, la fait entrer dans le bureau et, là, elle découvre l'ensemble de ses collègues, médecin y compris, autour d'un énorme gâteau et qui chantent « Happy birthday Estelle ». C'était son anniversaire et elle l'avait oublié. Chacun l'embrasse et le médecin prend la parole pour lui dire qu'il la remercie d'être comme elle est, qu'elle est un élément indispensable de l'équipe et qu'il espère qu'elle restera avec eux longtemps. Estelle n'en croit pas ses yeux ni ses oreilles. Mais tout cela la gêne beaucoup, elle rougit et, après avoir remercié tout le monde, profite de l'appel d'un patient pour s'éclipser. Elle ne peut se retenir de penser : « Ils se moquent de moi, ce n'est pas possible autrement. »

Estelle est persuadée qu'elle ne fait jamais assez bien et que les autres la jugent incapable et profiteuse. Cette conviction intériorisée est un schéma cognitif péjoratif qui colore sa perception d'elle-même et des autres. Tout ce qu'elle vit doit correspondre à ce schéma selon le principe de consonance cognitive. Elle interprète les situations dans ce sens. Par ailleurs, elle ne prend pas en compte (minimise) les situations qui infirment ce schéma (compliments des familles) ou leur donne un sens erroné (ils se moquent de moi). Ce travail de minimisation, de sélection relève du mécanisme de distorsion cognitive qui vise un impératif : confirmer le schéma péjoratif d'Estelle sur elle-même. Entamer une thérapie cognitive pourrait l'aider à changer ses schémas cognitifs de base par de nouveaux schémas confirmant sa valeur personnelle.

Thérapies systémiques

Le modèle systémique considère qu'un individu isolé n'existe pas. Il est toujours inscrit dans un ou des systèmes relationnels. Ce qui fonde l'individu, ce sont les systèmes dans lesquels il évolue et la qualité des interactions qui dominent dans ces systèmes. Le système le plus important et le plus actif est le système familial, à cause de la proximité et de l'importance mutuelle que s'accordent ses membres. Un système est un ensemble d'éléments interdépendants, c'est-à-dire liés entre eux par des relations telles que la modification de l'un entraîne la modification des autres et donc de tout le système.

Les thérapeutes familiaux partent du principe que les problèmes psychiques, ou la maladie d'un individu, sont le produit de son système familial entretenu par une répartition des rôles familiaux qui l'enferme dans son statut d'être souffrant. Cette répartition des rôles conditionne l'équilibre du système.

Mécanisme thérapeutique

La thérapie contribue à faire changer le mode d'équilibre de la famille qui, jusqu'à présent, s'appuyait sur le porteur du symptôme, et à redistribuer à chacun une partie de l'anxiété. Le patient y gagne de pouvoir échapper au symptôme, mais les autres membres de la famille ont à retrouver une stabilité qui passera par l'analyse de leur position au sein de la famille. La thérapie familiale met donc en évidence le fait qu'il n'y a pas de « fou » dans une famille, mais que c'est la relation entre les différents acteurs qui est déficiente. Tous les membres sont actifs, qu'ils soient discrets ou envahissants, toujours présents ou souvent absents. La famille est une totalité, un « tout » dynamique.

La thérapie familiale vise à dénouer et à modifier, grâce à un travail psychothérapique collectif, les liens complexes qui unissent les membres d'une famille.

Méthode

Le thérapeute réalise des entretiens collectifs. Il fait partie intégrante du système en traitement. L'essentiel de son action consiste en un questionnement circulaire, c'est-à-dire qu'il demande à chacun de commenter la description que fait l'un des membres de la famille d'un événement particulier qui fait problème. Il travaille sur le comment et non sur le pourquoi et demande aussi à chacun de définir l'impact que le comportement en question a sur lui-même. Il met ensuite en perspective les différentes explications formulées. Il pourra progressivement proposer des hypothèses de sens à donner à certains phénomènes, qui seront ou non validées par la famille, demander à chacun comment il pense faire évoluer la situation et, à défaut, proposera lui-même des solutions qui seront ou non acceptées par les différents acteurs. Le thérapeute travaille à aider le système, à ouvrir des alternatives et à sortir des scénarii à répétition. Il y a recréation du système tout entier, c'est-à-dire famille et thérapeute, dans une perspective de changement. Le thérapeute perturbe la description de la réalité telle qu'elle est proposée par la famille. Il participe à sortir cette dernière de son absence d'alternative qui nécessite le maintien du symptôme. Il remet en question les évidences de la famille.

Comme bien d'autres soirs, Fred, 18 ans, est encore très agressif vis-à-vis de sa mère au cours du dîner familial. Il critique ce qu'elle dit, se moque d'elle et, lorsque son père intervient, s'énerve, profère des menaces puis se lève brusquement en bousculant sa chaise et se dirige vers le vestibule. Cinq secondes plus tard, la porte de la maison claque : il est sorti. Sa mère s'en prend alors à son mari, qu'elle accuse de laxisme, de mollesse. Ce dernier décide d'aller dans son atelier bricoler car il en a assez d'être pris à partie. Caroline et Jonathan, les deux autres enfants du couple, en profitent pour terminer rapidement leur repas et se glisser dans leur chambre d'où ils ne sortiront plus de la soirée. Tous les deux vont chatter sur Internet avec leurs amis respectifs. C'est ainsi que nombre de soirées se passent dans la famille.

Fred ne rentrera que deux jours plus tard. Le thérapeute familial consulté suite à ce nouvel incident demande à chacun de décrire et de commenter la manière dont l'autre se comporte. Il apprend que la mère de Fred va régulièrement dans la chambre de son fils en son absence et fouille dans ses affaires. Ces intrusions répétées exaspèrent Fred au plus haut point. Il dit les ressentir comme des coups de couteau dans le dos. Sa mère explique qu'en fait elle est inquiète de certaines fréquentations de son fils, de son refus de raconter ce qu'il vit au lycée et qu'elle craint qu'il ne se drogue. Le père, quant à lui, reste évasif et dit ne pas comprendre pourquoi tout le monde fait tout un drame de tout cela. Les deux autres enfants disent ne pas se sentir concernés par tout ce bruit.

Le système relationnel de la famille est organisé et équilibré autour de la crainte de la mère de Fred vis-à-vis d'une consommation de drogue supposée de son fils. Elle fouille sa chambre pour se rassurer, Fred s'en aperçoit, il le vit mal, s'énerve, devient violent. Le comportement excessif de Fred confirme l'inquiétude de sa mère : il doit se droguer pour être à vif à ce point-là. Le père ne se positionne pas et, comme les autres enfants, il en profite pour vivre sa vie tranquillement. Le rôle du thérapeute va être de mettre au jour ce système qui, organisé autour

...

...

de l'inquiétude de la mère, stimule en permanence la violence de Fred et permet aux autres de vivre leur vie en «célibataires». Il devra faire verbaliser l'inquiétude de la mère devant son fils qui, lui, verbalisera calmement (car hors du contexte) à quel point le comportement de sa mère l'agresse. Tous les membres de la famille auront des tâches à effectuer entre les séances : pour la mère, s'abstenir de fouiller la chambre de son fils. Pour le père, sortir de son atelier pour se rendre disponible et écouter les inquiétudes de son épouse. Pour Fred, accepter de raconter, lors des repas par exemple, sa journée de lycée. Pour la famille ensemble, sortir une fois par semaine pour aller au cinéma, au musée ou chez des amis. Il s'agit de modifier le système relationnel de la famille et de donner de la place à la parole et au faire ensemble. Progressivement les tensions vont s'apaiser et un nouvel équilibre s'imposera qui sera moins conflictuel mais aussi plus impliquant pour ceux qui trouvait des bénéfices au fonctionnement précédent (père et frère et sœur).

Points clés à retenir

▶ **La psychopathologie** est l'étude des troubles mentaux ou psychologiques.

▶ **Les thérapies d'inspiration psychanalytique** postulent l'existence d'un inconscient qui influence les comportements et les capacités à être de l'individu. Cet inconscient est le siège de pulsions et d'éléments refoulés issus de l'histoire de l'individu. La thérapie travaille à mettre en lumière ces éléments inconscients et à leur donner un sens.

▶ **Les thérapies cognitives** postulent que l'individu traite les informations en provenance de son environnement et de lui-même en fonction de schémas cognitifs qui orientent l'interprétation de ces informations. La thérapie travaille à modifier le sens donné à ces informations.

▶ **Le modèle systémique** considère qu'un individu est toujours inscrit dans un ou des systèmes relationnels et que ce sont ces systèmes et la qualité des interactions vécues qui fondent l'individu. Les thérapeutes familiaux partent du principe que les problèmes psychiques d'un individu sont le produit de la répartition des rôles équilibrant son système familial. Le rôle du thérapeute est permettre au système de trouver un nouvel équilibre sans qu'il ait recours à la maladie de l'un de ses membres.

PSYCHOSOCIOLOGIE

La psychologie sociale est le domaine d'étude qui analyse la façon dont les comportements, les cognitions [pensées] et les affects [émotions ou sentiments] de l'individu sont influencés par le comportement et les caractéristiques des autres, ainsi que par les caractéristiques de la situation dans laquelle l'individu est inséré.

Les autres exercent une influence de manière précoce sur l'individu à travers des mécanismes de socialisation qui le façonnent progressivement et lui imposent d'intégrer les règles, normes et valeurs inhérentes à son groupe social. Le premier espace dans lequel cette socialisation s'effectue est la famille, suivie par l'école puis par tous les autres espaces sociaux que traverse l'enfant et plus tard l'adulte.

En effet, l'influence sociale continue à s'exercer chez l'individu même une fois devenu adulte, à travers une pression à la conformité qui va le pousser à cultiver sa ressemblance avec les autres. Cette volonté de ressembler aux autres va lui imposer un certain conformisme voire une forme de soumission à ce qui fait norme dans le groupe. Des mécanismes cognitifs vont l'aider à se conformer à ces normes groupales : ce sont les représentations sociales, fondées sur un travail de catégorisation à travers, par exemple, l'utilisation de préjugés et de stéréotypes.

Mais la psychologie sociale s'intéresse aussi au fonctionnement interne des petits groupes qui sont animés par une dynamique propre et qui représentent un espace d'existence privilégié et incontournable de l'individu *(voir chapitre 7)*.

DÉVELOPPEMENT DE LA PERSONNE ET DE LA PERSONNALITÉ

L'enfant se développe sur les plans moteur, cognitif, langagier, social, psychique selon un rythme propre mais qui suit une progression prévisible dans chacun des domaines concernés. Ces différents niveaux de développement sont absolument complémentaires et des difficultés à un niveau auront des répercussions sur les autres *(voir chapitre 2)*.

Inné et acquis

Le développement de l'enfant s'appuie sur des facteurs innés. Il vient au monde avec un équipement génétique (celui de l'espèce, coloré plus spécifiquement par la combinaison des programmes génétiques de ses deux parents). Cet équipement génétique est un programme qui demandera, pour se développer, la stimulation d'un environnement propice. Cet environnement est avant tout relationnel et doit proposer à l'enfant des interactions régulières, rythmées, attentives, sans ruptures excessives.

Immaturité néonatale ou « néoténie »

À la naissance, le bébé est dans une dépendance totale vis-à-vis de son environnement, sur les plans physiologique, moteur et psychique. Il dépend de l'autre pour sa survie et pour son développement. Dans cet environnement, c'est la mère (ou son substitut) qui apporte progressivement les stimulations et les encouragements qui vont permettre aux différents potentiels de l'enfant de se développer.

Le milieu, et en particulier les parents, a donc un rôle fondamental dans le développement de l'enfant. Le bagage génétique avec lequel l'enfant vient au mode ne peut se déployer qu'en s'appuyant sur son entourage.

Développement psychoaffectif : le point de vue de la psychanalyse

Au début de sa vie, le bébé ne dispose pas d'un psychisme élaboré. Il va découvrir le monde grâce à ses aptitudes sensorielles et à une disposition innée pour le mouvement. Baignant dans un monde relationnel, ses mouvements (pleurs, cris, sourires...) prendront sens pour ceux qui l'entourent et stimuleront leurs réactions créant ainsi un réseau d'interactions. Ces interactions seront de puissants stimulateurs de son développement.

Progressivement, en suivant les progrès de son développement, le psychisme de l'enfant va lui permettre de passer d'un stade d'indifférenciation et de morcellement à un stade de différenciation et d'intégration.

Freud a proposé une description chronologique du développement psychoaffectif de l'enfant. Cette description propose le passage par différents stades :

- stade oral (0-1 an) ;
- stade anal (1-2 ans) ;
- stade phallique (2-3 ans) ;
- complexe d'Œdipe (3-6 ans) ;
- période de latence (6-12 ans) ;
- stade génital (à partir de la puberté).

Ces stades sont des passages obligés pour l'enfant dans son développement psychoaffectif mais ils participent d'une construction progressive et intégrative amenant à l'individualisation et à la maturité du sujet. Leurs limites ne sont donc pas rigides et leur durée peut largement varier d'une situation à une autre.

Développement cognitif

Pour Piaget, la pensée n'est pas innée. C'est une forme d'adaptation au monde qui se construit progressivement grâce à des contacts répétés avec l'environnement. Elle évolue par stades.

Le processus principal par lequel le sujet se développe sur le plan intellectuel est l'*équilibration*. Ce processus correspond à la mise en tension de deux mécanismes complémentaires, l'assimilation et l'accommodation.

L'*assimilation* correspond au fait d'intérioriser une action sous la forme d'un modèle d'action. Lorsque l'enfant fait une expérience réussie dans une certaine situation, attraper un objet par exemple, la reproduction de cette action dans une situation différente et la généralisation de cette capacité à agir relève de l'assimilation. Grâce à l'assimilation, l'enfant agit sur et intègre le monde extérieur.

Lorsque l'enfant se trouve face à un obstacle dans son environnement, il va devoir évoluer et s'adapter à celui-ci : c'est là qu'intervient le mécanisme d'*accommodation*, qui relève cette fois-ci d'une modification de l'enfant en vue de s'adapter aux exigences de la situation. Le mécanisme d'accommodation correspond donc à un enrichissement des possibilités d'action de l'organisme pour répondre à des exigences.

Selon Piaget, l'intelligence se développe grâce à ces deux mécanismes d'assimilation et d'accommodation. Le second est un ajustement de l'enfant aux contraintes extérieures alors que le premier représente l'action de l'enfant sur le monde.

Les différents stades du développement cognitif sont les suivants (les âges indiqués sont des âges moyens qui supportent des variations de 1 an, ou 2 ans pour les deux derniers) :

- stade sensorimoteur, de 0 à 2 ans : à ce stade, l'intelligence est sans pensée, sans représentations, sans langage, elle est pratique. L'enfant acquiert progressivement la permanence de l'objet ;
- stade de l'intelligence préopératoire, de 2 à 7 ans : jusqu'à 7 ans, la pensée de l'enfant est essentiellement intuitive et égocentrique. Cela signifie qu'il est sa référence principale ;

- stade de l'intelligence opératoire concrète, de 7 à 12 ans : l'enfant accède à l'objectivation, il peut prendre en compte divers points de vue mais il a toujours besoin de supports concrets pour raisonner ;
- stade de l'intelligence opératoire formelle, de 12 à 16 ans : l'enfant est capable de conceptualiser, c'est-à-dire de raisonner sans support concret par déduction ou induction.

Développement psychomoteur

Le développement psychomoteur s'inscrit dans une continuité biologique. Le nouveau-né est totalement dépendant de son environnement mais il dispose de différents équipements :

- des automatismes vitaux, qui assurent sa survie ;
- des sens, avec lesquels il va entrer en contact avec le milieu extérieur ;
- des possibilités motrices et vocales ;
- plusieurs réflexes archaïques ou primaires, qui sont innés et involontaires.

À partir de cet équipement biologique, l'enfant va développer des compétences motrices de plus en plus grandes en s'appuyant sur son environnement. Ses progrès moteurs et posturaux dépendent donc de la qualité de cet environnement.

Développement du langage

La compréhension du langage est acquise par l'enfant avant son utilisation. Son apprentissage nécessite une organisation neuromotrice satisfaisante au niveau des organes de la parole ainsi qu'un développement intellectuel et une maturation affective suffisants.

Les dix premiers mois sont prélinguistiques, c'est-à-dire que l'enfant utilise sa voix pour s'exprimer mais pas dans un langage partagé. Il vocalise, puis se synchronise vocalement sur l'autre, gazouille, répète des syllabes entendues, qu'il associe un peu plus tard. À partir du onzième mois, l'enfant entre dans le stade linguistique, qui va signer son accès à une langue ; de 20 mots à 18 mois, il passe à plus de 100 à 2 ans et à un millier à 3 ans. Vers 4 ans, il élabore des phrases et raconte des histoires courtes. Il ne cessera plus, par la suite, d'améliorer ses compétences langagières.

Développement psychosocial

Le développement psychosocial du bébé s'appuie totalement sur son environnement. C'est la qualité de l'accordage entre la mère (ou son substitut) et son enfant qui va permettre à ce dernier de trouver sa place dans le monde des interactions.

Les compétences innées du bébé (discrimination sensorielle, répertoire de mimiques faciales, capacité de synchronisation) et l'empathie particulière de sa mère vont stimuler leurs interactions réciproques. Ces interactions vont ensuite graduellement s'affiner dans un ajustement mutuel à travers le partage d'états affectifs. Ce sont ces ajustements réciproques qui vont confirmer la mère dans son rôle de mère et permettre à l'enfant de se développer en toute sécurité. Lorsqu'il aura gagné suffisamment d'assurance grâce à la qualité du lien construit avec sa mère, le bébé pourra progressivement intégrer l'autre dans son espace relationnel et s'intégrer à l'espace relationnel de l'autre.

PSYCHOPHYSIOLOGIE

La psychophysiologie est la discipline qui décrit les relations entre le fonctionnement cérébral biologique et les comportements (physiques et mentaux).

Le cerveau est le même pour tous les êtres humains, mais il est aussi différent pour chacun d'entre eux. Le même pour tous signifie que son architecture est codée génétiquement. Chaque individu appartenant à l'espèce humaine répond donc de ce codage génétique identique. Mais chaque cerveau est cependant différent : tout d'abord parce qu'il n'est pas possible que le génome puisse coder avec précision le nombre si élevé de neurones et de connexions neuronales que compte le cerveau humain, et ensuite parce qu'à partir de la naissance, le cerveau se développe grâce aux interactions du sujet avec son environnement. Chaque environnement étant différent, tous les cerveaux ne peuvent être que différents. En effet le cerveau du bébé n'est pas mature, il demande à se développer, ce qui se traduit, d'un point de vue organique, par une multiplication des connexions neuronales au rythme des échanges de l'enfant avec ce qui l'entoure. C'est à chaque fois une histoire particulière, unique, qui produit un organe unique *(voir chapitre 2 : « Inné et acquis »)*.

Le potentiel de développement du cerveau humain après la naissance est énorme puisque son poids représente seulement 30 % du poids du cerveau de l'adulte (à titre de comparaison, le poids à la naissance du cerveau d'un singe macaque représente 75 % de son poids adulte). Une grande partie de la croissance corticale a lieu lors de la première année de vie du sujet humain puisqu'à un an le poids du cerveau de l'enfant représente déjà 60 % du poids du cerveau adulte.

Principe de base du fonctionnement cérébral

Le cerveau est un organe de traitement des informations : il reçoit des données, les traite puis les transmet vers d'autres organes ou vers la conscience, c'est-à-dire vers lui-même, puisque le cerveau est le support biologique de la conscience.

Architecture du cortex

Le cortex humain est formé de d'éléments distincts qui représentent plusieurs niveaux d'intégration :

- le premier niveau est représenté par des unités fonctionnelles microscopiques : canaux ioniques et récepteurs. Les canaux ioniques sont des molécules protéiques qui traversent la membrane du neurone et qui permettent la communication entre l'intérieur du neurone et le milieu extérieur. L'ouverture et la fermeture de ces canaux ioniques sont liées au potentiel électrique de la membrane du neurone. Les récepteurs sont aussi des protéines, mais situées dans la membrane au niveau synaptique. Leur fonction est, entre autres, de participer à la transmission synaptique ;
- le deuxième niveau d'intégration est celui des synapses, permettant la jonction entre deux neurones. Les synapses sont des unités fonctionnelles dans lesquelles se joue la transmission des informations d'un neurone à l'autre, grâce à l'utilisation de neuromédiateurs qui permettent la transmission d'une information électrique ;
- le troisième niveau est celui des neurones (cellules nerveuses), qui sont les unités élémentaires du système nerveux. Les neurones sont composés d'un corps cellulaire et de prolongements, les dendrites et l'axone. C'est par le biais de ces prolongements que s'effectuent les connexions synaptiques entre neurones. Il existe plusieurs milliers de synapses sur un unique

neurone. Le neurone est une cellule qui peut changer sa polarisation électrique, ce qui constitue l'unité d'information nerveuse ;

- vient ensuite le niveau représenté par des ensembles de petites populations de neurones interconnectés dirigés vers une fonction spécifique ;
- enfin, ces ensembles de populations neuronales se regroupent pour former des réseaux.

Cerveau et environnement (physiologie sensorielle)

Des milliers de récepteurs sensoriels (visuels, tactiles, olfactifs, auditifs, gustatifs, proprioceptifs...) envoient vers le cortex, par l'intermédiaire du système nerveux central, des informations de nature physique et chimique en provenance du monde extérieur qu'ils ont transformées (codées) préalablement en impulsions nerveuses. Le cerveau donne un sens à ces informations et offre ainsi au sujet une reconstruction du monde environnant. Il permet aussi au sujet de réagir aux informations reçues en produisant des mouvements.

Les différentes étapes du traitement de l'information par le système nerveux central (*fig. 1.1*) sont les suivantes :

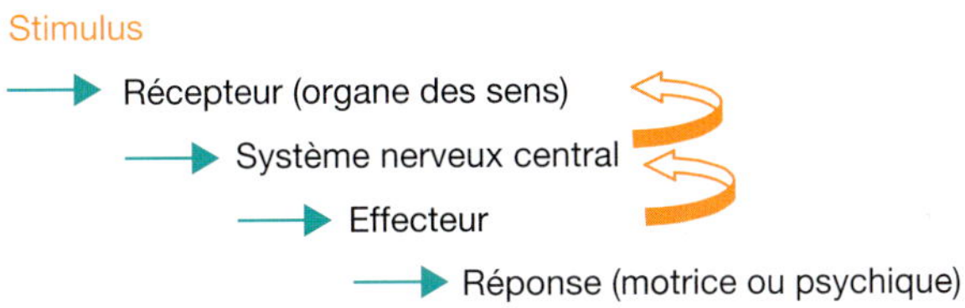

Figure 1.1. Schéma du traitement des informations par le système nerveux central

- réception et codage des informations par l'intermédiaire des organes des sens ;
- transmission des signaux codés par les fibres nerveuses sensorielles, utilisant un processus électrochimique appelé potentiel d'action ;
- traitement dans les organes centraux du cortex ;
- transmission d'ordres codés par les fibres nerveuses motrices en direction des muscles striés ou du cortex préfrontal ;
- production d'effets moteurs (gestes, déplacements...) et subjectifs (sensations, pensées, affectivité, créativité...).

Cerveau et corps

Le cerveau est connecté à l'ensemble des organes internes, qui lui envoient des informations sur l'état intérieur du sujet. En fait le cerveau pénètre les organes du corps et régule leur fonctionnement grâce au système nerveux autonome. Ce système est dit autonome car il fonctionne sans intervention de la conscience. Le système nerveux autonome est supervisé par plusieurs régions cérébrales regroupées sous le nom de cerveau viscéral ou système limbique.

Les **hormones** participent d'un autre moyen d'action du cerveau sur l'activité des organes. C'est l'hypophyse qui commande l'activité des diverses glandes endocrines situées dans l'organisme.

Observation du fonctionnement du cerveau

La neuro-imagerie fonctionnelle permet d'observer le cerveau au cours de son fonctionnement normal.

Mesure du débit sanguin

Lorsque l'activité d'un groupe de neurones augmente, il augmente sa consommation d'oxygène et de glucose, ce qui entraîne une augmentation du débit sanguin local. La mesure de cette augmentation du débit sanguin permet de lire l'activité cérébrale.

La TEP (tomographie par émission de positons) permet, grâce à l'injection d'un isotope de l'oxygène injecté par voie intraveineuse dans l'organisme, de détecter les parties du cerveau qui augmentent leur activité à un moment donné.

L'IRM (imagerie par résonance magnétique) utilise les caractéristiques magnétiques de la désoxyhémoglobine pour mesurer l'élévation de sa concentration dans les zones en activité.

Mesure des champs électriques

L'électroencéphalogramme (EEG) mesure les variations des ondes électromagnétiques générées par le cerveau, qu'il soit au repos ou en sommeil.

Ces outils de mesures sont utilisés soit de manière diagnostique, soit de manière expérimentale. Dans ce cas, il est demandé au sujet de réaliser des tâches mentales afin de localiser les différences parties du cortex en activité.

Organisation interne du cerveau

Selon certaines conceptions, le cerveau est un organe dont les différentes fonctions sont en lien avec l'évolution biologique des espèces animales.

Alexander Luria postule l'existence de trois grands systèmes intégrés :

- le cerveau archaïque, composé des structures profondes de l'encéphale : bulbe rachidien, tronc cérébral. Ce cerveau correspond à un premier degré d'évolution, il participe à la vie végétative, aux émotions, à la régulation des rythmes biologiques... ;
- le cerveau sensoriel, constitué des lobes occipitaux, pariétaux et temporaux (partie postérieure des hémisphères) : il gère l'ensemble des informations sensorielles ;
- le cerveau cognitif, constitué des parties antérieures des lobes pariétaux et frontaux : il intervient au niveau de l'action et de la pensée.

La théorie du cerveau de Mac Lean reprend en partie cette conception en trois étages intégrés, qui seraient issus de l'évolution de l'espèce humaine. En fait le cerveau humain conserverait dans son architecture des structures issues de l'évolution des espèces vivantes :

- le cerveau reptilien, le plus ancien, serait un héritage vieux de 400 millions d'années. Il correspond au tronc cérébral et au cervelet. Il est le siège des comportements assurant la survie :
  - régulation des fonctions biologiques : respiration, circulation sanguine, échanges gazeux et hydriques... ;
  - satisfaction des besoins de base : alimentation, sommeil... ;
  - maintien des réflexes vitaux ;
- le cerveau paléomammalien (ou limbique) serait apparu il y a 65 millions d'années en même temps que les premiers mammifères. Il correspond au système limbique : c'est le cerveau des émotions et de la mémoire. Il comprend l'hippocampe, l'amygdale et l'hypothalamus ;
- le cerveau néomammalien (ou néocortex) est le plus récent (3 à 4 millions d'années). C'est le siège du raisonnement et du langage. Il permet la réflexion, l'analyse, l'abstraction.

Cerveau et pensée

Le cerveau constitue la base anatomique de l'activité de la pensée, qu'elle soit consciente ou non consciente.

La pensée consciente fonctionne sur le mode du raisonnement analytique et logique avec le support du langage, ou de manière analogique et intuitive sans utiliser le langage. La pensée sans langage utilise des images qui peuvent être soit des reconstructions de la réalité, soit totalement imaginaires.

L'existence des deux modes de pensées implique que la pensée n'est pas liée au langage et que l'être humain pense avant de parler puisque son langage apparaît timidement à partir de 1 an et se développe réellement après 2 ans.

Points clés à retenir

▶ **La psychophysiologie** est la discipline qui décrit les relations entre le fonctionnement cérébral biologique et les comportements (physiques et mentaux).

▶ **Le principe de base du fonctionnement cérébral** peut être résumé comme suit : le cerveau est un organe de traitement des informations. Il reçoit des données, les traite puis les transmet vers d'autres organes ou vers la conscience, c'est-à-dire vers lui-même puisque le cerveau est le support biologique de la conscience.

▶ **Le cortex humain** est formé d'éléments distincts qui représentent plusieurs niveaux d'intégration :

– des unités fonctionnelles microscopiques : canaux ioniques et récepteurs ;

– des synapses, permettant la jonction entre les neurones ;

– des neurones (cellules nerveuses), qui sont les unités élémentaires du système nerveux ;

– des ensembles de petites populations de neurones interconnectés dirigés vers une fonction spécifique ;

– des réseaux formés d'ensembles de populations neuronales.

▶ **Les différentes étapes du traitement de l'information** par le système nerveux central sont les suivantes :

– réception et codage des informations par l'intermédiaire des organes des sens ;

– transmission des signaux codés par les fibres nerveuses sensorielles grâce aux potentiels d'action ;

– traitement dans les organes centraux du cortex ;

– transmission d'ordres codés par les fibres nerveuses motrices en direction des muscles striés ou du cortex préfrontal ;

– production d'effets moteurs (gestes, déplacements…) et subjectifs (sensations, pensées, affectivité, créativité…).

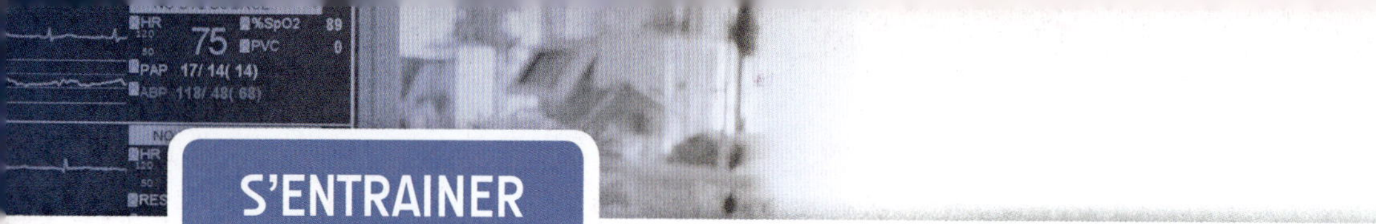

S'ENTRAÎNER

VÉRIFIER SES CONNAISSANCES

1 QROC (Questions à réponses ouvertes courtes)

1. Quels sont les différents postulats des modèles de thérapie suivants :
- les thérapies d'inspiration psychanalytique ;
- les thérapies cognitives ;
- les thérapies systémiques.

CORRIGÉS

VÉRIFIER SES CONNAISSANCES

1 QROC (Questions à réponses ouvertes courtes)

1. Les différents postulats des modèles de thérapie sont les suivants :
- les thérapies d'inspiration psychanalytique postulent l'existence d'un inconscient qui influence les comportements et les capacités à être de l'individu. Cet inconscient est le siège de pulsions et d'éléments refoulés issus de l'histoire de l'individu. La thérapie travaille à mettre en lumière ces éléments inconscients et à leur donner un sens ;
- les thérapies cognitives postulent que l'individu traite les informations en provenance de son environnement et de lui-même en fonction de schémas cognitifs qui orientent l'interprétation de ces informations. La thérapie travaille à modifier le sens donné à ces informations ;
- les thérapies systémiques considèrent qu'un individu est toujours inscrit dans un ou des systèmes relationnels et que ce sont ces systèmes et la qualité des interactions vécues qui fondent l'individu. Les thérapeutes familiaux partent du principe que les problèmes psychiques d'un individu sont le produit de la répartition des rôles équilibrant son système familial. Le rôle du thérapeute est de permettre au système de trouver un nouvel équilibre sans qu'il ait recours à la maladie de l'un de ses membres.

2 Développement de la personne et de la personnalité

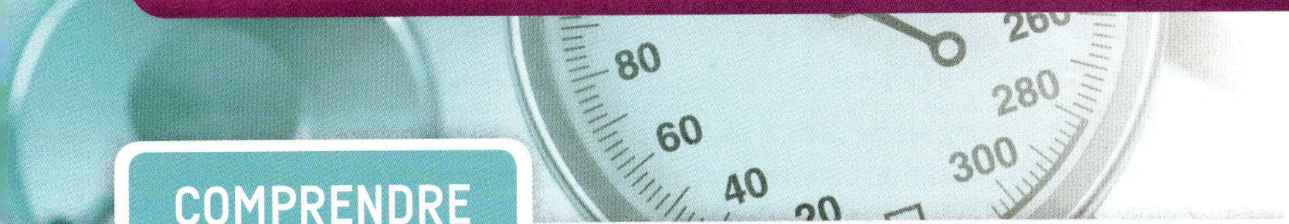

COMPRENDRE

La séparation des différents champs du développement du sujet humain est purement intellectuelle et correspond à un objectif de lisibilité et de repérage. Dans les faits, l'enfant se développe de manière globale, dans une même progression, aux niveaux cognitif, affectif, social, langagier et psychomoteur.

Aucun de ces niveaux de développement n'est plus important que l'autre ; ils sont absolument complémentaires et des difficultés à un niveau auront des répercussions sur les autres. Au début de sa vie, le bébé ne dispose pas d'un psychisme élaboré. Il va découvrir le monde grâce à ses sens et à une aptitude innée au mouvement. Baignant dans un monde relationnel, ses mouvements (pleurs, cris, sourires…) prendront sens pour ceux qui l'entourent, et stimuleront leurs réactions créant ainsi un réseau d'interactions. Ces interactions seront de puissants stimulateurs de son développement.

GÉNÉRALITÉS

L'enfant n'est pas un réceptacle passif se développant de manière linéaire selon un programme prévu à l'avance. S'il existe un programme génétique, ce dernier est un potentiel qui devra absolument disposer d'un support relationnel pour se déployer. C'est l'humain qui permet à l'humain de se développer. Chaque enfant possède une capacité propre lui permettant de s'appuyer sur son environnement pour se développer. Une carence dans cet environnement sera alors plus ou moins bien supportée et dépassée, la vulnérabilité n'est pas la même pour tous.

Immaturité néonatale ou « néoténie »

Comme nous l'expliquions au chapitre précédent, à la naissance, l'être humain est totalement dépendant de son environnement sur les plans physiologique, moteur et psychique. Il dépend de l'autre pour sa survie et pour son développement. Dans cet environnement, c'est la mère (ou son substitut) qui apporte progressivement les stimulations et les encouragements qui vont permettre aux différents potentiels de l'enfant de se développer. Placé en situation d'être correctement nourri et soigné mais sans interactions avec un être humain, un bébé homme ne deviendra jamais humain. Cet état de vulnérabilité du bébé à sa naissance est appelé néoténie.

Rôle du milieu, fonction parentale

Le développement de l'enfant est inscrit génétiquement mais il s'appuie de manière incontournable sur le milieu dans lequel il évolue. Le milieu doit apporter des réponses à différents niveaux :

- au niveau physiologique : alimentation, sommeil, stimulation sensorielle et motrice ;
- au niveau affectif : rythmicité des échanges, intérêt, sécurité et stimulation ;
- au niveau cognitif : aide et encouragement à la découverte de son corps et de son environnement ;
- au niveau langagier : le langage de l'adulte va tirer en avant celui de l'enfant à condition qu'il soit adapté à son âge. Le langage permet l'explosion de la fonction symbolique chez l'enfant.

Ces différentes réponses requièrent une régularité et une rythmicité qui vont permettre à l'enfant de se construire progressivement. Elles devront aussi s'adapter en permanence aux progrès de l'enfant.

La mère

Le concept de mère suffisamment bonne, que l'on doit à Winnicott, exprime très bien la qualité des réponses que celle-ci doit offrir à son enfant. La perfection est impossible et, même, une certaine imperfection est souhaitable, puisque c'est sur ces légers défauts d'adaptation de la mère aux besoins de son enfant que celui-ci va se différencier d'elle et progressivement développer son autonomie.

La mère (ou son substitut) doit progressivement laisser de l'espace à son enfant pour qu'il puisse se développer. C'est parce qu'elle répond de moins en moins rapidement aux besoins de son enfant que celui-ci va acquérir la capacité à attendre. Cet espace laissé entre le besoin et sa satisfaction sera comblé par les interactions entre la mère et son enfant qui seront le support essentiel de son développement. Une mère (un environnement) se situant trop longtemps dans le cadre d'une réponse immédiate aux besoins de son enfant ne laissera pas la place pour qu'il puisse trouver en lui les ressources qui lui permettront d'attendre la satisfaction. Il n'aura pas besoin d'imaginer cette satisfaction (développement de la pensée), de babiller ou de crier pour solliciter l'autre (premier pas du langage), ou encore d'explorer visuellement son environnement ou de manipuler les objets qui l'entourent (développement psychomoteur). La mère doit donc situer ses réponses entre satisfaction des besoins et frustration. Heureusement la marge est suffisamment large pour que la réponse adéquate, qui d'ailleurs change en permanence avec les progrès de l'enfant, soit trouvée progressivement.

Parentalité

La parentalité est un concept général qui dépasse le strict champ de la psychologie individuelle. Elle définit la fonction parentale à travers ses aspects juridiques, socioéconomiques, culturels et psychologiques.

Les **aspects juridiques** recouvrent l'ensemble des droits des parents liés à l'autorité parentale et à la filiation ainsi que leurs obligations. C'est la loi qui encadre ces droits et ses devoirs.

Les **aspects sociologiques** sont relatifs aux différentes structures familiales et à leurs évolutions : familles recomposées, monoparentales, homoparentales, nucléaires...

Les **aspects économiques** analysent la charge financière que représente le fait d'être parent pour une famille comme pour une collectivité.

Les **aspects culturels** sont relatifs aux différentes manières d'exercer la fonction parentale à travers les différentes cultures.

Les **aspects psychologiques** relèvent des transformations occasionnées par le fait d'être parent sur les plans affectif et relationnel.

Points clés à retenir

▶ L'immaturité néonatale ou « néoténie » désigne la dépendance totale du bébé vis-à-vis de son environnement sur les plans physiologique, moteur et psychique.

DÉVELOPPEMENT PSYCHOAFFECTIF DU POINT DE VUE DE LA PSYCHANALYSE

Freud a proposé une description chronologique du développement psychoaffectif de l'enfant. Cette description propose le passage par différents stades :

- stade oral (0-1 an) ;
- stade anal (1-2 ans) ;
- stade phallique (2-3 ans) ;
- complexe d'Œdipe (3-6 ans) ;
- période de latence (6-12 ans) ;
- stade génital (à partir de la puberté).

Ces stades sont des passages obligés pour l'enfant dans son développement psychoaffectif mais ils participent d'une construction progressive et intégrative amenant à l'individualisation et à la maturité du sujet. Leurs limites ne sont donc pas rigides et leur durée peut largement varier d'une situation à une autre.

Avant la naissance

Il ne s'agit pas d'un stade à proprement parler puisque l'enfant n'est pas encore là. Il est pourtant présent dans l'imaginaire familial (parents, grands-parents, etc.). Chaque membre de la famille va construire son enfant imaginaire à partir de ce qu'il représente pour lui : une curiosité et/ou une inquiétude pour les frères et sœurs, une fierté pour les parents mais aussi des angoisses (de malformation, de maladie). Mais la plupart du temps l'enfant à venir est idéalisé, offrant au couple la possibilité de s'inscrire dans un statut de parent. Quoi qu'il en soit, cet enfant imaginaire va, à partir de la naissance, se trouver confronté à l'enfant réel. L'enfant qui est là est toujours différent de celui qui était imaginé, et ce décalage participe déjà de l'avenir de l'enfant.

La rencontre entre la mère et son nouveau-né est précédée par une activité fantasmatique des parents. Ils prêtent à l'avance des qualités à leur enfant, lui font une place dans leur psychisme ainsi que dans la réalité de la maisonnée.

La naissance d'un enfant porteur d'un handicap va venir percuter et faire voler en éclat cet enfant imaginaire. Il ne peut y avoir de liens entre ce dernier et l'enfant réel, pour lequel aucune place n'a été anticipée. Les parents vont devoir lui faire une place différente que celle qui avait été fantasmée. Ils peuvent alors aussi bien développer une attitude de rejet, fortement culpabilisée, que de surinvestissement.

Stade oral

Il recouvre approximativement la première année de vie de l'enfant. Le stade oral est un moment fondamental dans la vie du sujet humain puisque c'est pendant ce stade que va s'opérer la distinction entre le soi et le non-soi. De nombreux auteurs ont développé des points de vue théoriques sur les modalités du développement et des liens mères-enfants précoces. Ces points de vue ont laissé des concepts qui font intégralement partie du savoir professionnel concernant cette étape de la vie. C'est ainsi que l'on parlera de relation d'objet, des trois organisateurs psychiques de René Spitz, du processus de séparation-individuation de Margaret Mahler, de l'attachement de John Bowlby ou encore du mécanisme de secondarisation de Wilfred Bion.

Oralité

La bouche n'est pas le seul espace de contact entre le bébé et le monde extérieur mais c'est le plus important à ce stade de son développement. C'est par elle que l'enfant entre en contact avec l'extérieur, et principalement avec sa mère au travers du sein (ou de son substitut). Bien sûr l'enfant explore le monde qui l'entoure avec ses autres sens : le toucher, la vue, l'audition, mais c'est la bouche qui reste le point de contact privilégié. C'est aussi par la bouche et le nourrissage qu'une grande partie de ses tensions vont trouver un apaisement. Enfin, l'acte de nourrir l'enfant est le prototype des relations intersubjectives : on dit qu'il y a étayage des relations objectales (à l'autre) sur la fonction orale. Toute sa vie durant, l'oralité jouera un rôle de premier plan chez le sujet humain, la bouche restant un espace d'expérience privilégié.

Relation objectale

Le bébé au début de sa vie n'est pas en capacité de différencier le soi du non-soi, il est indifférencié. On dit qu'il n'a pas accès à la relation d'objet (l'objet étant l'autre, par rapport au sujet, qui est le bébé). Par ailleurs, ses seules modalités d'expérience sont les sensations. Ne disposant pas encore de psychisme, il ne peut pas penser, son appareil neuromoteur n'étant pas encore mature, il ne peut pas agir efficacement. Il ne lui reste qu'à ressentir puisque seuls ses sens fonctionnent. Il est donc traversé par des sensations qui peuvent être, en fonction des moments, agréables (chaleur, calme, satiété…) ou désagréables (faim, froid, douleur…).

Construction de l'appareil à penser

La différenciation du sujet et de l'objet (du soi et du non-soi) est concomitante de la construction de la capacité de penser. À la naissance, le bébé ne dispose pas d'appareil à penser. Si son cortex est déjà développé et compte l'ensemble de ses neurones, ces derniers ne sont pas encore interconnectés de manière définitive. Son psychisme est donc immature et les seuls événements qui le traversent et l'envahissent sont des impressions sensorielles, des émotions et des hallucinations, qui ont une origine somatique. Ces impressions, que l'on nomme **éléments primaires**, n'ont pas sens pour lui et ne sont liées à aucune représentation, il ne peut donc les maîtriser. La faim, par exemple, est une douleur incontrôlable et incompréhensible, tout comme la satiété, qui est vécue comme un état de complétude parfait mais tout aussi incompréhensible pour le bébé. Pour lutter contre ces éléments « incompréhensibles » et envahissants, le nourrisson ne peut que tenter de s'en débarrasser en les expulsant grâce à son activité corporelle, par ses pleurs, ses gesticulations, ses mimiques. Lorsque tout se passe bien, c'est la mère qui recueille ces éléments expulsés. Disposant d'un appareil à penser mature et (en principe) disponible, elle va très vite leur donner un sens et donc transformer ces éléments primaires en contenus psychiques pensables, que l'on nomme **éléments secondaires**. Cette capacité de transformer des éléments psychiques qui n'ont pas de sens (primaires) en éléments sensés (secondaires) est appelée par Wilfred R. Bion **fonction « alpha »**. La mère a pensé ce que son enfant n'était pas capable de penser. Ou bien, vu du côté du nourrisson, on peut avancer que celui-ci s'est appuyé sur le psychisme de sa mère pour penser. Le résultat est que la mère va, par le biais d'un comportement adapté, renvoyer à son bébé les éléments psychiques transformés pour que ce dernier en reprenne possession et s'apaise.

Cette fonction étayante de la mère, si elle est bien menée, corrélée à la maturation neurologique du cerveau, va permettre progressivement à l'enfant de développer sa propre capacité à élaborer ses pensées ; Bion parle alors de secondarisation. Le rôle de la mère (ou de son substitut), dans cette étape du développement de la vie mentale de son enfant, est primordial. En s'adaptant au bon moment, sans panique, ni indifférence, aux vécus internes que manifeste son enfant, en le réconfortant, elle transforme l'intolérable et l'impensable en tolérable et pensable.

Ce mécanisme de transformation de l'impensable en pensable par étayage sur le psychisme de la mère constitue, par sa répétition et son intériorisation, le processus de constitution de l'appareil à penser *(fig. 2.1)*, qui n'est donc pas une donnée innée.

Pensée primaire du bébé (sensations, hallucinations…) et tension liée aux besoins

Expulsion et apaisement provisoire de la tension grâce à l'activité motrice, aux pleurs, aux mimiques

Perception, acceptation et transformation de ces éléments par le psychisme de la mère (fonction d'empathie ou d'identification) :

« Mon bébé a faim, a mal… »

Attitude adaptée de la mère en direction du bébé : elle donne du sens par ses mots et son comportement aux impressions de ce dernier :

« Tu as faim mon chéri, je vais te donner ton biberon… »

Réintrojection par le bébé de ces éléments transformés grâce à l'attitude de la mère qui apaise le bébé

Expérience réussie dont la répétition participe au développement de la capacité de penser

Figure 2.1. Schéma du développement de la capacité de penser selon W. R. Bion

Ces expériences de transformation sont nommées secondarisation, mentalisation ou encore symbolisation. Elles sont permanentes dans le quotidien du couple mère-enfant. Chaque fois que son enfant a froid, faim, mal, sa mère, en répondant à son besoin à temps, ne se contente pas d'une réponse physiologique (réchauffer, nourrir), elle lui offre aussi une réponse comportementale apaisante et sensée. L'enfant fait à chaque fois l'expérience que sa douleur ou son déplaisir sont apaisés par cette mère qu'il distingue de mieux en mieux. S'appuyant sur la certitude que ses effrois seront apaisés, il va progressivement conserver en mémoire (intérioriser) l'image de cette mère rassurante. Ce premier souvenir sensoriel est à la base de l'activité psychique, c'est une première pensée.

Exemple de secondarisation

Vécu du bébé	Vécu maternel
Une mère sort de chez elle avec son bébé dans les bras. Elle passe de leur domicile, environnement calme, à la rue, bruyante et stressante	
Les « bruits impressionnants et inconnus » de la rue génèrent un vécu incontrôlable qui s'impose (éléments primaires) et génère tension et insécurité	
Ce vécu est expulsé, projeté vers la mère grâce à l'activité motrice du bébé (cris, gesticulations...), avec pour effet de réduire partiellement la tension	Sa capacité d'empathie lui permet de se laisser impacter par le vécu de son enfant
	Recueillant ce vécu, elle lui donne une forme et un sens : « mon enfant a peur du bruit de la rue »
Le comportement de sa mère lui apparaît comme une réponse à son inquiétude. Il ne comprend pas les mots mais il ressent le calme, la sérénité, le caractère rassuré de ce comportement (éléments secondaires)	Elle adapte son comportement à la peur de son enfant. Elle le serre contre elle, approche son visage du sien et lui parle doucement : « Il y a du bruit mais ce ne sont que des voitures, ta maman est là, tout va bien... » Elle associe la douceur rassurante de ses gestes à sa parole
Apaisement	

L'enfant a bénéficié des capacités psychiques de sa mère pour faire ce qu'il ne peut pas encore faire : mettre un affect en pensée.

La répétition de ce type d'expériences va permettre progressivement à l'enfant d'intérioriser la capacité de sa mère à maîtriser ses tensions (ce phénomène est corrélé à la maturation biologique du cerveau).

Processus d'identification

D'un point de vue synchronique, c'est-à-dire inscrit dans l'ici et maintenant, l'identification est le processus qui permet à l'enfant de sentir corporellement les états affectifs de l'autre. C'est un processus affectif qui permet le partage d'une expérience psychique intime, alors que les deux subjectivités restent séparées. Pris dans ce sens, il est synonyme d'empathie. C'est un phénomène qui est actif très précocement chez l'enfant et qui le reste tout au long de la vie. Le déploiement de l'espace et de la vie psychique chez l'enfant va lui permettre d'inscrire cette expérience de compréhension des états affectifs de l'autre à un niveau somatopsychique. C'est donc un processus de gestion de la vie relationnelle.

Salima est infirmière dans une maison de retraite. Elle se rend cet après-midi dans la chambre de Mme Renaud. Elle trouve cette dernière en larmes à son entrée dans la chambre. Pourtant Mme Renaud ne se plaint jamais. Salima s'assoit à côté d'elle, lui prend la main et lui demande : « Vous voulez me dire ce que vous rend triste ? » Mme Renaud hésite, essayant de dire qu'elle n'est pas triste mais que ses yeux pleurent tout seul. Puis elle explique : « Mon fils, qui venait me voir toutes les semaines, va partir à l'étranger. Il ne viendra plus que deux fois par an. C'étaient mes seules visites. » Elle pleure à nouveau. Salima se sent touchée par cette tristesse, elle perd son entrain habituel, puis se ressaisit : « Si vous le souhaitez, vous pourrez me parler de votre fils quand il vous manquera trop. Et puis je vous aiderai à lui écrire régulièrement. » Mme Renaud soupire fortement puis sourit : « Merci mon petit. »

L'impact de la tristesse de Mme Renaud sur Salima est un effet de l'identification (empathie). C'est une sorte de contamination psychique d'un état affectif qui permet à celui qui écoute de sentir cet état sans se laisser emporter par lui. C'est une compréhension qui va au-delà de la compréhension intellectuelle.

D'un point de vue diachronique, c'est-à-dire temporel, historique, l'identification est un mécanisme progressif qui permet au sujet humain d'intégrer durablement certaines des qualités des personnes de son entourage. C'est par le jeu d'identifications successives que l'enfant sculpte sa personnalité et son caractère, la manière d'être de ceux qui comptent pour lui le modelant progressivement. C'est donc un mécanisme de construction de la personnalité.

Processus d'intégration : les trois organisateurs psychiques

En complément au point de vue freudien, il est intéressant de citer René Spitz. Ce dernier a proposé une genèse de la relation objectale fondée sur l'intégration progressive d'expériences de reconnaissance partielle qui amène à la différenciation et la reconnaissance d'autrui. Cette reconnaissance passe par trois étapes, que Spitz nomme organisateurs psychiques et qui concluent trois stades :

Premier organisateur

À 3 mois le nourrisson vit dans un monde morcelé. Les sensations qu'il ressent, les percepts qu'il saisit restent isolés et ne forment pas un tout signifiant : on parle de relation d'objet partiel. Le visage de la mère est le percept le plus reconnu par le bébé puisque c'est ce qu'il contemple chaque fois qu'il est nourrit. Le sourire de réponse de l'enfant à ce visage signe qu'il commence à discriminer et à reconnaître certains stimuli importants pour lui.

Deuxième organisateur

Il apparaît à 8 mois. C'est une réaction d'angoisse à l'approche d'un inconnu ou en l'absence de la mère. À ce stade, l'enfant discrimine les percepts et les visages familiers sont différenciés des autres visages, inconnus. L'approche d'un inconnu provoque un refus de contact et une angoisse (dite du huitième mois) qui se manifeste bruyamment : l'enfant pleure, se détourne et repousse l'intrus. Ces réactions indiquent que l'enfant parvient à différencier des objets totaux, c'est-à-dire des individus, et qu'il s'appréhende lui aussi comme individu.

■ **Troisième organisateur**

Vers 15 mois (entre 12 et 18 mois en fait), c'est l'apparition du « non » exprimé vocalement ou par le geste. Ce « non » vient signifier que l'enfant se distingue comme sujet possesseur d'un désir propre opposable au désir de l'autre. Cette manifestation va durer tout au long de la deuxième année.

Processus de différenciation : séparation-individuation

C'est à Margaret Mahler que nous devons le concept de séparation-individuation, qui décrit comment l'enfant passe d'un état de fusion (symbiose) à sa mère à un état de distinction et de construction de soi :

■ **l'autisme normal :** dans les premières semaines de sa vie, l'enfant est dans une indifférenciation totale vis-à-vis du monde extérieur. Il est dans un système clos uniquement centré sur ses sensations internes. Il n'a pas conscience que quelqu'un subvient à ses besoins et il est dans l'incapacité de différencier ses tentatives d'apaisement des tensions internes (pleurer, crier, cracher, tousser, éliminer, vomir...) de celles de sa mère. Il est dans l'illusion de satisfaire lui-même ses besoins. On parle alors de narcissisme primaire ;

■ **la phase symbiotique normale :** l'enfant va, après 4 semaines environ, passer à une phase de symbiose qui va durer jusqu'au neuvième mois environ. La dépendance de l'enfant à sa mère est toujours totale mais l'enfant intègre cette dernière dans une relation duelle, la symbiose, qui est une véritable fusion somatopsychique. Cette phase symbiotique réalise en fait le passage d'une organisation exclusivement biologique (phase autistique normale) à une organisation psychobiologique dans laquelle les affects prennent place à côté des perceptions sensorielles. Au début de cette période, l'enfant ne différencie pas le moi du non-moi. Il va progressivement investir cette différence grâce à sa mère et au caractère différé de ses réponses *(voir « Relation objectale »)* ;

■ **le processus de séparation-individuation :** il commence vers le sixième mois. Ce processus va durer jusqu'aux trois ans de l'enfant, et se caractérise par la prise en compte du monde extérieur. Le début de ce moment coïncide avec l'angoisse du huitième mois et avec le fait que la mère commence à se détacher de son enfant, pour reprendre ses activités sociales et familiales. L'enfant va explorer le monde mais en restant toujours à proximité de sa mère (attachement sécure) puis il va progressivement intégrer l'image de sa mère qui pourra se substituer à sa présence physique : on parle de permanence de l'objet libidinal. Il supportera de rester de plus en plus longtemps sans sa mère, sa seule représentation suffisant à le rassurer. Cette permanence de l'objet libidinal (qui est en fait un autre sujet humain) émerge en parallèle avec la permanence de l'objet au sens piagétien du terme, c'est-à-dire objet matériel.

Attachement

C'est un concept apporté par John Bowlby. L'attachement serait un besoin primaire inné qui viendrait s'ajouter aux besoins physiologiques classiquement définis. Il se caractérise par tout ce que l'enfant va mettre en œuvre (pleurs, sourires, succion, babillement) pour s'assurer la protection de sa mère jusqu'à ce qu'il soit capable de se débrouiller par lui-même. Ce comportement d'attachement est programmé, il s'organise pendant la première année de vie (entre 6 mois et 1 an) et conditionne par sa qualité la bonne adaptation, plus tard, de l'enfant à son milieu.

La qualité de ce lien d'attachement est évaluable à l'observation de l'enfant lors de l'alternance des absences/présences de sa mère. Sa capacité à explorer l'espace, la manière dont il va la chercher et dont certains indices de sa présence plus ou moins lointaine vont le sécuriser sont autant d'éléments signant la qualité sécure de son attachement.

On peut décrire 3 types d'attachement :

- **l'attachement confiant :** le bébé sait qu'il peut compter sur sa mère. Lorsqu'elle est là, il ne s'y intéresse pas et explore son environnement. Quand elle s'en va, il s'inquiète, pleure, cesse son activité exploratoire. Dès son retour, il s'appuie sur elle pour se rassurer et reprend ses investigations. C'est le meilleur attachement ;
- **l'attachement évitant :** le bébé n'a pas confiance dans la disponibilité de sa mère, il ne réagit donc pas à sa présence ou à son absence car il sait qu'il ne peut pas s'appuyer sur elle. Il explore donc seul son environnement sans tenir compte de sa présence ;
- **l'attachement ambivalent :** le bébé n'est pas certain de la disponibilité de sa mère, il est en difficulté pour explorer son environnement et reste proche d'elle. Il est inquiet lorsqu'elle s'en va mais ne semble pas rassuré par son retour.

Ces 3 types d'attachement sont transmissibles de génération en génération.

Il est facile d'imaginer ce qui peut se passer si la mère n'est pas disponible pour son enfant. Dans le cas d'une mère dépressive, par exemple, préoccupée par sa propre souffrance, les efforts du bébé pour stimuler les interactions restent sans effet. Ses sourires ne sont pas repris par sa mère, la synchronisation sur sa voix ou sa gestuelle n'est pas non plus reprise par sa mère, etc. Mais, de plus, les affects dépressifs vécus par la mère vont traverser le bébé et petit à petit le contaminer et le décourager à stimuler l'interaction. Les deux acteurs vont alors entrer dans une spirale d'insatisfaction et de découragement. Le bébé réagira en plongeant dans le retrait, intensifiant encore l'inaffectivité de sa mère. Il pourra aussi réagir en se manifestant bruyamment afin d'essayer d'attirer la réaction de sa mère, provoquant chez elle énervement et parfois violence.

Heureusement, lorsque la mère n'est pas disponible, un autre adulte peut prendre le relais (père, tante, nourrice) et offrir à l'enfant les stimulations dont il a besoin pour se développer.

Stade anal

Ce stade recouvre approximativement la deuxième année de vie. La distinction entre sujet et objet étant réalisée, c'est la maîtrise de l'environnement qui se joue à cette étape. Le stade anal est par ailleurs la période où l'enfant accède à la marche et au langage, donc à une certaine forme d'autonomie. La zone érogène est la muqueuse anorectale. L'enfant, grâce à la maîtrise de ses fèces, va accéder à un plaisir autoérotique et faire pression sur son environnement. Il va pouvoir jouir lui aussi de la satisfaction de faire attendre l'autre avant de lui offrir ce qu'il attend, à savoir le boudin fécal. Ce dernier est considéré par l'enfant comme une partie de lui-même qu'il peut conserver ou expulser à volonté, ce qui constitue une monnaie d'échange dans ses relations à l'autre.

Relation objectale

Le stade anal est le stade où l'enfant fait l'expérience de l'ambivalence puisqu'il va devoir choisir entre deux plaisirs, expulser ou garder, et entre deux actes relationnels, punir ou récompenser. Cette ambivalence complexifie les relations à l'autre mais les enrichit aussi pleinement puisque la même personne peut être à la fois punie et récompensée (par le cadeau fèces) à deux moments différents. C'est donc le stade de la découverte de la maîtrise de soi et de l'environnement.

Le stade anal est une période difficile pour l'enfant comme pour son entourage à cause de l'opposition qu'il manifeste. C'est pourtant l'époque où les interdits parentaux doivent commencer à s'imposer afin de limiter l'enfant dans sa toute-puissance et dans la gestion de sa propre pulsionnalité.

Analité

D'un point de vue comportemental, le stade anal est la période où se joue l'acquisition de la propreté. Mais c'est aussi l'accès à différentes problématiques psychiques :

- l'accès à l'ambivalence : faire et se faire plaisir ou pas ;
- la maîtrise sur soi : garder et expulser à volonté ;
- l'emprise sur l'autre : offrir ou punir ;
- la consolidation des frontières entre soi et non-soi ;
- l'introduction à la dynamique sadomasochiste : se faire plaisir en se faisant mal (rétention des fèces) et en faisant mal à l'autre (rétention) ;
- l'opposition à l'autre.

L'acquisition de la propreté sphinctérienne représente une étape importante dans la maturation de l'enfant mais aussi dans les relations parents-enfants. L'aboutissement de cette maîtrise signe une bonne évolution du développement de l'autonomie de l'enfant. En revanche, des difficultés à ce stade sont toujours liées aux relations parents-enfants. L'angoisse des parents autour de la propreté anale, leur rigidité ou leur attitude intrusive, les pressions à l'autonomie et les contrôles fréquents cristallisent la relation autour de ce problème qui devient envahissant. Mais l'enfant peut lui aussi prendre l'habitude de retenir ses matières (avec des « ratés »). Il recherche le plaisir de se retenir. Enfin, un sentiment de maîtrise peut accompagner la rétention.

Stade phallique

Il concerne globalement la troisième année de vie. C'est une période d'affirmation de soi. La zone érogène prévalente est l'urètre, liée aux plaisirs de la miction et de la rétention. Il s'agit du stade de la prise de conscience de la différence des sexes, caractérisée par le constat de l'absence ou de la présence du pénis. Cette prise de conscience est source d'angoisse (angoisse de castration), mais elle est aussi à la base de l'identité sexuée. Le stade phallique est néanmoins un stade prégénital, car le pénis n'est pas encore lié à la génitalité mais seulement au plaisir autoérotique et au fantasme de puissance.

Phallus

Le stade phallique est le stade de la différenciation sexuelle qui va se manifester par divers comportements sexualisés : masturbation, exhibition, voyeurisme. L'interdiction de ces comportements par les adultes forcera le refoulement des fantasmes qui y sont liés.

C'est aussi l'époque où l'enfant laisse s'exprimer sa curiosité intellectuelle : il a besoin de savoir et questionne en permanence (pulsion épistémophilique). Cette curiosité serait, d'après Freud, en lien et dérivée de la curiosité sexuelle. C'est le premier mouvement de la sublimation qui consiste à dériver les pulsions sexuelles vers des préoccupations socialisées (créativité, intellectualisation…).

Enfin, le stade phallique annonce le complexe d'Œdipe.

Relation d'objet

Elle reste duelle, l'enfant ne considérant qu'un partenaire à la fois.

Complexe d'Œdipe

Située entre l'âge de 4 et 6 ans, la période œdipienne signe le primat de la zone génitale, le dépassement de l'autoérotisme et l'entrée du sujet dans le groupe social. L'introduction du tiers dans la relation, qui jusque-là n'était que duelle pour l'enfant, signe son accession au monde socialisé, dans lequel il y a toujours un tiers (un autre ou la loi).

D'un point de vue psychosexuel, le complexe d'Œdipe correspond à une attirance pour le parent du sexe opposé et à des sentiments de rivalité pour le parent du même sexe. Les sentiments pour le parent du sexe opposé sont complexes car ils impliquent un certain renoncement à l'autre parent. Par ailleurs, la période œdipienne est marquée par l'angoisse de castration qui introduit une peur de la perte qui, cette fois-ci, va limiter la relation à l'autre.

Le complexe d'Œdipe est une étape fondamentale dans la construction de l'identité de l'enfant. Il fonde son identité sexuée et permet l'intériorisation des interdits parentaux et donc des interdits sociaux (en particulier la prohibition de l'inceste). Au terme de cette période, l'enfant devra avoir accepté d'être garçon ou fille et de ne pouvoir posséder le parent de l'autre sexe (ni d'ailleurs celui du même sexe). Il aura, d'une manière plus générale, intériorisé le caractère limitatif et incontournable de la loi (c'est le Surmoi).

Chez la petite fille, le complexe d'Œdipe entraîne un changement de l'objet d'amour, c'est-à-dire la fin de l'attachement exclusif à la mère. Il signe par ailleurs l'attirance pour le père. La fin du complexe d'Œdipe est marquée par le renoncement au père comme objet d'amour et par l'identification à la féminité maternelle.

Chez le garçon, le complexe d'Œdipe n'impose pas un changement de l'objet d'amour. Mais la capacité nouvelle de l'enfant de considérer son père et sa mère dans une relation triangulaire change ses rapports avec eux. Il n'est plus dans une relation exclusive mais doit admettre que sa mère puisse avoir une relation privilégiée avec le père. Cette acceptation est tout l'enjeu du complexe d'Œdipe. L'angoisse de castration vient progressivement faire accepter à l'enfant la place prépondérante du père et la soumission à la loi sociale qu'il énonce et qu'il représente. Il ne reste plus à l'enfant qu'à s'identifier au père et à sa puissance : pour cela il devra faire avec l'ambivalence, ressembler à son père et le voir en rival en même temps. Cette ambivalence colorera ses sentiments tout au long de sa vie.

Relation d'objet

Le complexe d'Œdipe amorce la triangulation dans les relations humaines. L'enfant qui, jusque-là, était dans des relations exclusivement duelles, doit prendre en compte un tiers. Ce tiers, dont la présence se fait sentir même lorsqu'il est absent, représente en fait le groupe social et ses lois. La fin du complexe d'Œdipe signe donc la transformation des désirs sensuels de l'enfant envers ses parents en identification au parent du même sexe et l'entrée dans la société.

Surmoi

Il est commun de dire que le Surmoi est l'héritier du complexe d'Œdipe. Le Surmoi correspond à l'intériorisation des interdits, donc des lois. Ce Surmoi agit de manière inconsciente et limite les poussées pulsionnelles.

Le complexe d'Œdipe est à la base de la différenciation sexuelle et de l'intériorisation des lois. C'est à cette époque que se joue l'entrée dans un genre (féminin ou masculin) particulier. L'enfant va intérioriser les différents codes comportementaux ou vestimentaires qui signent l'appartenance à un genre. Mais au-delà de ces codes, ce sont aussi les préférences intimes de l'enfant qui vont se cristalliser à travers le choix de ses jeux ou de ses amis. Pour pouvoir se situer dans un genre, l'enfant doit pouvoir disposer de repères clairs dans son entourage afin de différencier le féminin du masculin. Toute ambiguïté à ce niveau ne pourrait qu'introduire de la confusion.

Mais d'une manière plus générale, l'Œdipe représente la prise en compte de la société dans la dynamique relationnelle de l'enfant ainsi que l'intériorisation de ses lois. Là encore la défaillance des modèles parentaux pourrait signer une intégration sociale précaire. Heureusement d'autres modèles, oncle, grande sœur ou encore nourrice, peuvent jouer un rôle identificatoire et venir combler une défaillance parentale *(voir « Socialisation secondaire »)*.

À partir de 3 ans, la petite fille aime enfiler les chaussures de sa mère, surtout si elles sont très féminines (talons hauts...). Elle aime aussi se barbouiller avec le tube de rouge à lèvres trouvé dans le sac à main de maman, sac à main qu'elle adore porter à son épaule malgré son poids et sa taille. Ce déguisement l'amène à parader sous les yeux de son père. Le garçon, lui, adopte facilement des jeux qui nécessitent un comportement martial. Il ne déteste pas non plus utiliser les outils de son père pour « réparer » tout ce qu'il trouve dans la maison.

Ces comportements signent le processus d'identification aux images parentales et fondent la différenciation sexuelle. Ils signifient que l'enfant entre dans l'Œdipe.

Période de latence

Située entre l'âge de 7 et 12 ans, la période de latence est une période non conflictuelle qui permet à l'enfant d'élargir son champ relationnel en direction de l'école et des amis. La vie affective, qui était jusque-là au premier plan, s'apaise et cède la place à l'investissement intellectuel et aux apprentissages. L'enfant fait l'expérience de sentiments plus apaisés vis-à-vis de ses parents tels que la tendresse et le respect. Il accède à la sublimation qui, en détournant l'énergie des intérêts sexuels vers des intérêts plus socialisés, lui permet de s'investir dans le sport, les jeux, les apprentissages, les collections, etc.

Du point de vue cognitif, le début de la période de latence coïncide avec le début du stade des opérations concrètes ou de l'intelligence opératoire chez Piaget. C'est à ce stade que l'enfant accède à l'intelligence logique, qui vient supplanter progressivement la perception, aux notions de catégories et de réversibilité, aux règles, et que sa pensée devient moins égocentrique.

Cette période est appelée phase de latence parce qu'elle représente une pause dans le développement psychoaffectif de l'enfant. C'est cette pause qui permet le déploiement intellectuel et l'intégration des règles du groupe grâce à une socialisation élargie. C'est l'époque des jeux collectifs, de la pratique du sport mais aussi des collections, qui peuvent être comprises comme des tentatives de mise en ordre du monde (intellectualisation).

Puberté et adolescence

L'adolescence est la période qui débute par la puberté et qui vient mettre un terme à la période de latence de manière plus ou moins soudaine en réinstallant les affects au premier plan. Si la phase de latence a été un moment de répit, l'adolescence représente un moment de crise et de rupture de l'équilibre interne du jeune comme de l'équilibre de son milieu familial.

La puberté est signée par des modifications corporelles importantes, conséquences de modifications hormonales. Le garçon voit ses poils pousser, ses épaules s'élargir, sa verge et ses testicules se développer, sa voix muer et les premières éjaculations apparaître. Chez la jeune fille, c'est le bassin qui s'élargit, les seins qui se développent et les premières règles qui apparaissent. Ces modifications physiques vont transformer l'image corporelle du jeune.

Sur le plan interne, le réveil des affects renforcé par les modifications pubertaires déstabilisent l'adolescent et le font entrer dans une crise identitaire. La problématique œdipienne peut être réactivée mais avec un déplacement sur des substituts parentaux (artistes par exemple), des réactivations de problématiques orales peuvent apparaître (anorexie, conduites addictives). Les conflits internes peuvent aussi se déplacer sur le terrain intellectuel, mais dans une démarche plutôt métaphysique, ou encore éclater dans le passage à l'acte.

Sur le plan familial, la poussée vers l'autonomie mal assumée se heurte aux règles familiales. Les conflits ainsi générés sont renforcés par le constat fait par l'adolescent de l'imperfection de ses parents qui ne sont, tout compte fait, que des adultes comme les autres.

Relation objectale

Elle est évidemment perturbée, chaotique, conflictuelle, en particulier avec l'adulte.

Les processus psychologiques et relationnels que nous avons décrits ne s'inscrivent pas dans une démarche cohérente et progressive, mais au contraire dans un itinéraire chaotique, fait d'avancées et de régressions, d'ambivalences, de moments paroxystiques et d'épisodes de calme.

Sur le plan cognitif

Pour Piaget, l'adolescent accède à la pensée formelle ou logicomathématique. Sa pensée peut fonctionner sans support concret, ce qui rend l'abstraction possible. Il ne va pas s'en priver puisque c'est l'époque des questionnements sur soi, sur l'homme, sur la famille, sur la société… Cette tendance à l'abstraction caractérise fortement l'adolescence et signe un plaisir évident à faire fonctionner la pensée en dehors de tout lien avec le concret. Ce plaisir à penser peut permettre à l'adolescent de n'avoir à s'engager dans l'existence que de manière progressive et de maîtriser en partie ses affects débordants.

L'adolescence est une période mouvementée, inconfortable, parfois même chaotique que le jeune va traverser avec plus ou moins d'harmonie pour trouver son équilibre d'adulte. Cette traversée peut s'accompagner de conflits avec son environnement et d'un sentiment de malaise qui peut donner lieu à des comportements tourmentés, qui ne relèvent pas pour autant du domaine de la pathologie.

Mais dans certains cas la réactivation de la vie affective peut entraîner une rupture de l'équilibre antérieur et provoquer des troubles dont l'ampleur signera le caractère pathologique : boulimie, anorexie, dépression.

Points clés à retenir

▶ **Le développement psychoaffectif** de l'enfant du point de vue de la psychanalyse peut être décrit à partir de différents stades qui se suivent :

– stade oral (0-1 an) : c'est pendant ce stade que va s'opérer la distinction entre le soi et le non-soi et que le psychisme va commencer à se déployer, permettant l'accès à la pensée au bébé ;

– stade anal (1-2 ans) : c'est la maîtrise de l'environnement qui se joue à cette étape à travers l'accès au non et à la possibilité de faire plaisir ou non à l'autre ;

– stade phallique (2-3 ans) : c'est une période d'affirmation de soi ;

– complexe d'Œdipe (3-6 ans) : cette période signe le dépassement de l'autoérotisme et l'entrée du sujet dans le groupe social grâce à l'introduction du tiers dans la relation, qui jusque-là n'était que duelle pour l'enfant ;

– période de latence (6-12 ans) : c'est une période non conflictuelle qui permet à l'enfant d'élargir son champ relationnel au-delà de sa famille ;

– stade génital (à partir de la puberté) : l'adolescence est la période qui débute par la puberté et qui vient mettre un terme à la période de latence de manière plus ou moins soudaine en réinstallant les affects au premier plan.

▶ **Le processus d'identification** est un processus affectif qui permet le partage d'une expérience psychique intime, alors que les deux subjectivités restent séparées. Prise dans ce sens, l'identification est synonyme d'empathie. C'est aussi un mécanisme progressif qui permet au sujet humain d'intégrer durablement certaines des qualités des personnes de son entourage.

▶ **Le processus d'intégration** permet, chez le bébé, l'intégration progressive d'expériences de reconnaissance partielle qui amènent à la différenciation et la reconnaissance d'autrui. Cette reconnaissance passe par trois étapes appelées **organisateurs psychiques** :

– premier organisateur : c'est, à 3 mois, la réponse au sourire humain, de face ;

– deuxième organisateur : il apparaît à 8 mois ; c'est une réaction d'angoisse à l'approche d'un inconnu ou en l'absence de la mère ;

– troisième organisateur : entre 12 et 18 mois, c'est l'apparition du « non », exprimé vocalement ou par le geste.

▶

▶ **Le processus de différenciation (ou de séparation-individuation)** permet à l'enfant de passer d'un état de fusion (symbiose) à sa mère à un état de distinction et de construction de soi :

– autisme normal : dans les premières semaines de sa vie, l'enfant est dans une indifférenciation totale vis-à-vis du monde extérieur ;

– phase symbiotique normale : de 1 mois à 9 mois. La dépendance de l'enfant à sa mère est toujours totale mais l'enfant intègre cette dernière dans une relation duelle, la symbiose, qui est une véritable fusion somatopsychique ;

– processus de séparation-individuation : il commence vers le sixième mois et dure jusqu'aux trois ans de l'enfant. Il se caractérise par la prise en compte et l'exploration du monde extérieur. Le début de ce moment coïncide avec l'angoisse du huitième mois.

▶ **L'attachement** définit la qualité du lien établi entre l'enfant et sa mère. On peut décrire 3 types d'attachement :

– l'attachement confiant : le bébé sait qu'il peut compter sur sa mère. Il explore son environnement lorsqu'elle est là, il devient inquiet lorsqu'elle disparaît ;

– l'attachement évitant : le bébé n'a pas confiance dans la disponibilité de sa mère, il ne réagit donc pas à sa présence ou à son absence car il sait qu'il ne peut pas s'appuyer sur elle. Il explore donc seul son environnement sans tenir compte de sa présence ;

– l'attachement ambivalent : le bébé n'est pas certain de la disponibilité de sa mère, il est inquiet lorsqu'elle s'en va mais ne semble pas rassuré par son retour.

DÉVELOPPEMENT COGNITIF

On pourrait dire que Jean Piaget est au développement intellectuel ce que Freud est au développement psychoaffectif. Il a proposé une théorie générale qui a servi de base à de nombreux autres développements et qui reste toujours pertinente aujourd'hui.

Pour Piaget, l'intelligence est une forme d'adaptation au monde qui n'est rien d'autre qu'un prolongement de l'adaptation biologique. Elle se construit progressivement grâce à des contacts répétés avec l'environnement et elle évolue par stades. Les stades sont des paliers de structuration de l'appareil intellectuel dans lesquels le stade précédent est intégré.

Le mécanisme d'adaptation correspond à un équilibre entre le sujet et le milieu à travers quatre facteurs qui sont corrélés :

- la maturation biologique du système nerveux (en particulier) ;
- l'environnement matériel, qui procure au sujet des possibilités infinies d'expériences : manipulation d'objets, abstractions… ;
- l'environnement social, qui lui offre des possibilités d'interactions diversifiées ;
- l'équilibration, qui assure la coordination entre les trois facteurs précédents et permet au sujet de prendre en compte les obstacles présentés par son environnement en se modifiant de manière autonome.

C'est ce dernier mécanisme qui caractérise le mieux le modèle de développement intellectuel proposé par Piaget.

Équilibration

L'équilibration correspond à la mise en tension de deux mécanismes complémentaires, l'assimilation et l'accommodation.

L'assimilation correspond au fait d'intérioriser une action sous la forme d'un modèle d'action. Lorsque l'enfant fait une expérience réussie dans une certaine situation, attraper un objet par exemple, la reproduction de cette action dans une situation différente et la généralisation de cette capacité à agir relève de l'assimilation. Grâce à l'assimilation, l'enfant agit sur et intègre le monde extérieur.

Mais les capacités de l'enfant sont vite dépassées par les obstacles que le monde produit en permanence (objet trop éloigné, trop lourd, trop gros...). C'est là qu'intervient le mécanisme d'accommodation, qui relève cette fois-ci d'une modification de l'enfant en vue de s'adapter aux exigences de la situation. Le mécanisme d'accommodation correspond donc à un enrichissement des possibilités d'action de l'organisme pour répondre à des exigences.

Selon Piaget, l'intelligence se développe grâce à ces deux mécanismes d'assimilation et d'accommodation. Le second est un ajustement de l'enfant aux contraintes extérieures alors que le premier représente l'action de l'enfant sur le monde.

L'intelligence (adaptation au monde) se développe donc progressivement par l'expérience et par ajustement des possibilités de l'enfant aux contraintes externes. Chaque obstacle qui dépasse les capacités d'assimilation de l'enfant crée un déséquilibre que l'accommodation vient compenser. C'est donc dans l'interaction avec le milieu que se développe l'intelligence.

Exemple d'assimilation-accommodation

Loïc a 1 an. Il adore manipuler les cubes colorés de différentes tailles qu'il a dans sa chambre. Il semble très concentré lorsqu'il sélectionne les cubes par leur taille pour les emboîter, ce qu'il parvient à faire sans trop d'erreurs.

Quelques jours plus tard, il surprend sa mère lorsque, chez des amis qui ont un enfant de son âge, il parvient en à peine une minute à emboîter les six petites boîtes rondes en bois appartenant à son petit copain.

Cette transposition d'une compétence (des cubes à des boîtes rondes) est un effet du mécanisme d'assimilation.

Lorsque Loïc sera capable d'empiler (geste différent de celui d'emboîter) un jeu de cubes, il montrera un des effets de l'accommodation. De la sélection du plus gros au plus petit pour emboîter, il sera passé de la sélection du plus gros au plus petit pour empiler, ce qui nécessite de retourner les cubes. C'est un enrichissement de ses compétences. Il applique un schème connu, du plus gros au plus petit, à une situation nouvelle.

Schèmes d'action

Un schème est un modèle d'action transposable et généralisable. C'est ce qui peut se généraliser dans l'action, se répéter dans des circonstances semblables ou analogues. La préhension, la succion, la marche sont des schèmes, tout comme l'addition, la soustraction, la classification ou la comparaison.

Les différents stades de développement de l'intelligence

La pensée n'est pas innée, elle se développe progressivement, et cette progression laisse apparaître différents stades :

- stade sensorimoteur, de 0 à 2 ans : à ce stade, l'intelligence est sans pensée, sans représentations, sans langage. Elle est pratique. L'enfant acquiert progressivement la permanence de l'objet ;
- stade de l'intelligence préopératoire, de 2 à 7 ans : jusqu'à 7 ans, la pensée de l'enfant est essentiellement intuitive et égocentrique. Cela signifie qu'il est sa référence principale ;
- stade de l'intelligence opératoire concrète, de 7 à 12 ans : l'enfant accède à l'objectivation, il peut prendre en compte divers points de vue mais il a toujours besoin de supports concrets pour raisonner ;
- stade de l'intelligence opératoire formelle, de 12 à 16 ans : l'enfant est capable de conceptualiser, c'est-à-dire de raisonner sans support concret par déduction ou induction.

Les âges indiqués sont des âges moyens qui supportent des variations de 1 an, ou 2 ans pour les deux derniers.

Stade de l'intelligence sensorimotrice

Cette période va de la naissance à l'âge de 2 ans. Au début, l'intelligence est essentiellement pratique : c'est par la perception et le mouvement que l'enfant découvre le monde et s'y adapte, d'où le terme sensorimoteur. Il ne dispose pas encore du langage, ni de la possibilité de représentation. À la fin de cette période, l'enfant aura acquis la permanence de l'objet : il sera capable de se représenter un objet qui a momentanément disparu pour imaginer sa trajectoire, par exemple. Cette période se divise en 6 sous-stades :

- de la naissance à 1 mois : ce sont les réflexes innés qui dominent l'activité, la succion par exemple. Ces réflexes, grâce aux mécanismes d'assimilation et d'accommodation, vont se structurer en schèmes d'action. Ainsi, la succion ou l'agrippement pourront s'activer dans diverses situations et se déployer vers divers objets. Au cours de cette période, l'enfant ne manifeste aucune réaction suite à la disparition d'un objet ;
- de 1 mois à 4 mois : les premières habitudes se mettent place (réactions circulaires primaires[1]). Le résultat d'une action découvert par hasard est répété dans une même situation. Le bébé peut répéter longuement les mêmes actions. C'est aussi le début des premières coordinations entre préhension et vision, par exemple. La disparition d'un objet suscite des manifestations émotionnelles chez l'enfant (pleurs, cris…). Il n'y a pas encore d'intention qui sous-tend l'action ;
- de 4 à 8 mois : c'est le stade des réactions circulaires secondaires[2]. Le schème réflexe devient un schème intentionnel, c'est-à-dire qu'il ne s'active plus uniquement quand il est sollicité ou par hasard, mais volontairement. Par ailleurs, le schème se complexifie et fait intervenir des coor-

1 Réaction circulaire primaire : acte répétitif.

2 Réaction circulaire secondaire : acte répétitif mais avec une intention.

dinations. Concernant l'objet, sa permanence devient partielle, c'est-à-dire que l'enfant peut le rechercher s'il l'a fait disparaître volontairement ou s'il en distingue une partie ;

- de 8 à 12 mois : c'est le stade de la coordination des schèmes secondaires entre eux et leur application à de nouvelles situations (assimilation). L'enfant commence à agir efficacement sur son environnement, il comprend les relations de cause à effet et se montre capable de réaliser une action intermédiaire pour réaliser un but : il peut, par exemple, utiliser un objet déjà dans sa main pour en tirer un autre. La permanence de l'objet débute, il recherche systématiquement un objet disparu mais n'anticipe pas encore son mouvement lorsqu'il est caché ;
- de 12 à 18 mois : les réactions circulaires tertiaires[3] permettent à l'enfant de découvrir des moyens nouveaux par expérimentation. Il modifie intentionnellement des schèmes connus à la recherche d'un résultat (accommodation). Il peut, par exemple, tirer le tapis sur lequel est posé un objet dans le but d'atteindre l'objet en question. À 18 mois, la permanence de l'objet est acquise, l'enfant est capable d'en avoir une représentation ;
- de 18 mois à 2 ans : l'enfant est capable de combiner mentalement des schèmes pour inventer de nouveaux moyens d'agir. Ce travail de combinaison ne passe plus obligatoirement par l'expérience ; il est interne, supporté par des représentations : c'est le début de la pensée symbolique.

On peut synthétiser la période sensorimotrice de la façon suivante *(tableau 2.I)* :

- au début de la période sensorimotrice, l'enfant est dans une position égocentrique (il est sa référence pour comprendre le monde), il est dans l'indifférenciation entre le moi et le non-moi, le temps et l'espace sont mal structurés ;
- progressivement, il va se décentrer et se considérer comme objet au milieu des objets du monde. Il va acquérir les notions de temps, d'espace, de cause ainsi que la permanence de l'objet ;
- la fin de la période est marquée par l'accès à la fonction symbolique. Il est donc capable de se représenter des objets et des situations non directement perceptibles en utilisant des symboles (dessins).

Corps → Relation → Objet	Axe de développement sensorimoteur Naissance → 2 ans		
	L'enfant est centré sur son corps →		L'enfant se décentre de son corps et prend en compte son environnement
	La relation est orientée vers lui-même →	La relation est orientée vers autrui →	La relation des autres entre eux est appréhendée
	L'enfant est indifférencié vis-à-vis de son environnement →		L'enfant est différencié vis-à-vis de son environnement (différenciation soi/non-soi)
	L'objet qui disparaît n'existe plus →		L'objet disparu existe toujours grâce à la représentation

Tableau 2.I. Développement sensorimoteur

3 Réaction circulaire tertiaire : modification d'une action.

À 1 an, Loïc est capable de saisir une balle que l'on fait rouler au sol dans sa direction si elle passe relativement près de lui. Il aime d'ailleurs ce jeu qui le fait rire. Mais lorsque la balle passe sous un meuble, il attend qu'elle réapparaisse à l'endroit où elle a disparu sous le meuble. Il est toujours surpris de la voir ressortir de l'autre côté du meuble.

Loïc n'a pas atteint complètement le stade de la permanence de l'objet. Il garde une image de l'objet disparu, mais n'anticipe pas son mouvement quand il ne le voit plus.

Stade de l'intelligence préopératoire

Symbolisme

Cette période va de 2 à 7 ans. La fonction symbolique et la capacité de représentation vont se développer. L'intelligence ne va plus s'appuyer uniquement sur le mouvement et la perception mais sur un ensemble de concepts (ou schèmes mentaux). L'activité symbolique est la capacité d'évoquer des objets absents physiquement. Elle va se manifester par différentes conduites :

- l'**imitation différée** : c'est l'imitation après la disparition du modèle, c'est-à-dire avec seulement une trace mnésique comme support ;
- le **jeu symbolique** : c'est l'articulation de représentations dans une mise en scène imaginaire. Le jeu a une fonction fondamentale de digestion, d'appropriation des expériences vécues ;
- le **dessin** : c'est la mise en forme d'une image mentale, souvent modifiée par l'imagination ;
- l'**image mentale** : c'est une représentation intériorisée ;
- le **langage** : c'est cette acquisition fondamentale, le langage, support principal de la pensée, qui va permettre à l'enfant de se dégager de l'action.

Cette entrée dans le monde symbolique va permettre à l'enfant de déployer son imaginaire dans le monde du jeu. Ce dernier représente un aspect très important du développement de l'enfant : il lui permet de réaliser des expériences en modèle réduit et sans danger. Ses jeux peuvent être de fiction (jouer à...), de construction, de représentation (dessin), de réception (histoire, images...).

La période de la pensée symbolique commence à l'orée de la deuxième année et coïncide avec le début du stade anal chez Freud et donc avec la fin du stade oral, stade pendant lequel le processus de construction de l'appareil à penser a permis à l'enfant d'intérioriser l'image de sa mère, première représentation, qui signe son entrée dans le monde du symbole.

Compréhension du monde

L'enfant n'est toujours pas capable de se décentrer de son point de vue (égocentrisme intellectuel). Sa pensée est prélogique et intuitive. À partir de 4 ans, il expliquera ce qui n'est pas explicable par référence à lui-même par la magie ou l'animisme.

Stade des opérations concrètes ou de l'intelligence opératoire

Cette période va de 7 à 12 ans et permet à l'enfant de passer de l'intuition à l'opération et d'accéder à une pensée logique ainsi qu'à la capacité de se décentrer pour prendre en compte et coordonner plusieurs points de vue. Sa pensée va donc se détacher de la perception et lui permettre d'établir des relations objectives. Il parvient à exécuter des opérations concrètes simples (compter, classer, sérier) puis, à partir de 9 ans, il pourra effectuer des opérations concrètes complexes incluant les notions de temps, d'espace et de réversibilité. Son intelligence nécessite cependant encore l'utilisation de supports concrets.

La **réversibilité** est une notion importante : elle consiste à annuler, mentalement, une transformation produite et à revenir à l'état antérieur. Cette compétence nécessite une puissante activité de représentation.

La **conservation** est aussi une compétence représentationnelle importante. Concernant la conservation du volume, avant 11 ans, lorsque l'on montre un verre à moitié rempli d'eau à un enfant, que l'on verse l'eau du verre dans un verre de même capacité mais plus fin donc plus haut, l'enfant dira qu'il y a plus d'eau dans le second verre. Après 11 ans, il saura qu'il y a la même quantité d'eau dans les deux verres malgré la différence de perception (le verre le plus haut paraissant contenir plus d'eau).

Il existe différents types de conservation, qui sont acquis à des âges différents :

- la conservation de la substance est acquise vers 7 ans ;
- la conservation du poids est acquise vers 9 ans ;
- la conservation des longueurs et des surfaces s'acquiert vers 7 ans ;
- la conservation des quantités numériques est acquise vers 7 ans.

Stade de l'intelligence formelle

Il correspond à la période de l'adolescence, qui va de 12 à 16 ans. C'est le stade des opérations logiques, abstraites, du raisonnement hypothéticodéductif. Le jeune est capable de raisonner sans support concret, c'est-à-dire en combinant des représentations. Il peut donc concevoir ce qu'il ne peut percevoir, sa connaissance dépasse le réel, la formalisation mathématique est envisageable. Jusqu'à présent le possible était une forme du réel. Arrivé au stade de l'intelligence formelle, c'est le réel qui est une forme du possible.

Le développement de la pensée opératoire formelle n'est possible que parce que d'autres étapes de la pensée ont été dépassées et intégrées : c'est le **constructivisme** piagétien.

Points clés à retenir

▶ Pour Piaget, l'intelligence est une forme d'adaptation au monde qui se construit progressivement grâce à des contacts répétés avec l'environnement et qui évolue par stades.

▶ **L'équilibration** correspond à la mise en tension de deux mécanismes complémentaires, l'assimilation et l'accommodation :

– l'*assimilation* correspond au fait d'*intérioriser une action sous la forme d'un modèle* d'action qui pourra être reproduit dans d'autres situations. Grâce à l'assimilation, l'enfant agit sur et intègre le monde extérieur ;

– le mécanisme d'*accommodation* relève d'une *modification de l'enfant* en vue de s'adapter aux exigences de la situation. C'est donc un enrichissement des possibilités d'action de l'organisme pour répondre à des exigences.

▶ **Les différents stades du développement intellectuel** sont les suivants :

– *stade sensorimoteur*, de 0 à 2 ans : à ce stade, l'intelligence est sans pensée, sans représentations, sans langage, elle est pratique ;

– *stade de l'intelligence préopératoire*, de 2 à 7 ans : la pensée de l'enfant est essentiellement intuitive et égocentrique. Cela signifie qu'il est sa référence principale ;

– *stade de l'intelligence opératoire concrète*, de 7 à 12 ans : l'enfant accède à l'objectivation, il peut prendre en compte divers points de vue mais il a toujours besoin de supports concrets pour raisonner ;

– *stade de l'intelligence opératoire formelle*, de 12 à 16 ans : l'enfant est capable de conceptualiser, c'est-à-dire de raisonner sans support concret par déduction ou par induction.

DÉVELOPPEMENT PSYCHOMOTEUR

Le développement psychomoteur s'inscrit dans une continuité biologique. Il est cependant dépendant de la stimulation de l'environnement de l'enfant. Les échanges précoces entre la mère et son enfant sont de nature essentiellement corporelle permettant à l'enfant de ressentir dans son corps les attitudes maternelles et d'appréhender son propre corps à travers la relation très étroite (symbiotique) qui l'unit à sa mère. C'est grâce à la qualité, la rythmicité et la permanence des interactions avec l'adulte que se constitue chez le nourrisson le sentiment d'une continuité d'existence.

Nouveau-né

Le nouveau-né est totalement dépendant de son environnement mais il dispose de différents équipements. Tout d'abord des automatismes vitaux assurent sa survie (respiration et succion). Ensuite des sens vont lui permettre d'entrer en contact avec le milieu extérieur. Des possibilités motrices et vocales vont lui permettre de bouger et ainsi de signaler et de soulager partiellement la tension liée à ses états internes. Enfin plusieurs réflexes archaïques ou primaires, qui sont innés et involontaires, sont la base de ses futurs mouvements volontaires.

Étapes de l'évolution chronologique de l'enfant au niveau de la motricité, de la posture, de la préhension

Motricité et posture

À 2 mois

– Les réflexes archaïques tendent à disparaître mais la motricité globale du bébé est anarchique et peu souple.

– Il tient assis quelques instants, le dos pas suffisamment tonique.

– Sur le ventre il tient sur ses avant-bras et peut soulever la tête jusqu'à 45°.

À 3 mois

– Les réflexes archaïques disparaissent, traduisant la maturation cérébrale.

– Le tonus des muscles de la nuque et du coup s'organise en fonction des positions de l'axe corporel : assis le bébé tient la tête droite mais son dos reste instable au niveau lombaire.

– Sur le dos, il plie et tend ses jambes.

– Sur le ventre, il se redresse à 90° en prenant appui sur ses avant-bras.

– Il commence à regarder ses mains, signant ainsi l'intérêt pour son corps.

À 4 mois

– En position assise, sa tête reste droite.

– Allongé sur le dos, il parvient à rouler du dos sur le côté.

– Sur le ventre, il relève sa tête à 90° et redresse son thorax en appui sur les coudes.

À 5 mois

– Sur le dos, il pédale activement et attrape ses pieds.

– Sur le ventre, il se redresse sur ses bras en hyperextension.

– Sur le dos, il fait des tentatives de retournement, il peut soulever sa tête et ses épaules.

– Maintenu debout, il soutient le poids de son corps un moment.

À 6 mois

– Il tient assis en s'aidant de l'appui sur un bras, le dos droit.

– Sur le dos, il tente de s'assoir (sans succès) ; en revanche, il parvient à passer sur le ventre.

– Sur le ventre, il se redresse sur ses mains et parvient à jouer avec l'une d'elles.

– Tenu en position debout, il supporte le poids de son corps et sautille sur place.

Vers 7 mois

– La verticalité est acquise et il s'équilibre en position assise (écartement spontané des jambes). Cet équilibre assis lui offre de grandes possibilités de manipulation des objets à sa portée.

– Couché sur le dos, il attrape ses pieds et met ses orteils dans sa bouche.

– Sur le ventre, il saisit un objet en se relevant à l'aide d'une main.

– Couché, il est capable de se retourner dans les deux sens.

– Debout, il saute, s'accroupit, s'agite mais nécessite d'être tenu.

Vers 8 mois

– Assis (sans soutien), il est suffisamment assuré pour tenter d'attraper un objet.

– Couché sur le dos, il parvient à se soulever pour passer en position assise en prenant appui sur un côté et en s'aidant avec son bras.

– Sur le ventre, il soulève son corps en ne gardant, en point d'appui, que ses mains et la pointe de ses pieds.

Vers 9 mois

– Assis, il pivote sur les fesses.

– Il rampe sur le ventre et parvient à passer sur le dos.

– Il se met debout quelques instants s'il est tenu par les deux mains.

Vers 10 mois

– Il marche à 4 pattes.

– Il se met debout en prenant appui sur les meubles et parvient à faire quelques pas : c'est le début de la bipédie.

Vers 11-12 mois

– Ses déplacements à 4 pattes sont assurés.

– Il fait ses premiers pas tenu par les mains de l'adulte ou seul en prenant appui sur les meubles.

– Debout, il se baisse pour ramasser un jouet.

Vers 15 mois

– Il fait des tentatives infructueuses pour se mettre debout seul sans appui.

– Il marche seul sans aide.

– Il monte les escaliers à 4 pattes.

Vers 18 mois

– Il monte et descend les escaliers en donnant la main.

– Il commence à courir mais se laisse emporter par sa course.

– Il s'accroupit pour ramasser quelque chose.

– Il commence à sauter sur ses 2 pieds.

– Il sait désigner plusieurs parties de son corps.

Vers 2 ans

– Il monte et descend les escaliers seul sans alterner les pieds.

– Il court vite de manière assurée, tourne, sautille, grimpe sur les fauteuils, danse.

– Il lance un ballon avec précision.

Vers 3 ans

– Il développe une conscience segmentaire de son corps.

– Il se reconnaît dans le miroir mais il ne dispose que d'une image visuelle grossière de son corps.

– Au cours de la troisième année, il dessine un bonhomme têtard.

– Il monte et descend les escaliers en alternant les pieds.

– Il saute la dernière marche de l'escalier.

– Il conduit une bicyclette avec des roues latérales.

Vers 4 ans

– Son dessin de bonhomme est constitué de deux cercles (tête et corps). Dans la tête sont représentés les yeux, la bouche, le nez.

– Il conduit une bicyclette sans roues latérales.

Vers 5 ans

– Il dessine les mains, les doigts et les pieds sur le bonhomme.

– Il sautille sur ses deux pieds, saute à cloche-pied.

Vers 6 ans

– Il dispose d'une image imaginaire de son corps fondée sur l'ensemble des expériences affectivosensorielles qu'il a déjà traversées. Cette image n'est pas l'image réelle.

– Son dessin du bonhomme montre les particularités fondamentales du corps (avec des différences importantes dans la précision d'un enfant à l'autre).

– Il est capable de modifier un automatisme moteur tout en gardant l'efficacité de son geste.

– Il saute pieds joints.

– Il envoie la balle dans le but avec le pied.

Préhension

Elle suit le développement de la motricité. Le premier outil d'exploration tactile du bébé est sa bouche.

À 3 mois

– Le réflexe de *grasping* a disparu.

– Le nourrisson observe les objets qui l'entourent mais il est incapable de les saisir.

– Il ouvre puis referme sa main de manière réflexe si on la met au contact d'un objet.

À 4 mois

– Il suit des yeux le déplacement de l'une de ses mains (première coordination visuelle).

– Il visualise un objet et tend le bras dans sa direction ; il doit faire plusieurs tentatives pour parvenir à le saisir.

– Il joue avec un petit objet bruyant placé dans sa main, mais le perd souvent.

– Il se sert indifféremment d'une main ou de l'autre.

À 5 mois

– La préhension volontaire apparaît.

– Il saisit les objets entre les trois derniers doigts et la paume de sa main (préhension palmaire), de manière imprécise.

À 6 mois

– Il saisit les objets entre tous ses doigts disposés en râteau et la paume de sa main.

– Il lâche un objet lorsqu'un autre lui est donné.

– Il ne cherche pas les objets qui ont disparu.

À 7 mois

– Rappel : station assise acquise.

– La préhension est toujours palmaire mais l'enfant utilise son pouce comme butée.

– Il lâche un objet volontairement.

– Il passe un objet d'une main à l'autre.

– Il peut garder un jouet dans une main lorsqu'on lui en offre un deuxième.

À 9 mois

– Il saisit les objets entre le pouce et l'index (pince), ce qui améliore considérablement sa précision lors de la préhension.

– Grâce à la « pince », il peut saisir des objets fins, commence à manipuler des objets et découvre la notion de profondeur.

À 10 mois

– La pince s'améliore, s'affine.

– Il se sert d'une cuillère, boit au verre.

À 11-12 mois

– Il peut pointer son index vers les objets.

– Il expérimente par ses manipulations les caractéristiques des objets qui l'entourent : il empile, emboîte, palpe, monte et démonte (gros Lego). Il découvre progressivement les notions de dedans-dehors, dur-mou, contenant-contenu, haut-bas, séparé-réuni, etc.

À 15 mois

– Sa précision gestuelle s'améliore : il tourne les pages d'un livre (plusieurs à la fois), commence à gribouiller s'il trouve un crayon.

À 18 mois

– Il lance une balle sans tomber et pousse du pied un ballon.

– Il se déshabille seul mais reste incapable d'enlever boutons, fermetures éclairs et lacets.

– Il peut manger seul et assez proprement.

À 2 ans

– Il dessine avec un crayon tenu entre ses doigts.

– Il exécute des mouvements rotatifs ajustés : tourne la poignée d'une porte, dévisse un couvercle.

– Il mange seul et proprement avec une cuillère.

– Vers 2 ans et demi, il peut copier un cercle.

À 3 ans

– Il se déshabille et s'habille seul et très souvent sait utiliser boutons et fermetures éclairs.

– Il peut enfiler ses chaussures sans aide.

– Il sait dessiner un cercle sans modèle (bonhomme têtard).

– Il copie une croix et utilise une paire de ciseaux à bout rond.

À 4 ans

– Il peut boutonner ses vêtements complètement et lacer ses chaussures.

– Il construit des ponts de cubes.

– Il reproduit un carré.

À 5 ans

– Il peut lacer ses chaussures.

– Il reproduit un triangle.

Points clés à retenir

▶ **Le développement psychomoteur** de l'enfant s'inscrit dans une continuité biologique mais il est dépendant de la stimulation par l'environnement.

▶ **Motricité et posture :**

– vers 7 mois : le bébé s'équilibre en position assise (écartement spontané des jambes) ;

– vers 10 mois : il marche à 4 pattes, se met debout en prenant appui sur les meubles et parvient à faire quelques pas. C'est le début de la bipédie ;

– vers 15 mois : il marche seul sans aide ;

– vers 2 ans : il monte et descend les escaliers seul sans alterner les pieds. Il court vite de manière assurée, tourne, sautille, grimpe sur les fauteuils, danse ;

– vers 3 ans : il monte et descend les escaliers en alternant les pieds ;

– vers 4 ans : il conduit une bicyclette sans roues latérales.

▶ **La préhension** suit le développement de la motricité :

– à 3 mois : le bébé ouvre puis referme sa main de manière réflexe si on la met au contact d'un objet ;

– à 5 mois : la préhension volontaire apparaît ;

– à 9 mois : il saisit les objets entre le pouce et l'index (pince), ce qui améliore considérablement sa précision lors de la préhension ;

– à 11-12 mois : il peut pointer son index vers les objets ;

– à 18 mois : il se déshabille seul mais reste incapable d'enlever boutons, fermetures éclairs et lacets ;

– à 3 ans : il se déshabille et s'habille seul et très souvent sait utiliser boutons et fermetures éclairs ;

– à 5 ans : il peut lacer ses chaussures.

DÉVELOPPEMENT DU LANGAGE

Le langage a bien sûr une fonction expressive et communicative mais il est aussi un moyen de décharger les tensions liées à la vie affective (émotions), les mots venant se substituer à l'action. Les mots sont donc des symboles qui représentent mais dont l'utilisation permet aussi d'éviter la mise en acte.

La compréhension du langage est acquise par l'enfant avant son utilisation (comme c'est le cas, à l'âge adulte, en ce qui concerne l'acquisition d'une langue étrangère).

Le nouveau-né fait preuve très tôt d'un intérêt particulier pour la voix humaine. Le développement du langage et son utilisation à des fins de communication reposent sur trois prérequis :

- une organisation neuromotrice satisfaisante au niveau des organes de la parole ;

- un développement intellectuel suffisant ;
- une maturation affective suffisante permettant à l'enfant de reconnaître l'autre comme distinct de soi et d'avoir le désir d'entrer en relation avec lui.

Stade prélinguistique

À la naissance

Les premiers cris du bébé sont réflexes, ils traduisent la mise en œuvre de la respiration et, plus globalement, l'inconfort dû au changement de milieu.

À 2 mois

- Le nourrisson émet quelques vocalises lorsqu'il est apaisé, il crie lorsqu'il est sous la tension d'un besoin.
- Il est attentif aux sons qui lui arrivent.
- Il répond aux sollicitations de son entourage par le geste et la mimique (premières manifestations communicatives).

À 3 mois

- Il se synchronise corporellement mais aussi vocalement sur la voix de celui qui lui parle.
- Il a compris que les sons qu'il émet font agir l'adulte qui s'occupe de lui.
- Il pousse des cris de plaisir.
- Il commence à gazouiller (areu..., areu...), il répète ainsi des syllabes et s'écoute.
- Ses cris se différencient en fonction de leur cause, ils peuvent guider l'adulte sur le besoin qui les déclenche.

Vers 4 mois

- Il gazouille de plus en plus.
- Il rit aux éclats.

Vers 6 mois

- Les premières lallations (babillage) apparaissent. L'enfant répète des sons qu'il apprécie.
- Le babillage apparaît même chez les enfants sourds : c'est donc un processus inné qui s'exprime à un certain stade de maturation.

Vers 7 mois

Il prononce clairement différentes syllabes : ba, da, ka.

Vers 8 mois

- Il combine des syllabes.
- Il imite les sons entendus.

Vers 9 mois

C'est l'âge où apparaissent les premiers mots formés de syllabes redoublées : mama, papa, ou meme, pepe...

Vers 10 mois

- Il peut différencier les mots papa et maman.
- Il comprend le sens général d'une phrase simple en s'appuyant sur l'intonation de la voix de celui qui lui parle.
- Il utilise un même mot pour différents sens (polysémie). À ce stade du développement, le mot n'est pas encore un concept mais plutôt un ordre ou une intention, l'enfant en attend une action en réponse.
- L'imitation de sons produits par l'adulte apparaît (écholalie).

Stade linguistique

Vers 11-12 mois

- Il commence à utiliser des mots-phrases de manière appropriée : pa (je ne veux pas), pati (il est parti)…
- Il comprend des phrases simples.

Vers 15 mois

- Il commence à former des préphrases descriptives ou prescriptives simples : « maman bonbon manger », « Kevin joujou tomber », « donne doudou »…
- Son vocabulaire peut aller jusqu'à une dizaine de mots.

Vers 18 mois

- Il découvre que tout peut être nommé.
- Son vocabulaire atteint une vingtaine de mots.

Vers 2 ans

- Son vocabulaire explose (100 à 200 mots).
- À 2 ans et demi, son vocabulaire est de 500 mots, il possède le « je », le « moi » et le « tu ».
- Il fait des phrases complètes mais toujours dans un parler enfant.
- Il parle beaucoup.
- Il est intéressé par la parole de l'adulte, il questionne de plus en plus, il est captivé par les histoires.

Vers 3 ans

- C'est l'éclosion du vocabulaire, d'une centaine de mots à 2 ans, il passe à plus d'un millier.
- Son articulation s'améliore.
- Il questionne en permanence, le pourquoi est presque systématique : « - Mange ta soupe. - Pourquoi ? ».
- Il améliore la conjugaison des verbes.

Vers 4 ans

- Il élabore des phrases.
- Il sait raconter des histoires courtes.

Vers 6 ans

- Son vocabulaire s'enrichit encore et il progresse au niveau de la syntaxe.
- Il nomme les jours de la semaine et peut donner son adresse.

En 18 mois, l'enfant est passé du babillage au langage structuré. Cette évolution n'est pas isolée, elle s'accompagne de progrès très significatifs au niveau de sa pensée mais aussi de son interaction avec le monde, dans lequel il prend sa place en qualité de sujet.

Dans cette évolution, le rôle de l'adulte est fondamental, c'est lui qui va faire entrer l'enfant dans le monde du langage. La seule condition est donc que l'adulte parle à l'enfant. Bien sûr le langage employé par l'adulte doit être adapté, c'est-à-dire qu'il doit être simple, correct et à un niveau linguistique juste supérieur à celui de l'enfant afin de stimuler sa progression (attention donc au parler bébé des parents qui dure). Mais parler à l'enfant ne suffit pas à l'entraîner vers le monde du langage, il faut que le dialogue soit inclus dans une dynamique relationnelle réelle, chaleureuse et attentionnée. C'est parce qu'il sentira l'intérêt qu'on lui porte que l'enfant portera de l'intérêt au monde.

Le développement du langage est donc un excellent indicateur du développement global d'un enfant. Un déficit intellectuel écarté, tout retard apporte une indication sur l'état des interactions de l'enfant avec son entourage. La prise en compte de ce retard nécessitera alors d'intégrer la rééducation orthophonique à un travail sur la place de l'enfant dans sa famille.

Points clés à retenir

▶ **Le langage** a une fonction expressive et communicative mais il est aussi un moyen de décharger les tensions liées à la vie affective (émotions).

▶ **Stade prélinguistique :**

– à 2 mois : le nourrisson émet quelques vocalises lorsqu'il est apaisé, il crie lorsqu'il est sous la tension d'un besoin ;

– à 3 mois : il gazouille ;

– vers 6 mois : les premières lallations (babillage) apparaissent ;

– vers 7 mois : il prononce clairement différentes syllabes ;

– vers 8 mois : il combine des syllabes.

▶ **Stade linguistique :**

– vers 15 mois : il commence à former des préphrases descriptives ou prescriptives simples ;

– vers 18 mois : il découvre que tout peut être nommé ;

– vers 2 ans : son vocabulaire explose (100 à 200 mots) ;

– à 2 ans et demi : son vocabulaire est de 500 mots, il possède le « je » et le « moi » ;

– vers 3 ans : il possède un millier de mots ;

– vers 4 ans : il élabore des phrases et peut raconter des histoires courtes.

DÉVELOPPEMENT PSYCHOSOCIAL

Le développement social du bébé ne peut pas être dissocié de son développement psychoaffectif. La vie psychique du bébé se développe dans ses interactions avec l'adulte.

Compétences du bébé

Le bébé dispose de compétences très fines dès le début de sa vie, qui vont lui permettre d'initier ou de soutenir la relation avec l'adulte :

- il est capable de discriminer différents stimuli visuels, olfactifs, tactiles et auditifs ;
- il reconnaît particulièrement l'odeur de sa mère et le timbre de sa voix, qu'il peut différencier sans erreur ;
- il parvient à synchroniser ses mouvements à la parole (rythme, intonation) et aux gestes de la personne qui s'occupe de lui ; on parle de synchronisation du rythme interactif. Cette capacité est particulièrement stimulante pour la communication puisqu'elle est interprétée par l'adulte comme une réponse du bébé à ses sollicitations. Encouragé par cette synchronisation, l'adulte va entrer dans un échange avec le bébé en reprenant ses babillements, par exemple ;
- il dispose d'une gamme de mimiques faciales qui sont proches de celles de l'adulte et donc facilement compréhensibles par lui.

Compétences maternelles

La mère dispose d'une capacité très fine à sentir les besoins de son bébé. Winnicott parle de préoccupation maternelle primaire, Mahler d'état symbiotique. Cet état serait une forme d'empathie particulière, unidirectionnelle (dirigée uniquement vers son enfant), en lien évidemment avec les 9 mois de vie intra-utérine. Munie de cette disposition, la mère construit progressivement et empiriquement ses compétences maternelles, elle apprend à être mère en prenant soin de son enfant. Lors d'une seconde grossesse, elle pourra utiliser les compétences qu'elle aura développées avec son premier enfant mais aura néanmoins à les adapter aux caractéristiques propres de son nouveau bébé.

Interactions mère-bébé

On parle de dyade mère-bébé : cette expression signifie clairement que les deux acteurs de l'interaction constituent une entité à part entière. Les compétences du bébé et l'empathie particulière de la mère vis-à-vis de ce dernier vont stimuler leurs interactions réciproques. Mais surtout, ces interactions vont graduellement s'affiner dans un ajustement mutuel à travers les synchronies vocales et gestuelles, les mimiques, les contacts corporels, ainsi qu'à travers le partage d'états affectifs. Ce sont ces ajustements réciproques qui vont confirmer la mère dans son rôle de mère et permettre à l'enfant de se développer en toute sécurité.

Test de Brazelton

Thomas Berry Brazelton, pédiatre américain, a mis au point une échelle d'évaluation des conduites néonatales, le BNBAS (*Brazelton Neonatal Behavioral Assessment Scale*), qui permet d'apprécier les différents aspects de la compétence du nouveau-né en se fondant sur l'observation du comportement et un examen neurologique. L'observateur réalise son observation en présence des parents à qui il la commente. Cette intégration des parents dans l'examen leur permet de découvrir leur enfant et favorise l'attachement. Le test de Brazelton est prévu pour être réalisé jusqu'aux 2 mois de l'enfant. Il évalue les capacités et les fragilités du nouveau-né à travers :

- 28 items comportementaux, évaluant entre autres : la qualité du sommeil, la consolabilité, la câlinité, la robustesse, la fatigabilité, la sensibilité, les réponses visuelles et auditives, l'intérêt pour l'échange interactif avec ses parents ou l'examinateur, l'autonomie et le besoin de protection ;
- 18 réflexes neurologiques.

Les résultats du BNBAS sont relevés selon une échelle de cotation standardisée.

Relation aux pairs

Les bébés ne communiquent pas seulement avec les adultes, ils sont aussi dans l'interaction avec leurs pairs, surtout s'ils vont à la crèche ou chez une nourrice chez laquelle il y a d'autres jeunes enfants. Dans ce cadre, l'enfant ne peut pas compter sur l'adulte et sur l'effort que fait ce dernier pour interpréter ses sollicitations. Les autres bébés sont dans la même incapacité de se décentrer de leur propre point de vue et pour entrer dans celui de l'autre. C'est donc à l'enfant de faire l'effort d'être compris et d'interpréter ce que signifie l'autre. Il devra mettre en lien ce qu'il voit du comportement de son partenaire avec ce qu'il connaît de lui-même. Il apprendra, par essais et erreurs, que certaines de ses conduites entraînent une réaction spécifique chez l'autre : agressivité, échange, rire, etc. Cet apprentissage de la relation à l'autre passe par des heurts et des conflits qui imposeront à l'enfant de prendre acte de la position de sujet, à part égal dans le monde, de cet autre.

Étapes du développement social

À 1 mois

- L'enfant réagit positivement à la satisfaction de ses besoins et négativement à l'absence de leur satisfaction.
- Il fixe le visage humain qui se trouve face à lui et proche.

Vers 4 mois

- Il sourit au visage humain face à lui (premier organisateur de Spitz).
- Il reconnaît le visage de sa mère.
- Il est actif dans l'interaction.

Vers 5 mois

Il sourit à son image dans le miroir.

Vers 6 mois

- Il sourit et vocalise devant son image dans le miroir. Il tend les bras à l'adulte pour être pris.
- Il manifeste son plaisir et son mécontentement.
- Il réagit lorsqu'on lui prend un jouet.
- Placé à proximité d'un enfant de son âge, il manifeste sa curiosité.

2 Développement de la personne et de la personnalité

Vers 7 mois

- Il commence à imiter l'autre.
- Il s'intéresse à son image dans un miroir.
- Il réagit à l'appel de son prénom.

Vers 8 mois

- Il comprend la signification du « non ».
- Il différencie les personnes, se détourne face à un étranger, pleure si sa mère le laisse un instant (angoisse de séparation, deuxième organisateur de Spitz).

Vers 9 mois

- Il commence à accepter d'échanger les objets qu'il a entre les mains.
- Face à ses pairs, il leur sourit, les touche, les mord ou les embrasse.
- Il manifeste de la jalousie si l'adulte s'occupe d'un autre plutôt que de lui.

Vers 10 mois

Il fait « au revoir » de la main et « bravo ».

Vers 11-12 mois

- Il aime se donner en spectacle vis-à-vis des personnes connues.
- Il se montre timide face à des personnes inconnues.

Vers 15 mois

- Il montre du doigt pour désigner un objet.
- Il expérimente les propriétés physiques des objets et de la nature en jetant, poussant…
- Il commence à manger seul mais avec maladresse.
- Le « non » apparaît, qui lui permet de marquer son opposition (troisième organisateur de Spitz).

Vers 18 mois

- Il joue à imiter les adultes dans les tâches quotidiennes.
- Il comprend et exécute les ordres qui lui sont donnés.
- Il tente de consoler un enfant qui pleure à côté de lui.
- Il différencie les enfants qu'il apprécie de ceux qu'il n'apprécie pas.
- Il s'intéresse aux livres d'images et sait désigner une ou deux images.

Vers 2 ans

- Il comprend les ordres donnés par l'adulte.
- Il commence à questionner l'adulte.
- Il peut être propre la nuit.
- Il peut nommer 4 ou 5 images concrètes et reconnaître les couleurs.
- Il n'aime pas partager.

Vers 2 ans et demi

- Il ne peut choisir entre deux possibilités (il veut tout).
- Il s'oppose facilement.

Vers 3 ans

- Il a acquis la maîtrise totale de ses sphincters anal et vésical.
- Il dit son nom et son âge.
- Il connaît quelques chansons enfantines.

Vers 4 ans

Il construit des séquences ludiques avec d'autres enfants.

Vers 6 ans

Ses comportements se socialisent, il se préoccupe de l'autre, le respecte.

Vers 10 ans

La coopération est forte mais le respect de la loi est fondamental : l'enfant exclut ou dénonce le tricheur, le menteur.

Vers 11-12 ans

L'enfant va s'inscrire dans un groupe de copains très solidaires.

Le comportement social de l'enfant est très souvent le motif de consultation dans un service de pédopsychiatrie. C'est parce que l'enfant est agressif avec les autres, qu'il n'écoute pas les injonctions de ses parents ou de son entourage, ou encore qu'il s'isole souvent que les parents viennent consulter. Les troubles du comportement social de l'enfant viennent toujours signer une difficulté relationnelle dans la cellule familiale. Cette difficulté peut être passée mais continuer à être active. Les soins en pédopsychiatrie doivent donc aller au-delà de la difficulté présentée et explorer le contexte relationnel dans lequel l'enfant évolue et son histoire. Les parents viennent souvent avec une interprétation toute faite (« il n'a jamais aimé l'école, c'est pour cela qu'il se bat avec les autres... », « il est jaloux de son frère... », « il n'écoute rien depuis que mon mari et moi sommes séparés... »). Ces interprétations sont à prendre en compte mais ne doivent pas constituer un écran.

Observation clinique

L'observation clinique nécessite de connaître les grandes étapes du développement de l'enfant dans ses différentes dimensions. Celles-ci sont difficilement mémorisables de manière précise, c'est pourquoi les professionnels utilisent des grilles leur permettant, soit pendant l'entretien, soit *a posteriori*, de guider leur observation et de faire leur évaluation.

Exemple

Le test de Denver permet d'évaluer le niveau de l'enfant dans quatre domaines du développement : motricité, langage, motricité fine, contact social. C'est un test commode pour une évaluation rapide. Le test prévoit, pour chaque compétence, une variation individuelle normale. Le rectangle commence à l'âge auquel 25 % de la population développe la compétence, le tiret est situé à l'âge où 50 % de la population a acquis la compétence, le début du champ grisé correspond à 75 % de la population et la fin à 90 %.

Points clés à retenir

▶ **Les étapes du développement social** :

– vers 4 mois : il sourit au visage humain face à lui (premier organisateur de Spitz) ;

– vers 5 mois : il sourit à son image dans le miroir ;

– vers 8 mois : il différencie les personnes, se détourne face à un étranger, pleure si sa mère le laisse un instant (2e organisateur) ;

– vers 15 mois : il montre du doigt pour désigner un objet ;

– vers 2 ans : il comprend les ordres donnés par l'adulte et il commence à questionner l'adulte ;

– vers 2 ans et demi : il ne peut choisir entre deux possibilités (il veut tout) et s'oppose facilement ;

– vers 4 ans : il construit des séquences ludiques avec d'autres enfants ;

– vers 6 ans : ses comportements se socialisent, il se préoccupe de l'autre, le respecte ;

– vers 10 ans : la coopération est forte mais le respect de la loi est fondamental, l'enfant exclut ou dénonce le tricheur, le menteur.

INNÉ ET ACQUIS

Le processus de développement de l'enfant dure deux décennies dans nos sociétés occidentales. Il permet au sujet de passer de la dépendance totale à l'autonomie, de la centration sur soi à l'intégration dans le monde social.

Ce développement s'appuis sur trois types de facteurs :

- des facteurs phylogénétiques qui sont spécifiques à l'ensemble de l'espèce humaine (deux bras, deux jambes, un cerveau...) ;
- des facteurs ontogénétiques, relatifs à un individu en particulier et à son patrimoine génétique spécifique (des yeux bleus, un corps mince...) ;
- des facteurs épigénétiques, liés à l'environnement : ils peuvent être d'ordre affectif, social ou culturel.

Les deux premiers types de facteurs sont innés, les troisièmes participent de l'acquis. Le développement est une combinaison de ces facteurs innés et acquis, aucun des deux ne prenant le pas sur l'autre. L'enfant vient au monde avec un équipement génétique (celui de l'espèce, coloré plus spécifiquement par la combinaison des programmes génétiques de ses deux parents). Cet équipement génétique est un programme qui demandera, pour se développer, la stimulation d'un environnement propice. Sans, ou avec une altération de son équipement génétique, l'enfant ne parviendra pas à se développer de manière optimale. Mais à l'inverse, équipé génétiquement de manière favorable, si l'enfant est plongé dans un environnement peu propice, les possibilités de ses gènes ne pourront pas se déployer de manière optimale et son développement s'en trouvera là aussi péjoré.

La citation du neurobiologiste français François Jacob, dans son ouvrage *La Logique du vivant*, est particulièrement éclairante sur cette complémentarité entre l'inné et l'acquis : *« Il y a dans le programme génétique transmis une part fermée, invariable, avec un calendrier précis déterminant le déroulement de la morphogenèse et l'émergence de structures neuroanatomiques, et une part ouverte tributaire des occurrences, rencontres, événements vécus (…). D'un côté, le programme prescrit, avec rigidité, structures, fonctions, attributs ; de l'autre, il ne détermine que des potentialités, des normes, des cadres. Ici, il impose, là il permet. »*

Il en va de même pour les fonctions psychiques. Dans les premiers mois de sa vie, le nombre des interconnexions synaptiques de l'enfant augmente de manière extraordinaire (200 000 par heure dans la première année de vie). Les neurones déplient en permanence des dendrites permettant de les relier à d'autres neurones. Chaque élément de vie, perception, contact, sensation, laisse une trace dans le cortex à travers cette création synaptique. Au final, ce travail d'arborisation permanent va créer l'enchevêtrement inextricable qu'est notre cerveau.

Le potentiel de croissance de ces interconnexions, tout comme la morphogenèse du système nerveux, est génétiquement déterminé. C'est le même pour tous les petits humains. En revanche, sa réalisation effective reste tributaire des expériences vécues. Si ces expériences sont pauvres du point de vue quantitatif, ou chaotiques d'un point de vue qualitatif, la réponse corticale sera, de même, pauvre ou chaotique et la structuration de la personnalité en sera affectée.

Cette intrication de l'inné et de l'acquis laisse apparaître en fait une capacité innée d'apprendre.

Imaginons un enfant naissant dans un environnement où rien n'est prévisible, dans lequel les événements se succèdent de manière anarchique. Il sera nourri et plus généralement soigné chaque jour à des heures différentes, par des personnes différentes, avec des comportements différents. Chacun des événements de vie traversés, jour après jour, donnera bien lieu à un développement neuronal, mais l'absence de nature commune de ces événements ne permettra à aucun chemin synaptique particulier de se constituer. La rythmicité et la régularité des moments interactionnels qui auraient dû permettre la fortification de chemins neuronaux spécifiques sculptant la personnalité du sujet seront absentes. L'enfant ne pourra construire ses réponses comportementales, affectives et cognitives de manière efficace et anticipée, il sera toujours dans une sorte de première fois qui se perpétue. Il ne pourra faire aucun apprentissage et, à terme, s'enfoncera dans la déficience.

Niveau phylogénétique

Il s'agit des facteurs propres à l'ensemble de l'espèce humaine, facteurs qui différencient l'homme des autres espèces animales. Ces facteurs ne sont pas sensibles aux différences culturelles. Une espèce, sur le plan biologique, est un ensemble de populations effectivement ou potentiellement interfécondes (interfertiles), génétiquement isolées du point de vue reproductif d'autres ensembles équivalents.

L'homme appartient à l'ordre des primates et est le seul représentant actuel du genre *Homo*. Les membres du genre *Homo* sont caractérisés par :

- la bipédie ;
- l'aptitude à fabriquer des outils ;
- la possession d'un langage articulé ;
- un cerveau très développé (surtout le néocortex), très complexe et capable d'abstraction, de communication, de raison et d'introspection ;
- une grande capacité d'adaptation et de transformation des milieux dans lesquels il vit ;
- un état de dépendance totale à sa naissance ;
- une dotation de 23 paires de chromosomes...

Chez un sujet donné, l'absence à la naissance (handicap), ou la disparition au cours de l'existence (accident, dégénérescence), d'une ou de plusieurs des caractéristiques qui fondent l'appartenance à l'espèce humaine de ce sujet, ne signe pas son exclusion de cette dernière. Un enfant qui naîtrait sans la capacité de marcher ou qui ne développerait aucune compétence langagière resterait néanmoins totalement humain. Il a pu exister des sociétés qui ne réagissaient pas de la même manière et ou l'absence d'une de ces caractéristiques a pu être considérée comme de nature non humaine et susciter l'exclusion du sujet considéré, ou à l'opposé sa divination.

Notre société a développé des valeurs morales qui imposent à ses membres valides de prendre soin de ceux qui sont diminués.

Niveau ontogénétique

C'est le niveau des mécanismes qui président au développement de chaque être humain à partir de son patrimoine génétique. Le développement neurophysiologique est donc principalement concerné. C'est le corps qui est l'organe d'expression du développement physiologique. Il est facile de suivre les progrès de son développement à travers ses transformations. Pour ce qui est du fonctionnement interne, l'imagerie médicale pourrait en donner un aperçu s'il le fallait. En revanche, les processus intellectuels et affectifs ne sont pas visibles, ils ne peuvent être touchés, il est seulement possible de voir leurs effets sur l'individu ou sur ses interrelations. Pourtant ces phénomènes disposent d'une base organique pour exister : cette base, c'est le cerveau.

L'équipement biologique de chaque enfant est globalement le même d'un point de vue phylogénétique (espèce), mais il est différent d'un point de vue ontogénétique (individu). Cette différence biologique se traduit par une différence interindividuelle (nous ne sommes pas tous identiques) mais c'est aussi elle qui déterminera la vulnérabilité d'un sujet. Placés dans le même environnement et dans les mêmes conditions d'existence (en imaginant que cela soit possible), deux enfants ne se développeront pas de la même manière. Cette différence est l'expression de leur équipement génétique. Un traumatisme survenu dans le tracé de leur existence n'aura pas le même impact. Cela signifie que, bien que l'environnement soit partie prenante intégrale du développement de l'enfant, les conditions qu'impose cet environnement n'ont pas de conséquences linéaires sur le sujet qui les supporte. Un enfant venu au monde avec une mère dépressive pourra, grâce à une capacité de résistance au stress génétiquement déterminée, se contenter, pour se développer de manière convenable, des ressources de la présence furtive d'un père, d'une grande sœur ou d'une tante.

Quelques instants quotidiens d'intérêt réel, d'échange contenant, de stimulation lui permettront de se construire harmonieusement. Placé dans le même environnement, un enfant moins bien équipé génétiquement sombrera peut-être dans le marasme ou la dépression infantile et bloquera son développement, avec toutes les conséquences que cela pourra induire sur son futur.

La **vulnérabilité** concerne donc les capacités d'adaptation du nourrisson à son environnement grâce à son équipement neurosensoriel de base. Chaque enfant dispose à la naissance d'une barrière protectrice qui le protège des possibles carences de son environnement. Certains enfants ont ainsi un seuil très bas, qui les rend très sensibles à des carences minimes. D'autres peuvent supporter des dysfonctionnements majeurs.

Niveau épigénétique

Le niveau épigénétique de développement concerne l'ensemble des relations qui se nouent entre l'enfant et son entourage et qui seront déterminantes sur le plan de la construction de soi. Chez l'être humain, l'épigenèse accède à une place inégalée dans l'univers du vivant, du fait de sa dépendance absolue à la naissance mais aussi de la complexité de son développement, qui s'effectue en parallèle sur les plans affectif, psychomoteur, cognitif, sensoriel.

Ce niveau de développement épigénétique n'est pas mécanique comme les niveaux précédents, il s'appuie sur les interactions entre l'enfant et son environnement, interactions qui doivent être régulières, rythmées, attentives, sans ruptures excessives.

Ce niveau est caractérisé par l'ensemble des développements qui constituent ce chapitre sur le développement.

Les travaux d'après-guerre de René Spitz, psychanalyste et pédiatre américain, sont particulièrement parlants.

Il a observé les réactions de bébés dans deux types d'institutions différentes : une maison pour enfants abandonnés, où les bébés étaient séparés de leurs mères très précocement (3 mois), et une pouponnière dépendant d'un pénitencier pour femmes où étaient admises des délinquantes enceintes qui pouvaient garder leur enfant jusqu'au huitième mois.

Dans la maison pour enfants abandonnés, les nourrices, qui ont en charge de nombreux enfants, ne peuvent s'en occuper que pour leur donner les soins de base nécessaires. Il fait alors le constat quasi systématique de la dégradation de l'état des bébés. Ces derniers prennent un retard important sur le plan psychomoteur, sont extrêmement sensibles aux maladies infectieuses, et refusent le contact social. À 2 ans, leur retard est important et beaucoup meurent malgré la qualité des soins corporels, de l'alimentation, de l'hygiène, des soins médicaux.

À la pouponnière, le contact maintenu avec les mères permet aux enfants de bénéficier, en plus des soins corporels, de l'attention et de la stimulation maternelle, ce qui a pour effet de permettre un développement proche de la normale.

Ces observations ont mis ainsi en évidence le fait que la satisfaction des besoins biologiques ne suffit pas à garantir un développement optimal chez l'enfant mais que celui-ci passe par une relation affective sécurisante.

Points clés à retenir

▶ Le processus de développement de l'enfant dure deux décennies dans nos sociétés occidentales. Il permet au sujet de passer de la dépendance totale à l'autonomie, de la centration sur soi à l'intégration dans le monde social.

▶ Ce développement s'appuie sur trois types de facteurs :

– des facteurs phylogénétiques, qui sont spécifiques à l'ensemble de l'espèce humaine (deux bras, deux jambes, un cerveau...) ;

– des facteurs ontogénétiques, relatifs à un individu en particulier et à son patrimoine génétique spécifique (des yeux bleus, un corps mince...) ;

– des facteurs épigénétiques, liés à l'environnement : ils peuvent être d'ordre affectif, social ou culturel.

▶ Les deux premiers types de facteurs sont innés, les troisièmes participent de l'acquis. Le développement est une combinaison de ces facteurs innés et acquis, aucun des deux ne prenant le pas sur l'autre.

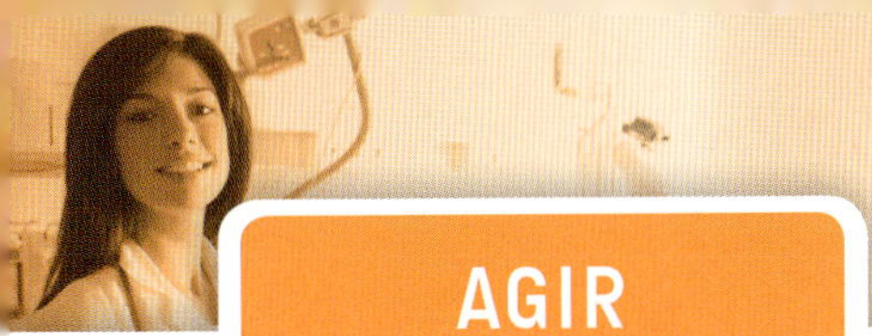

SITUATION PROFESSIONNELLE : PREMIÈRE VISITE À DOMICILE AUPRÈS D'UNE FAMILLE DONT L'ENFANT PRÉSENTE UN RETARD DE DÉVELOPPEMENT PSYCHOMOTEUR

Jordan a 3 ans et demi. Sa famille vient d'arriver dans la région. Jordan est entré à l'école maternelle de son quartier en septembre. Son comportement, très en retrait, peu réactif, ses difficultés pour suivre les consignes données ont inquiété l'institutrice. Habituée à travailler avec l'équipe du CMP de secteur, elle a insisté auprès des parents pour qu'une consultation ait lieu avec un pédopsychiatre. Les parents ont refusé, mais ils ont accepté une visite à leur domicile par une infirmière de l'équipe petite enfance. Celle-ci est réalisée conjointement avec une puéricultrice de PMI du secteur concerné.

Lors de la visite au domicile, les deux parents de Jordan sont présents ainsi que leurs trois enfants. M. H. est un homme de 35 ans, frustre, méfiant, élevant facilement la voix et dégageant une odeur d'alcool. De façon régulière, il se montre très brusque avec Jordan, le poussant sans ménagement quand celui-ci vient se heurter à lui dans ses déplacements. La mère est une femme de 27 ans, calme, soumise à son mari et pleine de bonne volonté vis-à-vis de ses enfants dont elle s'occupe en permanence mais avec des gestes qui paraissent automatiques. Jordan a deux sœurs de 5 et 7 ans, Annabelle et Marine. La première a été décrite par l'institutrice comme étant une enfant très rebelle, facilement violente avec les autres enfants, se mettant souvent en danger par ses comportements. La seconde est plutôt avide de la présence d'autrui et a développé un comportement glischroïde : elle ne prend pas de distance avec l'autre, et se montre « collante ».

Jordan, quant à lui, ne semble pas vraiment prêter d'intérêt à la présence des deux professionnelles. Il est tout le temps affairé, toujours en mouvement. Sa marche est peu assurée. Il se cogne partout mais ne semble pas avoir mal. Il ne s'exprime pas. Il prend un jouet mais ne le manipule pas et le lâche aussitôt pour un prendre un autre. Lorsqu'on lui lance une balle, il ne la saisit pas systématiquement et s'il la saisit, il la relâche aussitôt mais ne la relance pas. Lorsque sa mère veut le changer parce que son tee-shirt est mouillé, il ne l'accompagne pas par des mouvements facilitateurs. Sa mère nous dit qu'il ne se déshabille pas seul.

Jordan parle très peu, ne disant que quelques mots isolés mal prononcés : *cola* (chocolat), *allon* (ballon). Sa mère nous apprend qu'il crie parfois mais qu'il n'est pas bavard. Elle ne lui parle pas non plus lorsqu'elle s'occupe de lui avec des gestes mécaniques. Il parvient difficilement à rester inactif lorsqu'on lui lit une histoire : il veut prendre le livre, le crayonne, en apporte d'autres. Au bout d'une heure, il semble s'intéresser à la présence des visiteuses.

Globalement il paraît «glissant». Ses sœurs ne jouent pas avec lui mais le manipulent facilement. La plus grande le saisit à plusieurs reprises, le porte (difficilement) en lui disant «Viens bébé», le cogne involontairement contre les meubles : c'est un jouet pour elle.

1 IDENTIFIER LES DONNÉES SIGNIFICATIVES

Quelles données relève-t-on ?	Pourquoi sont-elles significatives ?
Réticence des parents à avoir un contact avec le pédopsychiatre et acceptation d'une visite à domicile par une infirmière et une puéricultrice	Éléments du contexte de la rencontre et de la visite au domicile de deux paramédicaux
Jordan parait en retrait, peu réactif, en difficulté pour suivre les consignes Jordan ne se déshabille pas seul et il parle très peu	Éléments permettant de situer le développement de l'enfant au regard de son âge
La mère de Jordan ne lui parle pas et effectue ses soins avec des gestes automatiques La mère met beaucoup de bonne volonté à s'occuper de ses enfants Les éléments de comportement des deux sœurs : curiosité et méfiance d'Annabelle, manipulation de son frère comme un objet, enfant se mettant en danger… ; inadaptation de la distance relationnelle par Marine… Les éléments de comportement du père : frustre, méfiant, odeur d'alcool…	Ces éléments décrivent le contexte de vie familiale et des relations entre les membres
Jordan démontre peu d'intérêt pour les personnes qui l'entourent. Il est toujours en mouvement, sa marche étant peu assurée. Il se cogne souvent sans sembler avoir mal, n'explore pas son environnement, n'expérimente pas les objets qu'il saisit et ne semble pas comprendre leur fonction. Il parle très peu, n'exprimant que quelques mots isolés mal prononcés, et ne parvient pas à s'intéresser à la lecture d'une histoire	Caractéristiques des troubles du comportement

2 COMPRENDRE ET ÉVALUER LA SITUATION

Que faut-il comprendre ?	Évaluation
Le refus de rencontrer un médecin peut s'expliquer par l'incompréhension de la situation et donc de l'intérêt de cette rencontre Il est possible que la rencontre avec un pédopsychiatre soit perçue péjorativement et que les parents se sentent remis en question ou bien que la position d'autorité représentée par le médecin soit intimidante pour eux. La venue au domicile semble moins anxiogène car ce sont les professionnels qui se déplacent, le couple reste dans son environnement habituel dans lequel il a ses repères et se sent en sécurité. Il est possible également que la position d'autorité représentée par l'infirmière et la puéricultrice soit moins intimidante pour eux SAVOIRS FONDAMENTAUX Psychologie, Soins relationnels	Acceptation de la visite d'un professionnel de santé.
Les professionnels (institutrice et IDE) ont identifié des anomalies du comportement des enfants et plus particulièrement de Jordan. Les observations faites du comportement, dans sa relation à l'autre, dans sa manière de jouer, le niveau de ses compétences et le décalage par rapport à la moyenne des enfants du même âge aux niveaux psychomoteur, verbal, cognitif et socio-relationnel, permettent d'évoquer un trouble psychique SAVOIRS FONDAMENTAUX Psychologie, Soins relationnels, Législation éthique déontologie	Comportement anormal de Jordan en regard de son développement psychomoteur
Les compétences acquises par Jordan, au vu de son âge, sont insuffisantes. Il présente : – des troubles comportementaux (en retrait, peu réactif ou alors toujours en mouvement), – des troubles cognitifs (incapacité à suivre des consignes, à manifester de l'intérêt pour des histoires), – des troubles de la relation (présente peu d'intérêt pour son entourage), – des troubles du langage (il parle peu et ne dit que quelques mots isolés mal prononcés)	Jordan présente des troubles du développement psychomoteur

2 Développement de la personne et de la personnalité

Que faut-il comprendre ?	Évaluation
Le développement psychomoteur de Jordan n'est pas en rapport avec son âge. Sa marche est peu assurée. Il n'explore pas son environnement, ne se déshabille pas seul SAVOIRS FONDAMENTAUX Psychologie, Raisonnement clinique, Processus psychopathologiques, Cycles de la vie et grandes fonctions	Jordan présente des troubles du développement psychomoteur
Les interactions de la mère avec Jordan sont pauvres et dénuées d'affects. Elle n'a pas un comportement maternant normal (automatisme, absence d'affects) SAVOIRS FONDAMENTAUX Psychologie, Soins relationnels	Pauvreté des stimuli, ce qui a pour conséquence une altération du développement de l'enfant
Même si les soins dispensés aux enfants sont inappropriés, le fait que la mère y mette de la bonne volonté constitue une ressource sur laquelle les professionnels vont devoir s'appuyer SAVOIRS FONDAMENTAUX Psychologie, Soins relationnels	Démonstration affective limitée mais existante
L'observation montre la présence des troubles de la relation (absence d'affects, brusquerie dans les contacts, manque de soins appropriés) avec un retentissement sur les 3 enfants qui se développent dans un milieu peu sécurisant et peu épanouissant Le comportement du père qui constitue un des éléments fondamentaux de la dynamique familiale doit être exploré, un problème de maltraitance peut être suspecté (l'alcoolisme étant un facteur de risque ou aggravant) Les parents semblent incapables d'assumer leur rôle de protection SAVOIRS FONDAMENTAUX Psychologie, Raisonnement clinique, Processus psychopathologique, Cycle de la vie et grandes fonctions,	La dynamique familiale est dysfonctionnelle, la suspicion de maltraitance à enfant peut être posée

Synthèse de la situation : Jordan est un enfant de 3 ans qui présente un retard du développement psychomoteur, social... probablement en lien avec un contexte familial maltraitant et insécurisant. Cet état a été soulevé en milieu scolaire et a abouti à la visite de paramédicaux au domicile.

3 METTRE EN ŒUVRE DES ACTIONS

Quelles actions met-on en œuvre ?	Pourquoi ?
Créer un lien de confiance avec les parents de Jordan afin de les amener à accepter un suivi thérapeutique Expliquer aux parents l'intérêt de la mise en place d'un suivi permettant à Jordan d'évoluer plus harmonieusement	Il faut en premier lieu que les parents acceptent un soutien. Le lien de confiance va permettre la mise en route de soins psychothérapeutiques pour Jordan et la mise en place d'un suivi familial
Transmettre les informations et les observations recueillies Explorer davantage la situation pour identifier s'il y a un risque majeur pour les enfants Solliciter les autres professionnels pour un suivi et la mise en place d'une AEMO (Assistance éducative en milieu ouvert). SAVOIR-FAIRE PROFESSIONNELS Démarche de soins, Législation, Psychologie du développement, Législation éthique déontologie	L'infirmière collabore au diagnostic médical : les informations qu'elle recueille vont aider le médecin à préciser celui-ci. Mise en place des mesures de protection des enfants, en cas de danger avéré pour ceux-ci. Aider les parents à développer la parentalité et protéger les enfants
Transmettre au médecin l'ensemble des informations	Au vu des informations cliniques rapportées par l'infirmière, le médecin va pouvoir proposer un rendez vous rapide à la famille et décider de la mise en œuvre d'un plan d'action avec les parents

4 NOTER ET ANALYSER LES RÉSULTATS OBTENUS

Résultats	Évaluation des résultats de la prise en charge
La famille accepte : - le premier rendez vous médical, - le suivi régulier médical et paramédical.	L'approche relationnelle a permis aux parents d'accepter la prise en charge proposée La démarche de prise en charge est débutée

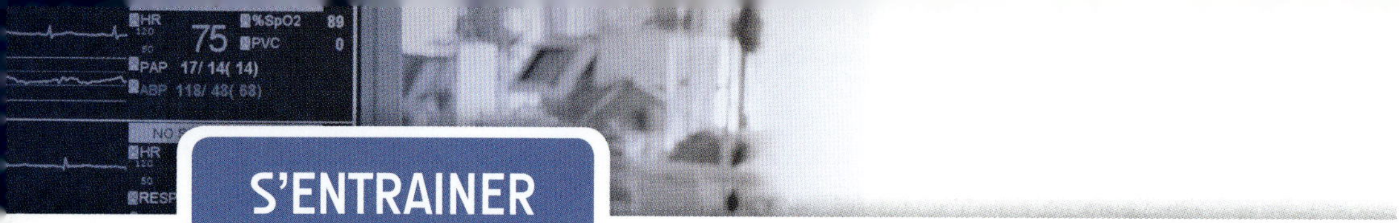

S'ENTRAINER

VÉRIFIER SES CONNAISSANCES

1 QROC (Questions à réponses ouvertes courtes)

1. Julien a 6 mois. Il arrive aux urgences de pédiatrie parce qu'il régurgite tout ce qu'il mange depuis 10 jours. Pourtant l'examen réalisé par le pédiatre de garde ne met en évidence aucun problème somatique. Il décide d'appeler le pédopsychiatre de liaison.

A. Pourquoi ?

B. Quels sont les stades de développement psychoaffectifs de l'enfant ?

2. Florian a 3 ans. Il vient en consultation de pédopsychiatrie avec sa mère parce que l'assistante sociale et la puéricultrice de PMI (Protection Maternelle Infantile) sont inquiètes quant à son développement et son comportement. Ils sont vus par une infirmière en entretien de première intention. Lors de cet entretien, qui a lieu dans les locaux du CMP, elle constate que Florian ne s'émeut pas du tout quand sa mère le quitte pour aller aux toilettes, par exemple. Même lorsqu'elle sort à plusieurs reprises pour téléphoner en le laissant seul dans la salle d'attente, il n'a pas l'air de s'en inquiéter et continue à jouer.

A. À partir de cette simple observation, définissez le concept d'attachement.

B. Comment pouvez-vous caractériser l'attachement de Florian à sa mère ?

CORRIGÉS

VÉRIFIER SES CONNAISSANCES

1 QROC (Questions à réponses ouvertes courtes)

1.

A. À 6 mois le bébé est encore dans le stade de développement affectif oral. À ce stade, la bouche est l'espace de contact le plus important entre le bébé et le monde extérieur. C'est par elle que l'enfant entre en contact avec l'extérieur et principalement avec sa mère au travers du sein (ou de son substitut). C'est aussi par la bouche et le nourrissage qu'une grande partie de ses tensions vont trouver un apaisement. Enfin, l'acte de nourrir l'enfant est le prototype des relations intersubjectives, on dit qu'il y a étayage des relations objectales (à l'autre) sur la fonction orale.

Puisque aucune cause organique n'a été décelée, le pédiatre soupçonne une origine psychogène aux vomissements de Julien. Ils peuvent être liés à une difficulté relationnelle vécue par l'enfant avec sa mère ou son substitut. Celle-ci n'est, dans la majorité des cas, pas consciente de ce qui se joue et le problème peut être dû à une indisponibilité affective importante liée, par exemple, à un divorce conflictuel, à une maladie de la mère…

B. Les différents stades du développement psychoaffectifs sont :

– le stade oral : il recouvre approximativement la première année de vie de l'enfant. Le stade oral est un moment fondamental dans la vie du sujet humain puisque c'est pendant ce stade que va s'opérer la distinction entre le soi et le non-soi ;

– le stade anal : ce stade recouvre approximativement la deuxième année de vie. La distinction entre sujet et objet étant réalisée, c'est la maîtrise de l'environnement qui joue à cette étape. Le stade anal est par ailleurs la période où l'enfant accède à la marche et au langage, donc à une certaine forme d'autonomie. La zone érogène est la muqueuse anorectale. L'enfant, grâce à la maîtrise de ses fèces, va accéder à un plaisir autoérotique et faire pression sur son environnement ;

– le stade phallique : il concerne globalement la troisième année de vie. C'est une période d'affirmation de soi. La zone érogène prévalente est l'urètre, liée aux plaisirs de la miction et de la rétention. Il s'agit du stade de la prise de conscience de la différence des sexes caractérisée par le constat de l'absence ou de la présence du pénis. Cette prise de conscience est source d'angoisse (angoisse de castration), mais elle est aussi à la base de l'identité sexuée. C'est l'époque où l'enfant laisse s'exprimer sa curiosité intellectuelle, il a besoin de savoir et questionne en permanence. Cette curiosité serait, d'après Freud, en

lien et dérivée de la curiosité sexuelle. C'est le premier mouvement de la sublimation qui consiste à dériver les pulsions sexuelles vers des préoccupations socialisées (créativité, intellectualisation…);
– le complexe d'Œdipe : située entre l'âge de 4 et 6 ans, la période œdipienne signe le primat de la zone génitale, le dépassement de l'autoérotisme et l'entrée du sujet dans le groupe social. L'introduction du tiers dans la relation, qui jusque-là n'était que duelle pour l'enfant, signe son accession au monde socialisé dans lequel il y a toujours un tiers (un autre ou la loi);
– la période de latence : située entre l'âge de 7 et 12 ans, la période de latence est une période non conflictuelle qui permet à l'enfant une socialisation élargie, c'est-à-dire hors de la famille, en direction de l'école et des amis. La vie affective, qui était jusque-là au premier plan, s'apaise et cède la place à l'investissement intellectuel et aux apprentissages. L'enfant fait l'expérience de sentiments plus apaisés vis-à-vis de ses parents tels que la tendresse et le respect. Il accède de plus à la sublimation, celle-ci détournant l'énergie des intérêts sexuels vers des intérêts plus socialisés, ce qui permet à l'enfant de s'investir dans le sport, la musique, les collections, etc.;
– la puberté et l'adolescence : la puberté est signée par des modifications corporelles importantes, conséquences de modifications hormonales. Les modifications physiques vont transformer l'image corporelle du jeune. L'adolescence est la période qui débute par la puberté et qui vient mettre un terme à la période de latence de manière plus ou moins soudaine en réinstallant les affects au premier plan. Si la phase de latence a été un moment de répit, l'adolescence représente un moment de crise et de rupture de l'équilibre interne du jeune comme l'équilibre de son milieu familial.

2.

A. L'attachement est ce que l'enfant va mettre en œuvre pour s'assurer la protection de sa mère jusqu'à ce qu'il soit capable de se débrouiller par lui-même. Ce comportement d'attachement est programmé, il s'organise pendant la première année de vie (entre 6 mois et 1 an) et conditionnera par sa qualité la bonne adaptation, plus tard, de l'enfant à son milieu.

La qualité de ce lien d'attachement est évaluable à l'observation de l'enfant lors de l'alternance des absences/présences de sa mère. Sa capacité à explorer l'espace, la manière dont il va la chercher et dont certains indices de sa présence plus ou moins lointaine vont le sécuriser, sont autant d'éléments signant la qualité sécure de son attachement.

On peut décrire 3 types d'attachement :
– l'attachement confiant : le bébé sait qu'il peut compter sur sa mère. Lorsqu'elle est là, il ne s'y intéresse pas et explore son environnement. Quand elle s'en va, il s'inquiète, pleure, cesse son activité exploratoire. Dès son retour, il s'appuie sur elle pour se rassurer et reprend ses investigations. C'est le meilleur attachement;
– l'attachement évitant : le bébé n'a pas confiance dans la disponibilité de sa mère, il ne réagit donc pas à sa présence ou à son absence car il sait qu'il ne peut pas s'appuyer sur elle. Il explore seul son environnement sans tenir compte de sa présence;
– l'attachement ambivalent : le bébé n'est pas certain de la disponibilité de sa mère. Il est en difficulté pour explorer son environnement et reste proche de sa mère. Il est inquiet lorsqu'elle s'en va mais ne semble pas rassuré par son retour.

B. Florian présente un attachement de type évitant.

3 Psychologie analytique

COMPRENDRE

ÉLÉMENTS FONDAMENTAUX DE L'APPROCHE PSYCHANALYTIQUE

Généralités

La psychanalyse est l'œuvre de Freud même si elle a été, depuis plus d'un siècle, fortement enrichie par de très nombreux auteurs et chercheurs. Dans le champ de la psychologie et de la psychiatrie, elle occupe, en France, une place de premier plan, contrairement à d'autres pays.

La psychanalyse postule que le sujet, dans sa relation aux autres et à lui-même, est soumis à des stimulations, à des demandes et qu'il cherche, au-delà de la conscience et de ses tendances spontanées, des solutions. Lorsque le sujet ne parvient pas à trouver de réponses adaptées, il peut développer une réponse mal adaptée et coûteuse pour sa personnalité, c'est-à-dire un symptôme.

Pour la psychanalyse, les troubles psychiques sont donc considérés comme la manifestation d'une difficulté du sujet dans son rapport à lui-même et au monde. Cette difficulté peut s'exprimer de différentes façons à travers différents types de symptômes, névrotiques, psychotiques ou limites.

L'expression du symptôme renvoie donc à une problématique actuelle mais c'est aussi un rappel symbolique d'une situation de détresse antérieure. Le sujet développe des mécanismes de défense qui seront constitutifs de sa personnalité et qui contribueront à organiser sa relation avec le monde extérieur.

Approche thérapeutique de la psychanalyse

L'approche thérapeutique consiste à organiser, dans un cadre spécifique, une aide afin de permettre à la pensée de la personne en difficulté de se déployer. Le cadre en question permet la mise en œuvre d'une démarche narrative et interactionnelle avec le psychanalyste. Ce dernier favorise l'expression et interprète les propos et les attitudes de son patient afin de lui permettre une prise de conscience et une mise à distance d'éléments non conscients. Cette prise de conscience s'accompagne d'une ré-expérience thérapeutique de certaines modalités de la relation à soi et aux autres : le patient est amené à mettre en paroles et en actes certaines de ses tendances et à les ré-expérimenter avec son thérapeute, c'est le transfert. Verbalisation et prise de conscience permettent de soulager la souffrance imposée par le symptôme.

La théorie psychanalytique a permis d'isoler les grandes formes pathologiques repérées aujourd'hui, de donner du sens à leur étiogenèse et d'avancer dans la compréhension du développement et du fonctionnement psychique de l'homme normal.

Fonctionnement psychique normal selon le point de vue psychanalytique

L'individu normal est celui qui parvient à gérer ses tensions internes de manière suffisamment économique pour ne pas trop en souffrir et pour se montrer efficace dans sa vie sociale et familiale. Cette définition implique que le sujet normal n'est pas exempt de tension voire de souffrance. Ce qui fonderait la maladie serait un excès de souffrance dû à une gestion inadéquate des tensions qui l'habitent et qui ferait basculer le sujet dans la pathologie. La frontière est donc floue.

Le point de vue psychanalytique, et en particulier l'œuvre de Freud, permet d'appréhender le fonctionnement psychique à travers trois démarches complémentaires :

- une démarche descriptive, définissant la structure du psychisme ;
- une démarche dynamique, fondée sur les notions de tension et de force ;
- une démarche économique, relative à la recherche de l'équilibre indispensable au bon fonctionnement de l'appareil psychique.

Démarche descriptive

Pour décrire l'architecture du psychisme, Freud a chronologiquement défini deux topiques (description topographique du psychisme) :

- la première topique est organisée autour des trois systèmes suivants :
  - inconscient ;
  - préconscient ;
  - conscient ;
- la seconde topique se divise en trois instances :
  - le Ça ;
  - le Moi ;
  - le Surmoi.

Les trois systèmes de la première topique, l'inconscient, le préconscient et le conscient, ont chacun leurs limites propres, leur fonction et leur énergie. Entre ces trois systèmes se situent des censures, dont la fonction est de contrôler le passage d'un système à l'autre, et dont le but est de protéger le conscient des excitations stockées dans l'inconscient. C'est la censure, interdisant l'accès au conscient de contenus inconscients, qui est à l'origine du refoulement :

- l'*inconscient* est le siège des pulsions innées ainsi que de tous les désirs et souvenirs refoulés. Comme son nom l'indique, son contenu n'est pas accessible à la conscience ;
- le *système préconscient* est le siège des opérations mentales disponibles : il peut donc être accessible à l'évocation volontaire, contrairement à l'inconscient. Il se situe dans le registre de la pensée ;

- le *conscient* est le système qui est en relation avec l'extérieur ainsi qu'avec les sensations internes. Il représente ce qui est accessible à la pensée consciente, à l'évocation immédiate, au ressenti actuel.

Insatisfait de cette première topique parce qu'elle ne rendait pas suffisamment compte de l'organisation cohérente du psychisme de l'individu, Freud en imagine une seconde, comportant elle aussi trois systèmes, qu'il nomme instances :

- le *Ça* est le réservoir d'énergie de l'individu. Les pulsions qu'il abrite sont des forces inconscientes qui le poussent à agir. Il fonctionne selon le principe de plaisir, qui tend systématiquement à la satisfaction du besoin et à l'apaisement des tensions ;
- le *Surmoi* se construit progressivement dans la confrontation et la prise en compte du sujet aux interdits sociaux qu'il intériorise. Le rôle du Surmoi est assimilable à celui d'un juge, c'est une instance moralisatrice et interdictrice ;
- le *Moi* est l'instance qui assure la cohérence de la personne et son adaptation au monde. Il se développe lui aussi progressivement au rythme de la maturation du sujet et au contact des réalités extérieures. Le Moi est en position d'arbitre entre les poussées du Ça (besoins pulsions, désirs) et les interdits du Surmoi. Il dispose d'un pôle fonctionnel, volonté, conscience, mémorisation, savoir, et d'un pôle défensif, à travers des mécanismes de défense qui le protègent lorsqu'il est face à des difficultés. Enfin, le Moi est régi par le principe de réalité et fonctionne selon le processus secondaire de pensée.

L'équilibre relatif entre ces trois instances est la clé de l'équilibre psychologique. Si une de ces instances prend trop d'importance, cela ne peut être qu'au détriment des deux autres et de l'équilibre du système global. Un Moi fort et bien intégré est capable de maîtriser les pulsions émanant de l'inconscient. Il autorise la satisfaction de certaines d'entre elles lorsqu'elles sont compatibles avec la réalité sociale et refoule ou transforme les autres en vue de leur adaptation à cette réalité *(fig. 3.1)*.

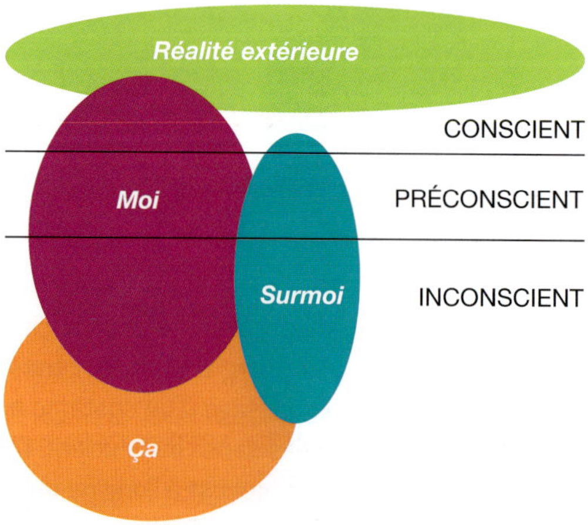

Ça	intérêts pulsionnels
Surmoi	intérêts extérieurs
Moi	intérêts de la totalité de la personne

Figure 3.1. Schéma descriptif de l'appareil psychique réunissant les deux topiques

Myriam se promène dans la rue commerçante de sa ville quand son regard est attiré par une paire de bottes somptueuses. Dès qu'elle détourne son regard, elle se sent envahie d'une impression de manque qui ne cesse que pour laisser place à de l'excitation lorsque son regard plonge à nouveau vers ces merveilleuses bottes. Quelques pensées liées à leur prix et à son impact sur un budget déjà maltraité et au fait qu'elle a déjà une paire de bottes quasi neuves ne la retiennent pas d'entrer dans le magasin et de s'acheter ces chausses si convoitées. C'est le cœur léger qu'elle rentre chez elle mais, l'excitation passée et le manque rassasié, elle se sent envahie par un malaise qui lui fait regretter cet achat impulsif. Elle fait ses comptes et s'aperçoit que tout n'est pas perdu vis-à-vis de son banquier mais qu'elle devra faire vraiment très attention jusqu'à la fin du mois. Elle téléphone alors à son amie avec qui elle avait projeté une soirée ciné-restaurant et prétexte un mal de tête pour annuler.

C'est le Ça de Myriam qui, exigeant la satisfaction d'un besoin, la pousse à faire un achat alors qu'elle n'en a pas vraiment les moyens ni la nécessité.

Les quelques pensées rationnelles sont le fait du Moi, qui analyse les implications de cet acte liées à son budget et à son réel besoin de ces bottes. Enfin, le malaise ressenti une fois chez elle est un effet de la culpabilité due au travail du Surmoi et à la règle, probablement intériorisée précocement, qui place le plaisir après la nécessité et l'équilibre budgétaire.

C'est encore le Moi qui fait annuler à Marie sa petite sortie du soir afin de ne pas alourdir le déséquilibre de son budget. Dans cette décision, le Moi est un peu aidé par le Surmoi et la culpabilité qu'il communique à la personnalité.

Démarche dynamique

La démarche dynamique de compréhension du fonctionnement psychique s'appuie sur la **notion d'énergie**. L'inconscient est considéré comme une sorte de réservoir stockant l'énergie générée par l'ébullition pulsionnelle et par les excitations issues de l'environnement. Cette énergie stockée produit une tension continuelle qui se régénère constamment. Elle occasionne un état de déplaisir dans la personnalité, état qui s'oppose à un état hypothétique de plaisir absolu qui serait obtenu si l'appareil réussissait à éliminer toute la tension[1]. Le psychisme cherche alors en permanence à diminuer cette tension désagréable en libérant une partie de l'énergie accumulée. Il va donc satisfaire les besoins liés à cette tension, mais cette satisfaction est souvent incompatible avec la réalité sociale. Le psychisme va alors repousser ces élans pulsionnels grâce au refoulement, mécanisme qui maintient plaqué le refoulé dans l'inconscient, ainsi que grâce aux mécanismes de défense. Cependant, la pression des exigences du Ça est telle qu'une partie parvient à se libérer en trouvant des satisfactions substitutives à travers les actes manqués, les lapsus, les rêves ou les symptômes. Ces satisfactions forment ce que Freud a appelé le retour non pathologique du refoulé.

Lorsque le cadre du service explique à Caroline qu'il doit, pour la troisième fois ce mois-ci, lui supprimer un repos, elle sent la colère monter en elle. Cette colère génère une tension qui la pousse à agir. Elle a envie de se mettre à crier et de dire à son cadre qu'il faudrait peut-être demander à d'autres de faire cet effort. Mais elle sait que ce genre de comportement lui joue des tours car, une fois partie, elle ne parvient que très ...

1 Voir Nasio JD. *Introduction aux œuvres de Freud, Ferenczi, Groddeck, Klein, Winnicott, Dolto, Lacan*. Éditions Rivages, coll. « Psychanalyse », Paris, 1994.

...

difficilement à s'arrêter. Elle décide donc de se remettre à son travail, ce qu'elle va faire avec une énergie débordante. Son activisme lui permet d'évacuer une partie de la tension qui l'habite. Deux heures plus tard, un peu plus calme, elle se rend dans le bureau du cadre dans l'intention de lui dire ce qu'elle pense de sa manière de manager. Cependant, à peine entrée, le cadre lui apprend qu'elle n'aura pas besoin de changer son repos, il a demandé à quelqu'un d'autre de le faire.

Une situation relationnelle crée une tension chez Caroline. Cette tension fait pression pour être évacuée. Elle dispose pour cela de plusieurs options :

- *penser et parler, ce qu'elle ne peut pas faire tant elle est énervée;*
- *se jeter dans le travail, ce qui revient à décharger la tension grâce à la motricité, ce qu'elle fait.*

Elle peut ensuite tenter de mettre des mots sur son malaise mais, dans la situation présente, cela n'est plus nécessaire.

Une pulsion est une force biologique et psychique qui agit de façon permanente. Elle induit un état de tension et oriente le sujet vers un but, réduire la tension, par le biais d'un objet spécifique. Les pulsions sont les moteurs de l'existence. Elles ont trois composantes :

- une source : c'est l'excitation, dont la base est somatique;
- un but : c'est l'élimination de la tension générée par la pulsion;
- un objet : c'est ce qui va servir à atteindre le but.

Une pulsion est composée de deux aspects :

- un affect, qui est l'expression qualitative de la pulsion : c'est donc un ressenti, une impression;
- une représentation, qui est un acte de pensée, une idée, une image.

Le fonctionnement psychique induit parfois la séparation de l'affect et de la représentation dans le cadre de certains mécanismes de défense tels que l'isolation ou le déplacement.

Freud a proposé **deux théories des pulsions**.

La première de ces théories est caractérisée par le dualisme entre pulsions sexuelles d'une part, et pulsions d'autoconservation (ou pulsions du Moi) d'autre part. Les premières ont pour but la reproduction et donc la conservation de l'espèce, mais aussi plus largement la relation à l'autre. Elles ne sont donc pas exclusivement orientées vers la satisfaction sexuelle génitale. Les secondes visent la conservation de l'individu. La notion d'étayage vient lier ces deux types de pulsions en expliquant que les pulsions sexuelles s'appuient sur les pulsions d'autoconservation au début de la vie du sujet.

➡ Lorsque la mère donne le sein à son enfant, elle apaise la tension liée à une pulsion, la faim. En même temps, elle lui offre la chaleur de sa présence et de son contact. La satisfaction d'une pulsion d'autoconservation, la faim, tournée narcissiquement vers le sujet, lui permet de prendre acte de l'existence de l'autre et de ressentir du plaisir à travers cette existence. Progressivement, la présence de l'autre va devenir indispensable au bien-être du sujet, et son absence suscitera un déplaisir, une tension, qui devra être apaisée : la pulsion sexuelle (relationnelle) aura pris naissance en s'appuyant (s'étayant) sur une pulsion d'autoconservation. L'ensemble des fonctions corporelles participe à cette découverte de l'autre et à la naissance de la pulsion sexuelle à travers l'appui sur la pulsion d'autoconservation.

La satisfaction des pulsions d'autoconservation est appelée satisfaction autoérotique, la satisfaction des pulsions sexuelles est appelée satisfaction objectale.

La seconde théorie des pulsions de Freud est caractérisée par l'opposition entre pulsions de vie et pulsions de mort. La pulsion de mort relève de la tendance à la répétition. Cette tendance est une propriété générale des organismes vivants, qui s'opposent au changement et visent à retrouver un état antérieur auquel ils avaient dû renoncer. L'état le plus antérieur d'un organisme est l'état inorganique, c'est-à-dire la mort. Il existerait donc, aux racines de la vie psychique, une force ayant pour but la mort. Heureusement celle-ci vient en lutte avec une autre force, antagoniste, la pulsion de vie *(éros)*. Cette dernière tend au changement et à la complexité et donc au développement. Les deux pulsions sont toujours étroitement intriquées au sein d'un même organisme et leurs proportions définissent l'état du sujet. Dans le cadre de cette seconde théorie des pulsions, la vie est un accident alors que la mort est le but de toute vie.

Démarche économique

Le point de vue économique considère essentiellement le rapport de force énergétique qui existe à l'intérieur du psychisme. Ce rapport de force se situe entre les différentes instances de l'appareil psychique, Ça, Moi et Surmoi. Le rôle du Moi est d'assurer l'équilibre entre les forces en présence. Pour cela, il va travailler à transformer les processus primaires inconscients stockés dans le Ça (pulsions, affects bruts...) en processus secondaires (pensées, représentations). Les processus primaires requièrent une satisfaction immédiate (principe de plaisir) alors que les processus secondaires, grâce à la pensée logique, peuvent tolérer une attente de leur satisfaction.

Le Moi et son fonctionnement en processus secondaires permet donc de contenir la demande de satisfaction du Ça ou du Surmoi en tenant compte de la réalité. Le Moi travaille à mettre en sens les affects bruts afin qu'ils deviennent gérables par l'appareil psychique et tolérables par l'environnement. Les pulsions contenues dans le Ça ainsi transformées peuvent être exprimées dans une mise en actes maîtrisée.

Le fonctionnement psychologique normal consiste en permanence à transformer les poussées pulsionnelles pour les rendre acceptables par l'environnement social : c'est le travail de la pensée.

Erwan marche dans la rue ce dimanche matin. Tout est très calme, et il se dirige tranquillement vers sa boulangerie habituelle pour aller acheter des croissants pour son petit déjeuner. Tout à coup, il est tiré de ses rêveries par un énorme coup de klaxon qui le fait sursauter. Son rythme cardiaque et sa respiration s'accélèrent, il sent ses poils se hérisser sur ses bras : il a eu peur. Très vite sa machine à penser (psychisme) se met en route et il se dit : c'est un idiot qui se croit drôle. Sa tension interne décroît, ses pulsations et sa respiration ralentissent, il retrouve son état de calme.

Le psychisme d'Erwan lui a permis de mettre en pensée des affects. Ce travail s'appelle mentalisation ou symbolisation. Il est dévolu en particulier au préconscient.

Élise rentre du travail tard ce soir. Elle est fatiguée, sa journée s'est mal passée. Elle trouve son mari allongé sur le canapé, occupé à regarder la télévision. Il n'a pas préparé le repas ni rangé le linge comme il l'avait promis. Cela met Élise en colère et elle l'apostrophe vertement. Son mari semblait n'attendre que ce prétexte pour exploser et lui dire tout ce qu'il avait sur le cœur concernant sa manière de tout vouloir régenter dans cette maison. Lui aussi a passé une mauvaise journée et il a bien le droit de se reposer un peu. Une scène de ménage débute, pendant laquelle mari et femme crient, se reprochent mutuellement leur comportement, s'insultent même. Puis Élise se met à pleurer et son mari finit par la consoler.

Que s'est-il passé? En fait, Élise et son mari sont tous deux fatigués et préoccupés suite à la journée difficile qu'ils ont passée. La déception d'Élise à cause du non-respect des engagements de son mari et le sentiment d'agression ressenti par celui-ci suite au ton utilisé par son épouse pour lui parler les ont fait exploser. En temps normal, c'est-à-dire si leurs journées avaient été à peu près correctes, ils auraient pu régler ce petit différend en parlant. Mais là, leur capacité de mentalisation, c'est-à-dire leur capacité de mettre des mots sur ce qu'ils ressentent, était dépassée. Leurs psychismes saturés ne pouvaient fonctionner normalement. La tension de cette soirée qui commençait mal, cumulée à la tension de la journée ne pouvait pas s'évacuer grâce à la mise en pensée et en mots, il ne leur restait plus que le passage à l'acte.

Le fonctionnement économique de leur psychisme a été défaillant.

Relation d'objet

La relation d'objet, ou relation objectale, est la relation qu'entretient un individu avec l'objet vers lequel se tournent ses pulsions, c'est-à-dire le monde extérieur, ou monde objectif, en opposition avec le monde subjectif du sujet. L'objet représente donc tout ce qui n'est pas le sujet. Mais d'une manière plus précise la relation d'objet évoque la relation à l'autre.

À chacun des stades du développement psychoaffectif, correspond une relation objectale différente, spécifique de ce stade (voir chapitre 2).

Points clés à retenir

La compréhension du fonctionnement psychique passe par la prise en compte de trois démarches complémentaires.

▶ **La démarche descriptive** est élaborée autour des deux topiques du psychisme.

La première topique propose l'existence de trois systèmes :

– l'*inconscient* est le siège des pulsions innées ainsi que de tous les désirs et souvenirs refoulés ;

– le *système préconscient* est le siège des opérations mentales, il est accessible à l'évocation volontaire, et se situe dans le registre de la pensée ;

– le *conscient*, système qui est en relation avec l'extérieur ainsi qu'avec les sensations internes, représente ce qui est accessible à la pensée consciente et à l'évocation immédiate.

La seconde topique comporte trois instances :

– le *Ça*, réservoir d'énergie de l'individu : les pulsions qu'il abrite sont des forces inconscientes qui le poussent à agir ;

– le *Surmoi*, instance moralisatrice et interdictrice : il est le résultat de l'intériorisation des interdits sociaux ;

– le *Moi*, instance qui assure la cohérence de la personne et son adaptation au monde : le Moi est en position d'arbitre entre les poussées du Ça (besoins pulsions, désirs) et les interdits du Surmoi.

L'équilibre relatif entre ces trois instances est la clé de l'équilibre psychologique.

▶ **La démarche dynamique** considère le psychisme comme un réservoir stockant l'énergie générée par les pulsions. Cette énergie stockée produit une tension continuelle qui nécessite d'être évacuée. C'est par la satisfaction des besoins que s'effectue cette évacuation.

Les pulsions sont des forces biologiques et psychiques qui induisent un état de tension et orientent le sujet vers un but, réduire la tension, par le biais d'un objet spécifique. Les pulsions sont les moteurs de l'existence.

▶ **La démarche économique** constitue le mécanisme de transformation des pulsions, affects, émotions… en représentations (pensées, images). Ce mécanisme a pour effet de maîtriser la demande de satisfaction du Ça ou du Surmoi en tenant compte de la réalité.

ANXIÉTÉ ET ANGOISSE

Définition

L'anxiété est un trouble psychique se caractérisant par la crainte de la survenue d'un danger réel ou imaginaire. L'angoisse est une forme d'anxiété marquée dans laquelle sont associées des réactions psychiques et somatiques.

Angoisse et anxiété ne sont pas pathologiques en soi. C'est leur persistance, leur impact sur l'existence du sujet et leur association à d'autres signes qui peuvent en faire un symptôme. Pour la psychanalyse, l'angoisse est la manifestation d'un conflit intrapsychique.

Gestion de l'angoisse et mécanismes de défense

Place de l'angoisse dans le fonctionnement psychique

L'angoisse est le résultat d'une gestion mal maîtrisée de l'énergie pulsionnelle. La physiologie humaine tout comme le rapport du sujet au monde génèrent une énergie qui est à la base de sa capacité à agir mais qui doit être maîtrisée afin de s'exprimer dans des comportements socialisés. C'est le Moi qui est l'instance de gestion de cette énergie. Il va la transformer grâce au préconscient pour en faire des contenus psychiques élaborés (des pensées) permettant une mise en acte maîtrisée (il met en représentation les affects et les pulsions). Mais cette transformation de l'énergie pulsionnelle en contenus représentés, pensés, n'est pas linéaire, elle passe par les méandres du psychisme à travers les autres instances internes, et en particulier le Ça et le Surmoi :

- le Ça sert à stocker toute cette énergie ;
- le Surmoi sert à filtrer son arrivée dans le Moi.

L'énergie contenue dans le Ça pousse en permanence pour être libérée et ainsi soulager le psychisme de la pression qu'elle génère. Le Surmoi interdit ou conditionne cette libération aux exigences du monde extérieur :

- si l'énergie contenue dans le Ça est mal canalisée, elle poussera le sujet à des comportements mal tolérés socialement ;
- si le Surmoi est trop rigide, il ne laissera filtrer que peu d'énergie. Cette dernière devra trouver d'autres voix pour s'épancher, elle le fera dans des comportements aberrants et inutiles (phobies, rituels...).

Grandes lignées pathologiques et angoisse pathologique

Il existe trois structures psychopathologiques auxquelles correspondent trois types d'angoisse.

Angoisse de morcellement de la psychose

Les troubles précoces de la relation de l'enfant à son environnement ne lui ont pas permis d'accéder à la différenciation soi/non-soi. Il vit dans une indistinction (plus ou moins marquée) entre ses limites et celles du monde extérieur, schéma et image corporels sont mal structurés. Cette indifférenciation se retrouve sur le plan psychique, la personne psychotique se trouvant en difficulté pour s'attribuer les pensées qui le traversent. Il se vit donc morcelé, incomplet.

Angoisse de perte de l'état limite

La structuration limite renvoie à une incapacité à accepter les pertes. Dans l'état limite, l'autre représente un objet d'étayage indispensable dont il est dépendant (dépendance anaclitique). On parle d'incomplétude. Le sujet en état limite passe d'objet d'étayage en objet d'étayage au fur et à mesure que les objets en question le déçoivent. Dans l'incapacité de faire face à l'existence de manière autonome, il doit en permanence trouver quelqu'un ou quelque chose (un produit) sur lesquels s'appuyer. Mais cet appui nécessite une certaine perfection, puisqu'il représente une partie de lui-même. Au moindre défaut (un refus par exemple), l'autre est alors rejeté car inutile. La vie du sujet en état limite consiste donc à trouver, autour de lui, des objets d'appui, la perte de l'un le faisant aller vers un autre. Sans appui externe, la personne limite s'effondre dans la dépression.

Angoisse de castration de la névrose

Elle se manifeste sous la forme d'une angoisse de culpabilité ou d'échec. Le sujet névrosé se trouve sous l'emprise d'un Surmoi très puissant qui lui interdit l'accès au plaisir, à la jouissance ou plutôt à la satisfaction liée à la jouissance et à la réussite. Soit le névrosé s'interdit tout plaisir et toute réussite, soit il ne parvient pas à en profiter car il est entraîné dans une fuite en avant ou une culpabilité réactionnelle qui lui gâche toute expérience positive.

Mécanismes de défense

Un mécanisme de défense est un processus psychique élaboré par le Moi sous la pression du Surmoi et de la réalité extérieure permettant de lutter contre l'angoisse. Il protège le Moi des exigences pulsionnelles du Ça, mais aussi et surtout de l'angoisse suscitée par les conflits entre les différentes instances du psychisme (Ça, Moi et Surmoi). Le mécanisme de défense fonctionne de manière inconsciente et non volontaire.

Il existe plusieurs classifications des mécanismes de défense. Celle que nous présentons ici est issue du DSM-IV (*Diagnostic and Statistical of Mental Disorders*, 1994), reprise par Henri Chabrol et Stacey Callahan, qui proposent de diviser les mécanismes en sept niveaux de fonctionnement défensif *(tableau 3.1)*.

Niveau défensif	Fonction	Mécanismes
Niveau adaptatif élevé	Assurer une adaptation optimale aux facteurs de stress	La *sublimation* : il s'agit d'une conversion de pulsions sexuelles ou agressives vers des activités socialement valorisées, intellectuelles, artistiques ou religieuses ou encore vers des sentiments de tendresse ou d'affection. Ce mécanisme de défense est efficace ; il a une grande valeur pour l'adaptation de l'individu mais aussi pour la société dans son ensemble L'*humour* L'*altruisme* L'*affirmation* de soi par l'expression de ses sentiments : cette expression permet de baisser le niveau de tension de l'appareil psychique et provoque un soulagement La *fantasmatisation* : il s'agit de la réalisation d'une pulsion sous forme de production imaginaire. Ce mécanisme est peu efficace car il ne soulage que très peu la tension, mais il est facile à mettre en œuvre L'*activisme* : il consiste à avoir recours à l'action plutôt qu'à la réflexion ou au vécu des affects L'*identification* : l'identification est l'opposé de la projection, puisqu'elle consiste à assimiler des caractéristiques appartenant à un autre individu. L'identification est un mécanisme essentiel de la formation identitaire, le Moi, mais aussi le Surmoi, se construisant en grande partie grâce à ce mécanisme
Niveau d'inhibition mentale et de formation de compromis	Maintenir les idées, sentiments et désirs dangereux hors de la conscience	Le *refoulement* : c'est le mécanisme de défense le plus utilisé. Le refoulement est l'opération par laquelle un sujet repousse ou maintient dans l'inconscient des représentations La *formation réactionnelle* : c'est une attitude qui se constitue en opposition à un désir refoulé. Par exemple : rire dans une situation nécessitant beaucoup de sérieux Le *déplacement* : c'est le détachement d'un affect associé à une représentation mentale dangereuse et son investissement sur une autre représentation moins dangereuse pour le sujet L'*intellectualisation* : elle permet, grâce à l'abstraction et à la généralisation, de maintenir les affects à l'écart Le *retournement contre soi* : par ce mécanisme, le sujet reporte son agressivité vers lui-même alors qu'elle était initialement orientée vers un objet extérieur La *substitution* : elle consiste à substituer un objet (une action) inatteignable par un autre, plus facilement accessible
Niveau de distorsion mineure de l'image de soi, du corps ou des autres	Protéger l'image de soi	L'*idéalisation* : elle consiste à amplifier les qualités du bon objet afin de le protéger des pulsions destructrices. Ce fonctionnement évite au sujet d'avoir à se confronter à l'objet en question ou à s'interroger sur le sens de ses actions

Tableau 3.I. Mécanismes de défense et niveaux de fonctionnement

Niveau défensif	Fonction	Mécanismes
Niveau du désaveu	Maintenir les facteurs de stress hors de la conscience en les attribuant en général à une cause extérieure	La *projection* : cette opération psychique permet au sujet de localiser à l'extérieur ce qui se situe en fait à l'intérieur de lui et, donc, d'attribuer à son environnement ou à une personne précise les affects, pensées ou désirs qu'il est dans l'impossibilité de s'attribuer Le *déni de la réalité* : grâce au déni, le sujet nie de manière inconsciente une partie de la réalité, qu'il vit comme étant dangereuse La *rationalisation* : ce mécanisme consiste à justifier intellectuellement des phénomènes affectifs. La rationalisation permet de tenir les affects à distance en leur substituant cohérence et logique et, par là, de protéger le Moi
Niveau de distorsion majeure de l'image de soi ou des autres	Pallier une incapacité à se différencier de l'autre	Le *clivage* : le clivage concerne soit l'objet (autrui), soit le Moi, et consiste à les diviser en deux parties, bonnes ou mauvaises, et à laisser ces deux parties dans une indépendance totale, sans possibilité d'influence mutuelle. Ce mécanisme permet de préserver la bonne partie de la mauvaise L'*identification projective* : dans ce mécanisme, une partie de la personnalité du sujet s'introduit fantasmatiquement dans le Moi de l'objet (autrui) pour le posséder, le contrôler, ou lui nuire en y introduisant ses propres pulsions, désirs ou affects L'*introjection* : c'est le mécanisme permettant au sujet de localiser à l'intérieur ce qui se situe en fait à l'extérieur. En introjectant un objet, le sujet incorpore les qualités de cet objet
Niveau de l'agir	Évacuer une partie de l'angoisse (des affects) inélaborables (c'est-à-dire qui ne peuvent être pensés)	Le *passage à l'acte* : il permet d'apaiser la tension liée à une expérience subjective intolérable et ingérable psychiquement. Le sujet agit pour ne pas ressentir. Le passage à l'acte n'est pas nécessairement violent, ni dangereux ou impulsif ; il faut cependant qu'il y ait une relation entre la mise en acte et un conflit émotionnel pour pouvoir parler de passage à l'acte Le *retrait* : c'est une réaction de sidération face à une situation de stress importante, se manifestant par un repli sur soi et un état d'indifférence affective L'*agression passive* : ce comportement est marqué par une adhésion de façade et une résistance indirecte
Niveau de la dysrégulation défensive	Évacuer, « tout de même », une partie de la tension générée par les affects à travers des mécanismes de pensées aberrants	Ce niveau comprend les mécanismes de *projection délirante*, le *déni psychotique* et la *distorsion psychotique*. Caractérisés par une rupture avec la réalité objective, ces mécanismes sont toutefois défensifs car ils préservent le Moi d'une désorganisation plus importante

Tableau 3.I. Mécanismes de défense et niveaux de fonctionnement (suite)

Les mécanismes de défense ne signent pas l'aspect pathologique du fonctionnement mental, car ils sont indispensables à la vie psychique de chacun. Ils ont pour fonction d'aider le Moi à gérer les tensions internes liées aux pulsions et aux affects, permettant ainsi l'adaptation du sujet au monde. Ils agissent hors du champ de la conscience.

Certains mécanismes de défense sont cependant très lourds, c'est-à-dire qu'ils nécessitent beaucoup d'énergie psychique pour fonctionner. C'est le cas du déni, du clivage, du délire, utilisés par les patients psychotiques. Ces mécanismes altèrent une grande partie des possibilités du sujet à interagir avec son environnement. C'est pour cette raison que ces patients ont des capacités d'investissement social limitées.

En revanche, d'autres mécanismes sont peu coûteux en énergie, plus souples en fonctionnement (humour, sublimation, altruisme) et ils sont très bien tolérés socialement. Ce sont des mécanismes névrotiques que chacun d'entre nous utilise de façon courante pour gérer son anxiété.

Il est cependant possible qu'un sujet ne souffrant d'aucune pathologie psychique utilise un mécanisme psychotique pour se défendre d'une angoisse incoercible. C'est le cas lors d'un traumatisme important, viol ou agression violente, par exemple. Le sujet va utiliser le déni ou la projection afin de mettre de côté les affects intolérables liés à l'événement. Dans ce cas, la situation sera la même que lorsque ces mécanismes sont utilisés par une personne psychotique, toute l'énergie nécessaire à plaquer dans le déni, par exemple, l'événement ou ses répercussions affectives ne pourra plus être utilisée dans le fonctionnement social normal du sujet. Il deviendra inefficace, non entreprenant, etc.

Points clés à retenir

▶ **L'anxiété** est un trouble psychique se caractérisant par la crainte de la survenue d'un danger réel ou imaginaire.

▶ **L'angoisse** est une forme d'anxiété marquée dans laquelle sont associées des réactions psychiques et somatiques.

▶ **Les mécanismes de défense** sont des processus psychiques inconscients élaborés par le Moi sous la pression du Surmoi et de la réalité extérieure, permettant de lutter contre l'angoisse. Ils protègent le Moi des exigences pulsionnelles du Ça.

AGRESSIVITÉ ET VIOLENCE

Le terme agressivité vient du latin *ad gradere*, qui signifie « marcher vers ». Le suffixe « ite » de *item*, « semblable », « comme si », vient compléter le signifiant. Étymologiquement, l'agressivité signifierait donc aller vers l'autre.

Pour la psychanalyse, l'agressivité est un moyen d'action, une capacité d'adaptation. C'est un instinct élémentaire (comme la faim ou la sexualité), au service du vivant et de la satisfaction des besoins. Elle est à la base de l'affirmation de soi, du développement du sujet, de la motivation, de la réactivité aux événements, de la socialisation. Elle peut aussi être tournée vers la destructivité de l'autre ou de soi-même (expression de sentiments hostiles, mauvaise foi, mises en échec, mises en danger, conduites d'exclusion...).

L'agressivité n'est donc ni bonne ni mauvaise, c'est une énergie qui permet au sujet de prendre sa place dans son environnement. La métaphore de la flamme rend bien compte du caractère de cette énergie, qui peut être bonne ou destructive en fonction de l'utilisation que l'on en fait.

Agressivité et agression

Il faut différencier l'agressivité de l'agression, cette dernière étant une mise en acte de l'agressivité sur un mode négatif. Elle peut aller de la microagression (moquerie, jugement de valeur, manipulation...) à l'agression majeure, qui vise à détruire l'autre en passant par l'agression ordinaire (menace, insulte, colère, gifle...).

La manifestation d'une certaine agressivité n'implique pas nécessairement une agression. Défendre un point de vue contre un groupe nécessite une bonne dose d'agressivité (positive) mais peut ne pas donner lieu à une agression.

Différencier violence et agressivité

Ce qui différencie les deux registres d'expression, c'est la place accordée à l'autre.

L'*agressivité* considère nécessairement l'autre, même si c'est pour le surpasser ou l'attaquer. L'autre doit résister au mouvement agressif afin de pouvoir participer (en la reconnaissant) à la victoire du sujet agressif. Le mouvement agressif est une tentative d'accordage avec l'autre qui peut avoir pour effet de le déranger, de le bousculer, de le surpasser, de l'exclure, de le manipuler...

La *violence*, en revanche, vise à projeter vers l'extérieur un ressenti insupportable à l'intérieur. C'est un mouvement défensif mis en œuvre par le psychisme pour évacuer une tension qui n'est plus tolérable. L'individu violent s'intéresse à lui-même sans prendre autrui en compte autrement que comme un objet. Peu importe pour lui le sort de l'autre.

D'après L. Morasz, la violence est un fait (concret, psychique, imaginaire, moral...) né d'une interaction reposant sur une base pulsionnelle particulière qui lui donne son sens et qui génère chez la victime un vécu douloureux d'effraction (physique ou psychique).

La violence apparaît donc quand il n'y a plus d'autres possibilités pour le sujet de gérer une tension interne. Cette difficulté peut être structurelle, comme dans le cas de patients psychotiques ou limites. Elle peut aussi être temporaire, comme dans les situations de stress répétées.

Elle répond à une nécessité, évacuer, et à une impossibilité, mentaliser. La mentalisation (ou secondarisation) est le processus permettant de donner du sens aux mouvements affectifs ou pulsionnels qui traversent le sujet.

Quand nous ressentons une émotion, de peur par exemple, nous y réagissons physiologiquement (tension artérielle, respiration et rythme cardiaque qui s'accélèrent, sensation de froid...). Très vite des pensées arrivent qui viennent mettre du sens sur l'affect en question : ce patient a l'air dangereux, je dois appeler à l'aide, etc. La mise en pensées et éventuellement en mots vient évacuer une partie de la tension provoquée par l'affect.

Lors d'un stress important, provoqué par des frustrations répétées, de la peur, etc., les capacités de mentalisation du sujet peuvent être débordées. Il ne parvient plus à penser ce qu'il ressent. Cependant les éléments d'ordre affectif dont il est le sujet (colère, peur, injustice) font pression sur lui et créent une tension qui progressivement devient insupportable, il doit l'évacuer. Il peut alors avoir recours au passage à l'acte violent. Dans ce schéma, la violence est une tentative pour aller mieux et non pas de communiquer ou de trouver une place dans un environnement.

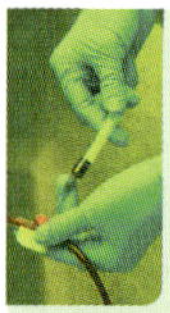

La relation : outil de gestion de l'agressivité et de la violence

La violence surgit si le sujet, débordé psychiquement, ne trouve pas en face de lui la possibilité de faire des liens, c'est-à-dire de mettre du sens sur ce qu'il vit. En revanche, s'il trouve face à lui un sujet qui, par son attitude, ses mots, sa disponibilité, l'aide à donner sens à ce qu'il vit, il pourra s'apaiser ou rester dans une dynamique relationnelle. Cette dernière pourra peut-être se révéler agressive (reproche, expression de son insatisfaction…), mais elle restera de l'ordre de la relation.

Il est impératif d'opposer à la violence un travail de contenance psychique, c'est-à-dire d'aide à la mentalisation des affects du sujet violent. Ce travail de contenance n'exclut pas la mise en sécurité et le rappel de la loi.

Le rôle du soignant n'est donc pas uniquement, face à l'agressivité ou à la violence de certains patients, de rappeler la loi ou le règlement. Il doit situer la manifestation agressive du patient dans le cadre d'une difficulté, chez ce dernier, à évacuer les émotions qui l'assaillent à ce moment-là : inquiétude, peur, colère, désespoir.

Sa réponse s'inscrira alors dans une dynamique relationnelle qui permettra au patient de mettre des mots sur ce qu'il ressent. Le calme de son attitude et les mots qu'il propose vont alors aider la mentalisation de l'autre : « Je sens que vous êtes inquiet… », « Cette attente vous met en colère… », « Le fait que vos résultats soient en retard ne signifie rien d'inquiétant, il arrive qu'ils soient dirigés par erreur vers un autre service. Je vais me renseigner… »

L'état affectif de l'autre est reconnu et pris en compte. Il est invité à mettre des mots sur ce qu'il ressent. Cette reconnaissance et cette mise en mots permettent d'évacuer progressivement la tension.

Mécanismes interactionnels de la violence[2]

Le passage à l'acte violent suscite des mécanismes psychologiques automatiques qui modifient l'espace relationnel entre les protagonistes :

- *condensation et nucléarisation :* les deux personnes qui entrent dans une interaction violente rétrécissent leur champ relationnel, ce qui les entraîne à se centrer exclusivement sur ce qui semble poser problème, c'est la condensation. C'est comme si plus rien d'autre n'existait que le

2 Moras L. Comprendre la violence en psychiatrie. Dunod, Paris, 2002.

problème. Parallèlement à ce rétrécissement de leur champ relationnel, les protagonistes voient augmenter la charge pulsionnelle qui les anime : de plus en plus d'énergie doit circuler dans un espace de plus en plus restreint, c'est la nucléarisation. Il se forme un goulet d'étranglement qui ne laisse plus qu'une issue à l'évacuation de l'énergie pulsionnelle : l'explosion violente. Ces mécanismes ont une fonction de défense destinée à maintenir à distance ou à maîtriser l'angoisse générée par la situation et tenter d'y faire face. Ils peuvent cependant s'avérer aggravants ;

- *réactions spéculaires :* les situations violentes ont tendance à entraîner, chez celui qui les subit, une réaction du même type, c'est-à-dire une exacerbation pulsionnelle et un recours au passage à l'acte (colère, cris, injonction…). La violence de l'un provoque le raidissement de l'autre dans une sorte d'identité de perception. C'est une forme de contamination psychique qui repose sur un mécanisme que l'on nomme *identification projective*. La réflexion, l'attente, le recul ne sont plus possibles ;
- *attaque des capacités de pensée :* cette contamination mutuelle sidère les capacités de penser chez les deux sujets, la prise en compte de l'autre et l'ouverture vers lui ne sont plus possibles ;
- *distorsion de la temporalité :* tout délai devient impossible, l'immédiateté est la règle, il n'y a plus d'espace pour la réflexion.

AFFECTS ET ÉMOTIONS

Un **affect** est un état psychique élémentaire caractérisant un vécu. Il peut être agréable ou pénible, vague ou qualifié. C'est donc une impression, un ressenti, une qualité émotionnelle. C'est un des deux éléments, avec la représentation, composant une pulsion.

Une **émotion** est une modification de l'état affectif d'un individu, le plus souvent incontrôlée. Elle se traduit par des modifications sur différents plans :

- physiologique : accélération du rythme cardiaque ou respiratoire, modifications circulatoires et endocriniennes, réactions musculaires (raidissements…), mouvements péristaltiques ;
- cognitif : pensées spécifiques ;
- comportemental : fuite, rire, pleurs, agressivité.

Les émotions sont des processus biologiquement déterminés issus de l'évolution. Elles sont donc d'origine biologique mais leurs manifestations sont contraintes socialement et culturellement.

Le déclenchement d'une émotion est automatique ; sa durée est brève et son déroulement est stéréotypé. Elle permet une mise en alerte rapide de l'organisme sans passer par le système conscient pour répondre à un événement soudain. Elle est suivie par un état affectif appelé sentiment.

Différence entre émotion et sentiment

L'émotion est donc à différencier du sentiment, qui est l'expérience mentale privée d'une émotion, c'est-à-dire l'interprétation cognitive globale des différents aspects de l'émotion. Par exemple, je croise une personne au visage menaçant, je ressens (émotion) de la peur, celle-ci se traduit par différentes réactions sur les plans physiologique, moteur et cognitif. Je suis envahi par un sentiment d'inquiétude. Le sentiment est dirigé vers l'intérieur du sujet, il est privé, alors que l'émotion est tournée vers l'extérieur, elle est publique. L'émotion se caractérise plutôt par une réaction et le sentiment par un état. Ce dernier est moins intense que l'émotion, plus diffus mais aussi plus durable. Si la joie (émotion) est de courte durée, la bonne humeur (sentiment) peut durer plus longtemps. Les émotions sont le plus souvent orientées vers un objet ou une situation précise (même imaginaire) alors qu'un sentiment est plus diffus. Sentiments et émotions ne sont pas toujours conscients. Il arrive qu'un sujet prenne conscience qu'il se sent inquiet (sentiment) et que cette inquiétude (dont il vient juste de prendre conscience) était présente depuis un moment puisqu'il avait relevé, chez lui, des changements : fatigue, moindre concentration, irritation. Ces changements étaient déjà dus à l'inquiétude qui était présente mais non consciente.

Différence entre émotion et sensation

L'émotion est à différencier de la sensation : cette dernière est associée à la perception sensorielle et reste donc sur un registre somatique. Une émotion peut être provoquée par une perception sensorielle : je vois (perception) un visage menaçant, je ressens (émotion) de la peur. Mais une émotion peut aussi être déclenchée par un souvenir, une impression, une anticipation, etc.

Fonction des émotions

Les émotions sont naturelles et humaines, elles ne sont ni bonnes ni mauvaises, elles existent tout simplement et permettent l'adaptation et la conservation de l'individu. Elles représentent une forme d'intelligence préverbale et non consciente fonctionnant de manière automatique. Elles n'ont pas à être apprises mais leurs manifestations (intensité et expression) sont contraintes par l'environnement.

D'un point de vue ontogénétique, les émotions liées aux événements de vie laissent une trace indélébile dans l'histoire de l'enfant. Elles ont donc une place fondamentale dans son développement.

La fonction adaptative des émotions est fondamentale. Elles placent l'organisme en situation de réagir face à un stimulus de façon à se préserver. Dans les échanges interhumains, elles tiennent une place centrale, tout comme dans les relations du sujet avec lui-même. Elles sont à prendre comme des messages, des informations ponctuelles en lien avec les événements vécus.

Fonctionnement d'une émotion

L'émotion déclenche une charge énergétique qui met en tension l'organisme. Cette tension, caractérisée par des réactions physiologiques, une modification du flot des pensées ainsi que de l'humeur, une prédisposition à l'action, nécessite d'être évacuée afin que l'organisme retrouve son équilibre de fonctionnement.

L'émotion suit un schéma en quatre phases :

- charge ;
- tension ;

- décharge ;
- équilibre.

Selon les individus, ces quatre phases seront vécues différemment et pas forcément de façon aussi nette et structurée. En revanche, ce qui est universel, c'est l'impérative nécessité d'évacuer la tension suscitée par les émotions. Dans le cas contraire, l'organisme reste sous tension en permanence et s'épuise, c'est le stress chronique.

Les différentes émotions

On distingue généralement quatre émotions de base : la peur, la colère, la tristesse, la joie (on y ajoute parfois le dégoût et la surprise). Ces émotions de base sont dites prototypiques. Universelles, elles ne sont pas exclusives. D'autres émotions peuvent être isolées, des émotions secondaires (ou sociales), la jalousie, la fierté, la gêne…, ou encore ce qu'Antonio Damasio appelle des émotions d'arrière-plan, le malaise, le calme, la tension. Chacune de ces émotions répond à une infinité de variantes. Nous ne ressentons jamais deux fois la même colère ou la même tristesse et, dans une même situation, deux individus ne ressentiront pas la même émotion. Les émotions sont associées à un ensemble de réactions physiologiques, faciales, posturales et vocales.

Les émotions sont opératoires, ce sont des outils permettant au sujet d'appréhender son environnement et de se situer dans cet environnement. Elles s'insèrent, dans la dynamique adaptative de l'homme, entre les réactions instinctives, réflexes et l'analyse rationnelle. Dans cette dynamique adaptative, chacune des grandes émotions de base a une fonction :

- la *colère* est une réaction naturelle à une blessure ou à une injustice. Elle permet au sujet de défendre ses droits en mobilisant et concentrant de l'énergie autour d'une situation. L'expression de la colère permet aussi de dissuader les interactions potentiellement conflictuelles ;
- la *tristesse* permet de décharger la tension due à la perte (d'une personne, d'un objet, d'une idée…). C'est une des étapes du processus de deuil (choc, déni, protestation, marchandage, tristesse, acceptation). Le deuil permet d'intégrer l'objet disparu à l'intérieur de soi et de continuer à vivre. L'expression de la tristesse représente aussi un appel à l'aide en direction de l'environnement ;
- la *peur* signale un danger (réel, ou imaginaire), elle provoque un état d'alerte générale qui prépare l'individu à faire face ou à fuir. La peur active le syndrome général d'adaptation (stress) ;
- la *joie* permet de métaboliser le bonheur, c'est-à-dire de lui permettre d'impacter l'ensemble de l'organisme. Elle développe des endorphines euphorisantes, sortes de morphine naturelle. C'est une sorte d'autorécompense qui permet d'augmenter la capacité de l'individu à agir.

Ces émotions sont graduées.

Dynamique des émotions

Les émotions sont des outils d'adaptation du sujet à son environnement mais leur gestion est sensible, en particulier parce les émotions sont contraintes socialement. L'éducation, la culture, les règles sociales imposent à l'individu un champ de possibles concernant ses émotions. Il est mal considéré dans notre société, par exemple, de laisser s'exprimer la colère ou la peur. Les situations vécues qui génèrent ces émotions ne peuvent pourtant pas être évitées. Le sujet qui ne peut s'autoriser à vivre ces émotions - pour des raisons culturelles ou éducatives - va les réprimer, les transformer. Chez un homme, la peur est dévalorisée, en revanche la colère est tolérée. Une situation générant normalement de la peur peut alors, par substitution, provoquer de la colère et donc une réaction inadaptée.

Si la gestion individuelle des émotions est influencée par la culture et le groupe social, elle peut également être « polluée » par des émotions non exprimées éprouvées lors d'événements passés. Ces émotions anciennes risquent de venir colorer la perception des événements présents, et donc la réaction émotionnelle du sujet face à ceux-ci.

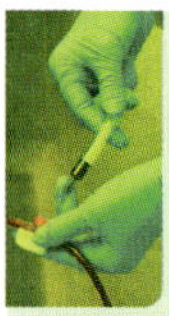

Gérer ses émotions, une nécessité chez le soignant

La gestion des émotions est une voie incontournable du travail soignant. Gérer ses émotions signifie ne pas les laisser (seules) guider notre comportement mais ne signifie sûrement pas les ignorer. Il importe au contraire d'en prendre conscience, de les accepter et de les partager.

Vouloir les verrouiller implique le risque de se priver d'une énergie mobilisatrice mais aussi d'entraîner un déni de soi et une expression de ces émotions détournée, par exemple, vers la sphère corporelle (douleurs, crispations...). La métaphore de la cocotte-minute, exprimant la nécessité d'expression des émotions afin d'éviter l'explosion, est partiellement fausse. Cette catharsis, sorte de vidange émotionnelle, fonctionne de manière très ponctuelle et n'empêche en rien le retour de l'émotion. Refuser l'expérience émotionnelle en essayant par tous les moyens de chasser le ressenti en pensant à autre chose, en niant la frustration, en se jetant frénétiquement dans l'activité, etc., ou au contraire se laisser entraîner par l'émotion, en généralisant son impact sur les différents champs de notre existence, ne sont pas des voies opérantes.

La voie médiane, qui consiste à centrer son attention sur le moment présent (sans ruminer, ni anticiper), à prendre conscience de son état émotionnel, à le vivre un moment, pour pouvoir s'en détacher l'instant suivant, semble plus efficace sur la gestion émotionnelle. Mais cette gestion des émotions doit pouvoir s'effectuer dans tous les moments de l'existence afin de pouvoir être libre de toute pression émotionnelle en situation professionnelle.

Elle nécessite, dans ses relations de tous les jours :

– de trouver un équilibre entre donner et recevoir ;

– d'oser parler de soi, de ce que l'on ressent ;

– de demander clairement ce qui fait envie ;

– de laisser de la place à l'expression de l'autre ;

– d'accepter les compliments mais aussi les critiques raisonnables...

Communication des émotions

L'imagerie cérébrale a montré que les émotions perçues chez l'autre ont une influence sur le sujet qui observe. Une émotion perçue sur le visage de quelqu'un est l'expression d'un état interne vécu. Un observateur qui perçoit l'expression en question va être « contaminé » par l'émotion exprimée et ressentir lui-même l'émotion en question. C'est ce que l'on nomme empathie ou identification. C'est ce qui nous fait avoir peur ou nous sentir triste lorsque nous sommes devant un film, c'est aussi ce qui nous permet de comprendre la souffrance de l'autre lorsque nous sommes en situation de soin.

TRANSFERT

Le transfert est le phénomène par lequel un sentiment éprouvé pour un objet est déplacé vers un objet différent. Dans le cadre psychanalytique, le terme d'objet représente tout ce qui est extérieur au sujet ; une personne est donc objet pour le sujet. Mais le transfert, en plus de ce déplacement d'un objet vers un autre, induit un déplacement temporel. Il devient alors répétition, au présent, d'événements psychiques que l'individu a déjà une fois vécus.

Par le transfert le sujet montre le noyau de son histoire intime et la reproduit de façon palpable, présente, au lieu de s'en souvenir. Ce qui se jouait autrefois est rejoué dans la relation transférentielle. Lorsqu'elle est en lien avec une situation thérapeutique, le transfert fournit au thérapeute un matériel particulièrement fécond qu'il peut exploiter en le révélant au patient et en l'interprétant. Le contre-transfert est l'ensemble des effets inconscients activés par le soignant en réaction au transfert du soigné.

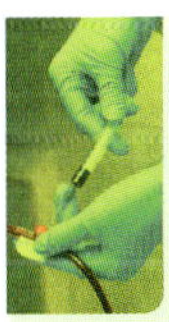

Le transfert dans la relation thérapeutique

Il est important de savoir que les personnes qui ont joué un rôle important dans la vie du patient interviennent inconsciemment dans la relation que nous construisons avec lui. Pour prendre un exemple très schématique, on pourrait dire que la relation d'un patient donné avec un soignant - relation de dépendance et de soumission confiante - peut être colorée par la relation que le patient avait avec sa mère. Cette relation sera influencée par son passé et par le type de relation qu'il a pu construire avec celle ou celui qui avait la charge de prendre soin de lui. S'il n'a pas confiance, ce n'est peut-être pas seulement parce qu'il n'a pas confiance en nous mais peut-être aussi parce qu'il n'a jamais pu construire de relation de confiance avec celle qui le maternait. Garder à l'esprit que la relation d'aujourd'hui peut être influencée par un type de relation passée permet de prendre de la distance avec ce que nous vivons dans le présent. Il faut cependant être attentif à ne pas généraliser ce genre d'interprétation.

Il importe par ailleurs tout autant de connaître les figures qui, de notre côté, participent à notre relation à l'autre (contre-transfert). Les transferts et contre-transferts que nous rencontrons dans le cadre de nos relations thérapeutiques doivent en tous cas nécessairement faire l'objet d'un travail d'élucidation ; si cela n'est pas possible, il faut au moins garder à l'esprit leur existence et leur influence sur la relation actuelle.

DÉSIR, BESOIN ET FRUSTRATION

Différence entre besoin et désir

Le besoin relève d'un manque objectif, d'ordre physiologique ou psychologique. L'homme a besoin de nourriture pour vivre, d'un abri, d'hygiène. Mais il a aussi besoin du regard de l'autre pour se sentir exister.

Le désir est la conscience et l'orientation spécifique du besoin. Si, par exemple, le besoin a pour objet la nourriture en général, le désir portera sur un aliment précis, en fonction des goûts, du moment, des incitations… Le besoin est neutre ou indifférencié, il relève du ressenti, du vécu. Le désir vise un objet déterminé et différencié, il relève de la pensée.

Le désir est l'individualisation du besoin. Le lien entre besoin et désir (Lacan) est la demande.

Enfin, le besoin est lié à la nécessité, le désir à la volonté.

Frustration

La frustration est inhérente à la vie humaine. Tous les besoins et désirs d'un individu ne peuvent être satisfaits en permanence. L'autre, la loi sociale, l'environnement lui font obstacle régulièrement. C'est d'ailleurs cette même frustration (l'attente de la satisfaction) qui, au début de sa vie, permet au sujet de se développer en stimulant sa vie psychique afin de compenser le manque par la pensée, la représentation. Plus tard, c'est la frustration qui le stimulera pour élaborer des projets, développer des compétences, entrer en compétition, s'améliorer et trouver sa place dans l'espace social.

Mais la frustration n'est pas indolore. Avant d'être stimulante, elle entraîne une réaction émotionnelle chez l'individu et provoque soit un sentiment d'incapacité, d'inutilité, soit un sentiment d'injustice et de colère.

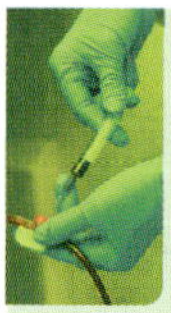

Nommer les affects du patient

Dans le cadre de son activité professionnelle, l'infirmière est à l'origine ou doit gérer de nombreuses situations dans lesquelles le patient vit des frustrations (attente importante, non-réponse à des questions…). L'impact de la frustration est majoré par l'anxiété générée par les situations vécues. Un patient venant d'apprendre que sa pathologie progresse disposera d'une tolérance amoindrie à la frustration.

Il est indispensable de veiller à ce que les sentiments puissent être mis en mots par l'intéressé. Le laisser exprimer sa détresse ou sa colère, voire la nommer par anticipation (« Je me doute que cette attente est difficile, mais nous faisons de notre mieux… »), permet d'évacuer progressivement la charge affective.

ATTACHEMENT

Le recours plus ou moins facile à des comportements agressifs ou même violents est lié à la personnalité du sujet et à sa capacité à construire ses relations à l'autre. Le modèle précoce des relations sociales dans lequel le sujet a baigné est déterminant. Certains milieux sociaux ou familiaux placent le recours à la violence comme un élément relationnel normal. Le sujet subit alors cette influence sociale dans l'ensemble de ses rapports à l'autre tout au long de son existence. Mais, même dans un milieu dans lequel la violence ou l'expression agressive ne sont pas prégnantes, la qualité de la relation que le sujet construira avec l'autre dépendra de la qualité de la relation à partir de laquelle il se sera construit. Si cette relation lui a donné confiance en lui et en l'autre, il vivra certainement ses relations à l'autre de manière apaisée, confiante et non conflictuelle. Si, au contraire, il se développe dans un environnement non confiant, il vivra toujours sa relation à l'autre avec une certaine tension et une certaine méfiance. Un concept rend bien compte de cette prédisposition acquise à la relation à l'autre : l'attachement.

L'attachement est un concept apporté par John Bowlby. Ce serait un besoin primaire inné qui viendrait s'ajouter aux besoins physiologiques classiquement définis. Une des racines de ce concept d'attachement vient de l'éthologie et de l'étude de certains oiseaux à travers le concept d'empreinte. L'empreinte est une attirance biologique du petit pour sa mère ou pour tout objet mobile entrant dans son champ de perception à une époque précise et précoce de sa vie (c'est du fait de ce phénomène d'empreinte que Konrad Lorentz, célèbre éthologue, avait toujours derrière lui une ribambelle d'oiseaux qui l'avaient eu pour premier objet d'attachement).

L'empreinte a une fonction de survie capitale puisqu'elle permet au petit de se trouver toujours à proximité de sa mère.

Contrairement aux animaux, l'enfant ne peut pas s'agripper à sa mère... Il va donc utiliser d'autres moyens pour prolonger les interactions avec cette dernière et pour augmenter sa proximité : ce sont les pleurs, le sourire, la succion. L'attachement est ce que l'enfant va mettre en œuvre pour s'assurer la protection de sa mère jusqu'à ce qu'il soit capable de se débrouiller par lui-même. Ce comportement d'attachement est programmé, il s'organise pendant la première année de vie (entre 6 mois et 1 an) et conditionnera par sa qualité la bonne adaptation, plus tard, de l'enfant à son milieu (voir chapitre 2).

Points clés à retenir

▶ **L'agressivité** est un instinct élémentaire au service de l'adaptation. Elle est à la base de l'affirmation de soi, du développement du sujet, de la motivation, de la réactivité aux événements, de la socialisation. Elle peut aussi être tournée vers la destructivité.

▶ **La violence** est un mouvement défensif mis en œuvre par le psychisme pour évacuer une tension intolérable.

▶ **Les émotions** sont des processus biologiques adaptatifs permettant une mise en alerte rapide de l'organisme. Elles sont automatiques et de courte durée. Elles peuvent être suivies par un état affectif durable appelé sentiment.

▶ **Le transfert** est le phénomène par lequel un sentiment éprouvé pour un objet (personne) est déplacé vers un objet différent. C'est une répétition, au présent, d'événements psychiques que l'individu a déjà une fois vécus. Le **contre-transfert** est l'ensemble des effets inconscients activés par le soignant en réaction au transfert du soigné.

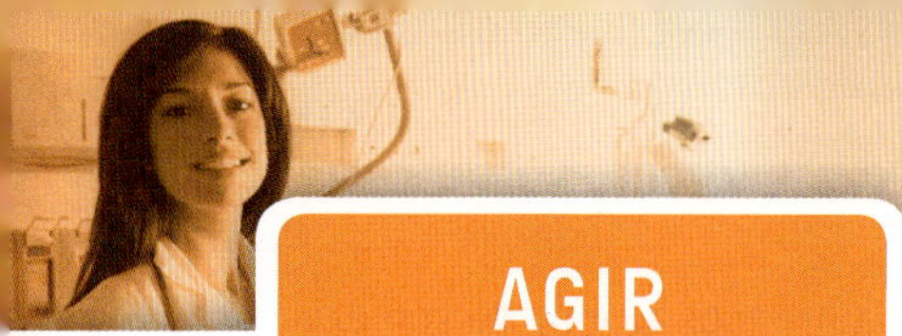

AGIR

SITUATION PROFESSIONNELLE : GESTION D'UNE SITUATION RELATIONNELLE FAVORISANT UNE INTERACTION AGRESSIVE

M. Meunier. accompagne son épouse aux urgences suite à une chute de vélo assez spectaculaire qui n'a entraîné aucune perte de connaissance. Celle-ci présente des blessures légères aux mains, aux avant-bras ainsi qu'aux genoux et son visage est contusionné. Mme Meunier fait un passage rapide par l'IOA qui priorise les soins. L'état de Mme Meunier n'étant pas jugé préoccupant, il est demandé au couple de prendre place en salle d'attente. Celle-ci est pleine et plusieurs patients arrivés en ambulance sont pris en charge en priorité.

À plusieurs reprises, M. Meunier. va voir l'infirmière d'orientation afin de savoir quand on s'occupera enfin de son épouse. Il semble très inquiet, à chaque fois monte le ton, s'énerve, interpelle toutes les blouses blanches qui passent. Il reproche leur inactivité à certains soignants paraissant inoccupés. Une aide-soignante, interpellée alors qu'elle revenait avec du matériel stérile, demande avec fermeté à M. Meunier de se calmer et de respecter les gens qui travaillent, précisant qu'il n'est pas seul à attendre et que son tour viendra. M. Meunier devient insultant et menaçant. L'intervention d'un médecin a pour effet de renforcer son énervement. Il faut l'intervention de son épouse pour qu'il se calme. Elle dit au personnel soignant en prenant un air gêné : « Il faut excuser mon mari, il est d'un naturel anxieux. »

Dans la salle d'attente du service, M. Meunier se lève et s'assoit régulièrement, marche à pas rapides, parle seul. Il interpelle même un patient qui attend en salle d'attente et qui est appelé pour être vu par un médecin alors qu'il ne présente pas de blessure visible. Il reproche à ce patient de prendre la place de véritables blessés.

1 IDENTIFIER LES DONNÉES SIGNIFICATIVES

Quelles données relève-t-on ?	Pourquoi sont-elles significatives ?
Le nom et le nombre de personnes concernées : il s'agit d'un couple, Monsieur et Madame Meunier	La connaissance du patronyme d'une personne facilite son accueil et induit une relation personnalisée. L'accompagnant doit être pris en compte lors de l'accueil
Arrivée aux urgences consécutive à une chute de vélo sans perte de connaissance avec blessures superficielles	Il s'agit du motif de la consultation et du contexte de l'accident ainsi que de la motivation du couple à se rendre aux urgences
La salle d'attente est pleine car de nombreux patients attendent déjà au moment de l'arrivée du couple	Il s'agit du contexte environnemental préexistant à l'arrivée du couple dans le service des urgences

Quelles données relève-t-on ?	Pourquoi sont-elles significatives ?
Toutes les manifestations comportementales de M. Meunier : il monte le ton, s'énerve, interpelle le personnel et les autres patients, reproche leur inactivité aux soignants, marche à pas rapide dans la salle d'attente, se lève, s'assoit...	Toutes ces attitudes traduisent le mal être et l'anxiété de M. Meunier
Son épouse le calme	C'est une personne ressource pour M. Meunier

2 COMPRENDRE ET ÉVALUER LA SITUATION

Que faut-il comprendre ?	Évaluation
Dans le cas de ce couple, il est important de personnaliser rapidement la prise en charge, surtout dans le cadre d'un service d'accueil d'urgence SAVOIRS FONDAMENTAUX Raisonnement clinique, psychologie, soins de confort et de bien être, législation, qualité des soins	Identification du couple
Bien que légères, la multiplicité des blessures inquiète fortement M. Meunier que son épouse décrit comme ayant un naturel anxieux. Son état anxieux ne permet à M. Meunier d'évaluer les blessures de son épouse à leur juste valeur et pour lui, celles-ci nécessitent une prise en charge aux urgences avec un traitement rapide. SAVOIRS FONDAMENTAUX soins d'urgence et psychologie	La situation est anxiogène pour M. et Mme Meunier
A leur arrivée, après un rapide passage par l'IOA qui priorise les soins, le couple doit attendre dans une salle pleine de monde. Il existe là un écart entre les attentes du couple (une prise en charge rapide compte tenu de la gravité qu'ils perçoivent) et la réalité (la nécessité d'une attente indéterminée étant donné l'absence de détresse vitale).	Inquiétude et peur de M. Meunier par rapport à l'état de son épouse qu'il juge grave, ces sentiments étant majorés par l'attente imposée qu'il ne comprend pas

Que faut-il comprendre ?	Évaluation
L'attente génère une tension croissante chez M. Meunier, celle-ci lui semblant injustifiée. La tension interne générée par l'anxiété s'évacue par les jugements et les reproches qu'il émet à l'encontre du personnel et des autres patients, ainsi que par son agitation psychomotrice. Dans ce contexte, l'inquiétude légitime de M. Meunier ne lui permet pas de trouver les moyens de faire face à son inquiétude (sentiment dérivé de la peur). Ce sentiment provoque chez lui une hypervigilance et une prédisposition à l'action SAVOIRS FONDAMENTAUX Soins d'urgence et Psychologie	Inquiétude et peur de M. Meunier par rapport à l'état de son épouse qu'il juge grave, ces sentiments étant majorés par l'attente imposée qu'il ne comprend pas
Toutes les manifestations comportementales de M. Meunier traduisent sa difficulté à gérer la situation L'agressivité dont il fait preuve est défensive (par rapport à sa peur) et en agissant ainsi il met en œuvre ses capacités d'adaptation (même si elles ne sont pas les plus pertinentes dans le contexte), tentant ainsi de maîtriser la situation. Cette agressivité lui permet de prendre sa place dans son environnement et c'est la seule stratégie dont il dispose pour agir à ce moment là	Réaction d'agressivité de M. Meunier due à son incompréhension de la nécessité d'avoir à attendre la mise en œuvre de la prise en charge de son épouse
Il faut noter également que l'intervention de l'aide-soignante quand elle a demandé à M. Meunier de se calmer avec fermeté (celle-ci n'identifiant pas les causes profondes de son comportement) a envenimé les choses. En effet M. Meunier avait besoin que l'on tienne compte de son inquiétude, d'être rassuré et de se sentir compris. SAVOIRS FONDAMENTAUX Psychologie Soins relationnels	L'attitude de l'aide-soignante a potentialisé l'attitude violente de M. Meunier

Que faut-il comprendre ?

L'inquiétude génère du stress qui sature alors les possibilités d'élaboration de M. Meunier. La présence de son épouse et son calme apparent réussissent néanmoins à le rassurer temporairement. Son épouse est une personne ressource pour M. Meunier.

SAVOIRS FONDAMENTAUX Psychologie

Évaluation

Apaisement temporaire

Synthèse de la situation : Accueil d'un couple aux urgences dont la femme présente des blessures superficielles consécutives à une chute de vélo. L'attente de ce couple anxieux est vite insupportable, engendrant une réaction d'agressivité du mari aggravé par le contexte réactionnel.

3 METTRE EN ŒUVRE DES ACTIONS

Quelles actions met-on en œuvre ?

Très calmement, utilisant un ton rassurant, il est nécessaire de réaliser un entretien d'information avec M. Meunier :

- pour lui communiquer les résultats du bilan d'entrée ne mettant en évidence aucun paramètre de détresse vitale nécessitant une prise en charge immédiate,
- pour lui expliquer le fonctionnement du service : c'est l'IUA qui établit les priorités aux urgences et le cas de Mme Meunier ne relevant pas d'une urgence vitale, elle sera prise en charge quand ces urgences vitales auront été traitées. C'est la raison de leur attente,
- pour l'informer du temps d'attente : même si celui-ci est important, le connaître est toujours mieux que d'être dans l'ignorance,
- pour lui expliquer le déroulement de la prise en charge : les blessures superficielles de son épouse seront pansées et elle bénéficiera d'un traitement adapté

SAVOIRS FONDAMENTAUX Démarche clinique, Soins relationnels

Pourquoi ?

Intervenir sur le plan relationnel évite que l'agressivité de M. Meunier ne se transforme en violence. Cet entretien vise à le rassurer et à lui permettre de comprendre la situation. Ceci aura alors pour conséquence de l'apaiser car il se sentira épaulé et compris. Savoir que son épouse ne court aucun danger immédiat va permettre de faire baisser le niveau de son inquiétude

Comprendre que les patients prioritaires sont en réel danger alors que son épouse ne l'est pas (il a été rassuré là-dessus) va permettre à M. Meunier de mieux accepter l'attente. La compréhension d'une situation permet de mieux la gérer

La délivrance régulière d'information par le personnel soignant traduit la prise en compte des personnes qui attendent

La connaissance et la compréhension de ce qui va se passer pour son épouse vont diminuer l'anxiété de M. Meunier et lui permettre de mieux gérer la situation (tolérance)

Ainsi, informer M. Meunier lui permet d'ouvrir le champ de ses préoccupations et de se remettre à penser

Quelles actions met-on en œuvre ?	Pourquoi ?
Reconnaître l'inquiétude de M. Meunier. La nommer et lui permettre ainsi de la nommer à son tour SAVOIRS FONDAMENTAUX Psychologie, Soins relationnels	Une intervention soignante avec une écoute centrée sur la personne et ce qu'elle ressent lui permettent d'exprimer le ressenti problématique et de s'engager sur la voie de la condensation et de la nucléarisation. Le fait que quelqu'un reconnaisse son inquiétude lui permet de la partager, de s'en distancer et donc de la diminuer. Cela lui permettra d'accepter que son épouse ne présente pas un état clinique prioritaire

De plus, il convient de garder l'esprit que les patients qui attendent n'ont pour seule activité que de regarder l'activité dans le service. Ils perçoivent l'agitation, les moments d'activité intense mais également les courts moments de repos pris par les professionnels. Ces temps de pause peuvent facilement être interprétés comme de l'inactivité, voire de l'indifférence par rapport à la souffrance ressentie.

4 NOTER ET ANALYSER LES RÉSULTATS OBTENUS

Résultats	Évaluation des résultats de la prise en charge
M. Meunier a pu exprimer la peur qu'il a ressentie et son incompréhension concernant le temps d'attente demandé.	L'écoute attentive réalisée par l'infirmière a permis de désamorcer l'agressivité de M. Meunier, évitant une situation de violence potentielle. Il est à noter que la gestion a été efficace bien que tardive L'anticipation de ce type de problème serait à instituer de manière systématique

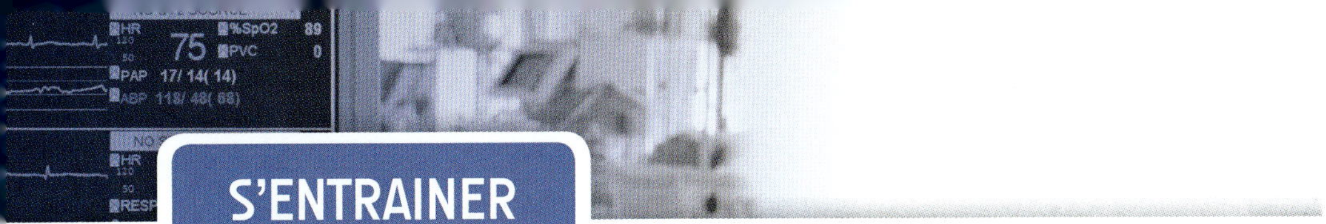

S'ENTRAINER

VÉRIFIER SES CONNAISSANCES

1 QROC (Questions à réponses ouvertes courtes)

1. Définissez le concept de mécanismes de défense et précisez leur fonction.

2. Différenciez anxiété et angoisse.

3. Définissez et décrivez les deux topiques de Freud.

4. Définissez le concept de pulsion.

5. Quelle est la fonction des émotions ?

6. Définissez le concept de transfert

CORRIGÉS

VÉRIFIER SES CONNAISSANCES

1 QROC (Questions à réponses ouvertes courtes)

1. Un mécanisme de défense est un processus psychique élaboré par le Moi sous la pression du Surmoi et de la réalité extérieure, permettant de lutter contre l'angoisse. Il protège le Moi des exigences pulsionnelles du Ça, mais aussi de l'angoisse suscitée par les conflits entre les différentes instances du psychisme (Ça, Moi et Surmoi). Le mécanisme de défense fonctionne de manière inconsciente et non volontaire. Les mécanismes de défense travaillent à rendre possible l'adaptation du sujet au monde en agissant hors du champ de la conscience. Ils ne signent pas l'aspect pathologique du fonctionnement psychique, car ils sont indispensables à la vie psychique de chacun.

2. L'anxiété est un trouble psychique se caractérisant par la crainte de la survenue d'un danger réel ou imaginaire. L'angoisse est une forme d'anxiété marquée dans laquelle sont associées des réactions psychiques et somatiques.

3. Les topiques de Freud sont des propositions de description de l'architecture du psychisme.

La première topique est constituée des trois systèmes suivants :

– l'inconscient est le siège des pulsions innées ainsi que de tous les désirs refoulés.

– le système préconscient est le siège des opérations mentales disponibles : il peut donc être accessible à l'évocation volontaire, contrairement à l'inconscient. Il se situe dans le registre de la pensée ;

– le conscient est le système qui est en relation avec l'extérieur ainsi qu'avec les sensations internes. Il représente ce qui est accessible à la pensée consciente, à l'évocation immédiate, au ressenti actuel.

La seconde topique est constituée des trois instances suivantes :

– le Ça est le réservoir d'énergie de l'individu. Il abrite des pulsions qui sont des forces inconscientes qui le poussent à agir. Il fonctionne selon le principe de plaisir qui tend systématiquement à la satisfaction du besoin et à l'apaisement des tensions ;

– le Surmoi se construit progressivement dans la confrontation et la prise en compte du sujet des interdits sociaux qu'il intériorise. Le rôle du Surmoi est assimilable à celui d'un juge, c'est une instance moralisatrice et interdictrice ;

– le Moi est l'instance qui assure la cohérence de la personne et son adaptation au monde. Il se développe lui aussi progressivement au rythme de la maturation du sujet et au contact des réalités extérieures.

4. Une pulsion est une force biologique et psychique qui agit de façon permanente. Elle induit un état de tension et oriente le sujet vers un but, réduire la tension, par le biais d'un objet spécifique. Les pulsions sont les moteurs de l'existence. Elles ont trois composantes :

– une source : c'est l'excitation, dont la base est somatique ;

– un but : c'est l'élimination de la tension générée par la pulsion ;

– un objet : c'est ce qui va servir à atteindre le but.

La gestion des pulsions est une des fonctions du Moi. Il autorise la satisfaction de certaines d'entre elles lorsqu'elles sont compatibles avec la réalité sociale et refoule ou transforme les autres en vue de leur adaptation à cette réalité.

5. La fonction des émotions est adaptative. Elles placent l'organisme en situation de réagir face à un stimulus de façon à se préserver. Dans les échanges interhumains, elles tiennent une place centrale, tout comme dans les relations du sujet avec lui-même. Elles sont à prendre comme des messages, des informations ponctuelles en lien avec les événements vécus.

6. Le transfert est le phénomène par lequel un sentiment éprouvé pour une personne est déplacé vers une personne différente. Mais le transfert, en plus de ce déplacement d'un sujet vers un autre, induit un déplacement temporel. Il devient alors répétition, au présent, d'événements psychiques que l'individu a déjà une fois vécus. Cela signifie que les affects éprouvés face à une personne aujourd'hui sont influencés par les affects éprouvés face à une autre personne dans le passé. Le transfert est un phénomène non conscient.

4 Psychologie cognitive

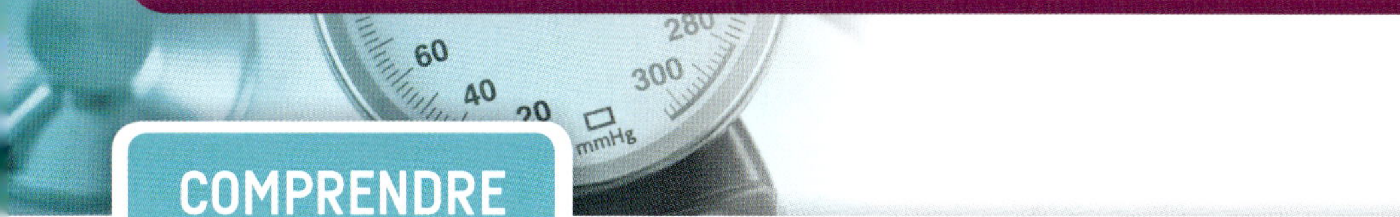

COMPRENDRE

La cognition se définit comme l'ensemble des activités mentales et des processus qui se rapportent à la connaissance et à la fonction qui la réalise.

La psychologie cognitive traite des fonctions psychologiques qui permettent au sujet humain d'avoir accès et de traiter les informations permettant la connaissance. Ces différentes fonctions sont la perception, l'attention, la mémoire, le raisonnement, la résolution de problèmes, la communication.

Pour comprendre le fonctionnement psychique humain, la psychologie cognitive se fonde sur l'observation des comportements, ces derniers étant considérés comme des éléments révélateurs incontournables de ce fonctionnement.

ÉTAPES DU FONCTIONNEMENT COGNITIF

Une information suit un trajet qui commence au moment où celle-ci est perçue - c'est la première étape - et s'arrête au moment où elle entraîne une réaction comportementale - c'est la dernière étape. Le schéma parcouru par cette information et les événements vécus au sein même de l'organisme fondent le fonctionnement cognitif du sujet *(fig. 4.1)*.

Tout commence par la perception d'un stimulus (1). Cette dernière entraîne un effort d'attention (2) afin d'isoler le stimulus des stimuli ambiants. Une fois isolé, le stimulus fait l'objet d'un traitement cognitif (3) lui permettant d'être traduit en unité de sens. Il est alors rangé dans une unité sémantique globale (4), un concept, pour être intégré aux connaissances globales du sujet concerné. Il sera ensuite mémorisé (5) plus ou moins longtemps en fonction de son importance pour le sujet et fera l'objet d'un raisonnement (6) qui permettra au sujet d'initier une réponse comportementale. Celle-ci pourra, si besoin, faire l'objet d'un geste de communication (7).

Étape 1 – Perception
→ Étape 2 – Attention
→ Étape 3 – Traitement cognitif
→ Étape 4 – Catégorisation
→ Étape 5 – Mémorisation
→ Étape 6 – Raisonnement
→ Étape 7 – Communication

Figure 4.1. Les étapes du fonctionnement cognitif

Étapes 1 et 3 : perception et traitement cognitif de l'information

La perception est l'expérience consciente résultant de la stimulation des organes sensoriels *(tableau 4.I)*. Les informations sensorielles peuvent être extéroceptives (provenir de l'extérieur) ou proprioceptives (provenir de l'intérieur).

Trois éléments interviennent dans le travail de perception :

- un stimulus, élément déclencheur d'une perception qui provoque une modification d'un organe sensoriel ;
- un organe sensoriel, élément capteur et transmetteur de la perception ;
- un sujet, élément d'intégration et de prise en compte de la perception.

Les éléments de la perception suivent un chemin ascendant qui va des organes sensoriels vers le cortex, ce dernier ayant pour fonction de traiter ces informations et de les traduire en unité de sens. Par exemple, un son sec et rond est entendu, le cortex l'analyse et le traduit : c'est un « avertisseur sonore de voiture ». Il ne reste plus au sujet qu'à réagir *(fig. 4.2)*.

Sens	Organe	Stimulus	Type d'information
Vision	Yeux	Faisceaux lumineux	Forme, distance, couleur, identité des objets
Audition	Oreilles	Pression atmosphérique	Nature des sons, lieu
Olfaction	Nez	Composition chimique	Nature des odeurs
Gustation	Bouche	Composition chimique	Goût, comestibilité
Toucher	Peau et muscles	Pression	Qualité des objets, température, mouvement

Tableau 4.I. Les différents outils sensoriels

L'étape sensorielle est une étape exclusivement physiologique mettant en jeu des récepteurs spécialisés permettant de repérer les caractéristiques des stimuli.

STIMULUS

Niveau sensoriel (vibration de l'air)
→ Traitement perceptif (fréquence sonore, timbre, intensité
→ Traitement cognitif (identification du son)

Figure 4.2. Trajet d'une séquence perceptive (exemple de l'audition)

L'être humain a des possibilités sensorielles limitées. Au niveau visuel, par exemple, il est incapable de voir les rayons ultraviolets et la lumière infrarouge alors que certains insectes en sont capables. La seconde étape, perceptive, est une étape d'organisation des données : pour la vision, il s'agit de distinguer l'objet du fond (l'environnement) qui l'entoure, d'en avoir une vision globale même s'il est en mouvement, etc. L'étape cognitive est interprétative, elle permet de donner une signification à l'information perçue et traitée, elle est en lien avec l'histoire et la culture du sujet.

Mais le traitement d'une information sensorielle n'est pas uniquement ascendant, dans le sens des organes sensoriels vers le cortex. Il existe aussi des processus descendants qui utilisent des connaissances acquises concernant la structure de l'environnement et qui influencent la perception. Cela signifie que l'homme organise sa perception du monde sur la base de connaissances acquises *(fig. 4.3)*. La perception n'est donc pas simplement la réception passive d'informations. Ces dernières doivent être sélectionnées, décryptées, interprétées, catégorisées.

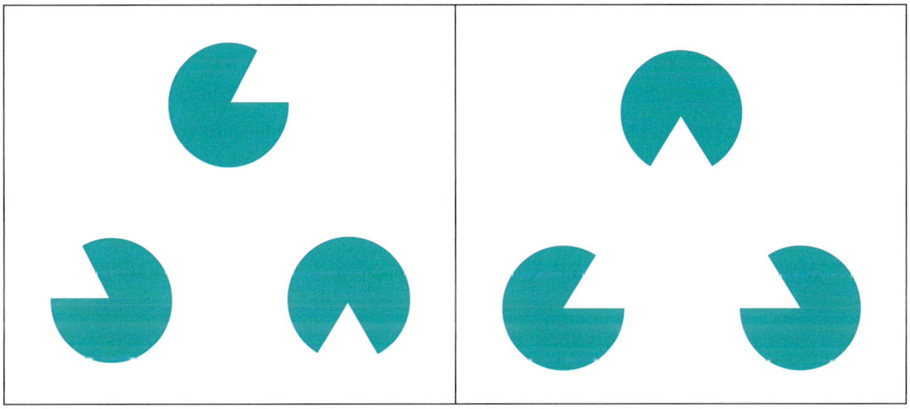

Figure 4.3. Exemple d'organisation cognitive d'une perception sur la base de connaissances acquises

Si nous voyons un triangle dans la seconde figure alors qu'aucun triangle n'est dessiné, c'est parce que nous disposons de la forme géométrique du triangle en mémoire et que celle-ci est activée lors de l'observation de cette figure. Notre perception des trois cercles noirs est guidée par notre mémoire de la forme géométrique du triangle.

Toutes nos perceptions sont ainsi orientées par nos connaissances acquises, ce qui nous permet d'interpréter notre environnement de manière rapide et efficace. C'est ce qui nous permet par exemple de lire le plan d'une ville et d'y voir des rues et des avenues alors que sur le morceau de papier que nous avons devant les yeux sont dessinées des formes géographiques (les quartiers), séparées par des espaces formant des axes plus ou moins réguliers (les rues).

Étape 2 : l'attention

L'attention est le processus de focalisation d'une partie de l'activité mentale sur certains éléments de l'environnement ou sur certaines activités du sujet lui-même. C'est la prise de possession par l'esprit d'un objet extérieur, d'une situation ou d'un événement interne. L'attention nécessite de discriminer et de sélectionner un ou des stimuli parmi les nombreuses sollicitations contenues dans le milieu environnant ou dans nos actes internes.

L'attention est une fonction cognitive essentielle dans de nombreux domaines du fonctionnement humain, dans la perception, la mémoire, le langage, le raisonnement. C'est un facteur d'efficience important.

L'attention d'un individu n'est pas toujours à son maximum, elle subit des variations :

- en intensité, c'est-à-dire en quantité ;
- en sélectivité, c'est-à-dire dans son orientation.

Étape 4 : la catégorisation

La catégorisation est un processus par lequel différents objets sont perçus comme similaires. L'accès à la connaissance passe obligatoirement par ce processus de catégorisation. Le sujet humain est bombardé d'informations en provenance de lui-même et de son environnement. Il est équipé de capteurs, ses organes sensoriels, qui envoient à son cortex des myriades d'informations diverses : sons, images, sensations tactiles, impressions, émotions, éléments proprio et intéroceptifs. Ces informations arrivent au niveau du cortex de manière isolée et désordonnée. Le cortex doit mettre de l'ordre dans ces informations afin de pouvoir leur donner du sens et de permettre l'adaptation du sujet en lien avec elles. Cette mise en ordre se nomme catégorisation. La catégorisation a une fonction opératoire, elle est organisatrice et simplificatrice de la réalité pour le sujet.

Principes de la catégorisation

L'outil de base de la catégorisation est le **concept**. Un concept est une représentation mentale regroupant de multiples objets sous une définition commune, ces objets ayant des attributs communs. La majeure partie des concepts représentent des regroupements d'objets fondés sur leur ressemblance à travers des prototypes et des exemplaires.

Organisation des concepts

Les concepts eux-mêmes sont organisés en classes plus ou moins hiérarchisées, leur permettant d'être disponibles très rapidement lorsque le sujet pense.

Cette organisation passe, entre autres, par la construction de **taxinomies**[1] organisées en classes, sous-classes et sur-classes ; dans ces taxinomies, chaque catégorie est incluse dans la catégorie d'ordre supérieur. Les catégories (classes) les plus larges sont très englobantes, elles ont une portée très large, elles regroupent de nombreux objets mais elles sont peu précises. Les catégories spécifiques ont une portée restreinte (elles regroupent peu d'objets) mais elles sont précises.

Par exemple, la catégorie « animal » est très englobante, la catégorie « oiseau » est déjà plus spécifique et précise et la catégorie « rapace » l'est encore plus. Cette dernière est incluse dans la catégorie « oiseau », qui est incluse dans la catégorie « animal ». Elles sont hiérarchisées.

Étape 5 : la mémoire

La mémoire est la fonction qui permet de capter, conserver et restituer les informations perçues.

1 En sciences humaines, la taxinomie désigne une représentation hiérarchique de concepts, d'objets ou de disciplines.

Traitement de la mémoire

La mémorisation des éléments d'information passe par un processus en trois étapes.

Encodage

C'est l'acquisition et la consolidation des informations. L'encodage nécessite la transformation des informations afin qu'elles produisent une trace mnésique. Les informations sensorielles subissent un premier encodage, appelé transduction sensorielle : c'est la transformation d'une énergie en une autre de nature différente. Les cellules sensorielles, de l'audition par exemple, reçoivent des informations relatives à des différences de pression. Ces différences de pression sont transformées en signaux électriques afin d'être véhiculées et traitées par le cortex. Les traces signifiantes (sonores) sont ensuite à nouveau encodées (transformées) pour passer dans une mémoire plus stable qui est la mémoire à court terme. Chacun des sens fonctionne selon ce schéma de transformation des informations.

Le passage des informations de la mémoire à court terme vers la mémoire à long terme nécessite une autre forme d'encodage qui s'appelle la consolidation. Celle-ci n'est pas systématique. Elle n'est opérante que si l'encodage est approfondi (maintien en mémoire volontairement prolongé de l'information ou inclusion de l'information dans un système faisant sens : histoire, rime, jeu de mot, consonance, taxinomie, catégories…) ou si l'information est répétée, ou encore si elle a une valeur affective pour le sujet.

Stockage

C'est l'enregistrement, la conservation des informations. Ces dernières sont stockées au même niveau cortical que celui de la perception initiale et de son traitement : par exemple, les informations visuelles sont stockées dans l'aire cérébrale concernée par la vision, etc.

Récupération

C'est l'utilisation, la remémoration des informations stockées. La récupération doit rechercher toutes les parties d'un souvenir pour pouvoir le restituer dans sa globalité. Dans la plupart des cas, la remémoration d'une information (souvenir) est facilitée par le processus d'amorçage, c'est-à-dire l'utilisation d'un indice : synonyme, évocation visuelle d'une scène, consonance… La récupération des éléments de mémoire épisodique est plus difficile que ceux de la mémoire sémantique car la première nécessite de retrouver le contexte de la situation avant de récupérer les informations (voir *tableau 4.II*).

D'un point de vue neurophysiologique, la mémoire fait appel à la plasticité synaptique du cortex. Lorsqu'une information arrive au cortex, elle produit une stimulation qui laisse une trace sur l'état des connexions du réseau neuronal concerné. Si l'information est répétée, la trace laissée la première fois va être renforcée et mémorisée. Ce mécanisme se produit pour des événements conscients mais aussi non conscients.

Les différents types de mémoire

Il existe quatre différents types de mémoire : la mémoire sensorielle, la mémoire à court-terme, la mémoire de travail et la mémoire à long terme. Elles répondent toutes à des fonctions différentes. Celles-ci sont explicitées dans le tableau 4.II.

Points clés à retenir

<table>
<tr><td colspan="4">Mémoire sensorielle
Elle correspond au temps de perception des stimuli par les organes sensoriels</td></tr>
<tr><td colspan="4">Mémoire à court terme
Mémoire temporaire de faible capacité</td></tr>
<tr><td colspan="4">Mémoire de travail
Mémoire temporaire mais non volontaire (permet, par exemple, de se souvenir du sens d'un discours jusqu'à la fin de celui-ci)</td></tr>
<tr><td colspan="4">Mémoire à long terme : mémoire de stockage</td></tr>
<tr><td colspan="2">Mémoire déclarative
Mémoire consciente, stock de connaissances générales</td><td colspan="2">Mémoire non déclarative
Mémoire inconsciente</td></tr>
<tr><td>Mémoire sémantique : mémoire encyclopédique (tout ce qu'un sujet sait sur le monde)</td><td>Mémoire épisodique : mémoire des événements personnels</td><td>Savoir-faire et habitudes</td><td>Apprentissages non associatifs : conditionnements types habituation ou sensibilisation
Conditionnements simples : apprentissages</td></tr>
</table>

Tableau 4.II. Les différents types de mémoire

Étape 6 : le raisonnement

Le raisonnement est une opération mentale consistant à tirer une conclusion d'un enchaînement d'arguments. Les arguments sont appelés prémisses. Plus simplement, raisonner, c'est utiliser sa raison pour comprendre ou démontrer quelque chose.

Il existe différents processus de raisonnement permettant une certaine souplesse dans l'articulation des arguments :

■ *le raisonnement déductif :* la déduction consiste à tirer une conclusion particulière à partir d'un ou de plusieurs principes généraux (prémisses). C'est un raisonnement du type : « si..., alors... ». Le syllogisme est un raisonnement déductif à deux prémisses dans lequel si les prémisses sont vraies, alors la conclusion est obligatoirement vraie ;

Exemple

- Prémisse 1 : tous les êtres humains sont mortels.
- Prémisse 2 : je suis un être humain.
- Donc : je suis un mortel.

■ *le raisonnement inductif :* l'induction consiste à tirer une conclusion générale à partir de faits particuliers. C'est une forme de généralisation. C'est le raisonnement utilisé dans de nombreux travaux de recherche : après avoir exploré un terrain spécifique à l'aide de questionnaires ou d'entretiens de face à face, le chercheur tire des conclusions qu'il généralise à d'autres terrains similaires ;

■ *le raisonnement par analogies :* le raisonnement par analogies consiste à tirer une conclusion à partir de comparaisons entre des phénomènes présentant des ressemblances ou entre un domaine connu et un domaine inconnu ;

■ *les méthodes heuristiques :* ce sont des méthodes empiriques qui visent à atteindre un but sans utiliser de méthode formelle (essais et erreurs). Elles procèdent par évaluations successives et hypothèses provisoires ;

■ *le raisonnement par l'absurde :* le raisonnement par l'absurde consiste à tirer une conclusion en s'appuyant sur les conséquences absurdes du raisonnement inverse ;

■ *le raisonnement dialectique :* le raisonnement dialectique permet d'articuler deux propositions contradictoires afin de dégager une proposition (thèse - antithèse - synthèse) ;

■ *le raisonnement critique :* il consiste à critiquer ou réfuter une opinion adverse de celle que l'on défend ;

■ *le raisonnement concessif :* le raisonnement concessif consiste à admettre partiellement des arguments d'une thèse adverse puis à leur opposer d'autres arguments afin de les réfuter (« Ce que vous dites est vrai, mais... ») ;

■ *le raisonnement par autorité :* il consiste à produire une argumentation en s'appuyant sur une citation ou une opinion dont la valeur est communément admise (citations tirées du champ scientifique, littéraire, religieux, etc.).

Étape 7 : la communication

La communication constitue une des modalités fondamentales de l'activité humaine. C'est l'action d'échanger des informations ou des connaissances avec quelqu'un par le biais d'une relation. Cette action est un processus constitué de plusieurs étapes et de différents éléments. Plusieurs modèles proposent des combinaisons de ce processus.

Modèle de Shannon et Wiener (1949)

C'est le modèle le plus connu. Ce modèle postule l'existence de six éléments, un émetteur, un canal d'informations (la voix, l'écriture, le corps, le téléphone...), un récepteur, un code (une langue, un code numérique, la gestuelle, la posture...), un message (un ensemble d'informations) et un *feed-back* (un message en retour de la part du récepteur). Ces six éléments sont représentés dans la *figure 4.4*.

Points clés à retenir

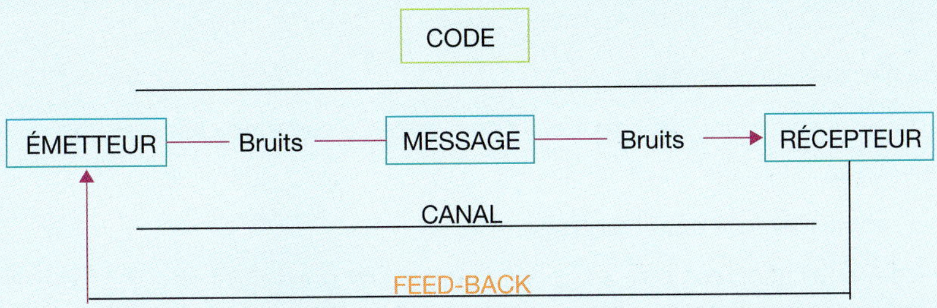

Figure 4.4. Schéma de la communication de Shannon et Wiener

L'absence d'un seul de ces six éléments risque de rendre inefficace le processus de communication.

Les éléments constitutifs d'une séquence de communication, émetteur, récepteur, canal, message et code, sont tous susceptibles de générer des distorsions qui peuvent compromettre l'efficacité de la séquence. Par ailleurs, l'organisation de l'espace géographique dans lequel se déroule une séquence de communication répond à des normes sociales acquises grâce à l'éducation. Ces normes définissent les distances qui séparent émetteur et récepteur en fonction du contexte dans lequel ils se trouvent. La proxémie est l'approche qui traite de cette organisation spatiale.

Variables en rapport avec l'émetteur

– **Cadre de référence de l'émetteur :** son arrière-plan culturel, ses opinions, ses valeurs, son savoir. Ce cadre de référence préforme les messages émis et leur donne une couleur, une tendance.

– **Attitudes de l'émetteur vis-à-vis du récepteur :** celles-ci sont modelées par les représentations que l'émetteur a du récepteur, qu'il soit ou non connu. Si le récepteur est inconnu, l'émetteur disposera tout de même de représentations vis-à-vis de lui à travers des stéréotypes, des préjugés, qui participent à toute rencontre interhumaine. Elles seront aussi modelées par les dispositions générales de l'émetteur vis-à-vis de la communication, c'est-à-dire ses tendances : supériorité, conflictualité, bienveillance, capacité d'écouter l'autre...

– **Normes sociales spécifiques à la séquence de communication :** ces normes sont de puissants déterminants de la façon dont l'émetteur va construire son message, en lien avec le statut social du récepteur, sa personnalité, son influence, son comportement. Ces normes sont aussi en lien avec le contexte (professionnel, personnel, commercial) et avec les enjeux (réclamation, négociation, information...).

Ces différentes variables vont participer à la modulation du message produit en direction du récepteur. Elles vont participer au choix du code (quel type de langage, quel ton) et au canal (quelle importance donner au non-verbal).

Variables en rapport avec le récepteur

– Capacité à décoder le message : un message trop technique ne sera pas compris d'une personne ne connaissant pas la discipline concernée.

– Préparation du récepteur à recevoir un message particulier à un moment donné : un message délivré trop abruptement ou dans un contexte inapproprié peut donner lieu à une incompréhension ou à une mauvaise interprétation.

Les variables en rapport avec l'émetteur sont bien entendu actives pour le récepteur : cadre de référence, attitude vis-à-vis de l'autre, normes sociales, contexte et enjeux.

Variables en lien avec le message

Il s'agit du code : celui-ci doit être adapté à la séquence de communication et partagé par les deux protagonistes.

Variables en rapport avec le canal de transmission

Le canal de communication doit être approprié pour faciliter la compréhension du message par le récepteur. De nombreuses informations passent par le canal en dehors du message. Dans le cadre du canal verbal, le ton de la voie en est un exemple flagrant : le même message délivré sur un ton doux n'aura pas le même impact s'il est délivré sur un ton directif.

Modèle systémique de l'école de Palo Alto

Le modèle systémique de communication postule que l'individu est toujours inscrit dans un (ou des) système(s) interhumain(s). Parmi ces systèmes, le plus important est le système familial qui, par la proximité et l'importance mutuelle que s'accordent ses différents membres, conditionne l'individu et son adaptation au monde. L'homme ne peut pas être considéré en dehors des systèmes dans lequel il évolue car il est en interaction constante avec eux. Il est donc le fruit de ces systèmes. La maladie psychiatrique s'explique alors, non pas par un défaut interne du sujet lié à son histoire, mais par un fonctionnement particulier d'un des systèmes dans lequel le sujet est immergé (en général la famille). C'est le système qui rend le sujet malade dans le but de maintenir son équilibre.

Trois axiomes principaux relèvent du modèle systémique :

- il n'est pas possible de ne pas communiquer. Même l'absence de communication active entre deux protagonistes communique quelque chose, de l'ordre du refus de considérer l'autre ou ses idées ;
- la communication est une séquence de faits, de réactions mutuellement provoquées. Deux systèmes de communication sont à distinguer. La communication symétrique et la communication complémentaire. La première est celle où les partenaires se situent sur le plan de la réciprocité d'un même comportement (la violence entraîne la violence). Dans la communication complémentaire, les positions des partenaires sont différenciées et s'expriment par des relations de complémentarité (par exemple, une relation hiérarchique) ;
- la communication peut utiliser deux types de signaux. Dans la communication digitale, les signaux utilisés sont de nature logique, codifiée, souvent binaire (un mot = un sens). Dans la communication analogique, le rapport entre un signe et sa signification est fondé sur la ressemblance physique ou symbolique. Le langage corporel est analogique alors que le langage parlé est digital.

Représentations mentales

Les représentations sont des constructions simplificatrices de l'esprit humain qui permettent au sujet de recréer en lui des images relatives à son environnement afin de mieux penser et agir sur celui-ci. Ce sont des interfaces signifiantes entre l'individu et son environnement *(voir chapitre 6)*.

Exemple du circuit suivi par le traitement cognitif d'une information

Juliette, infirmière en service de cardiologie, se trouve dans le bureau infirmier en compagnie de six de ses collègues. C'est l'heure de la relève, elle termine son service du matin, le bureau est envahi de bruit et d'agitation.

Un voyant **(stimulus – étape 1)** s'allume sur le tableau de surveillance des chambres du service. Le regard de Juliette se pose par hasard sur le voyant **(perception – étape 1)**. La lumière émise par le voyant lumineux entre dans l'œil de Juliette par sa cornée puis traverse le corps vitré pour atteindre la rétine sur laquelle se forme l'image du voyant **(étape 1 - transformation et transmission nerveuse de l'information)**.

Les cellules photoréceptives de la rétine de Juliette transforment le signal lumineux en influx nerveux qui est dirigé vers le cortex. Juliette prend connaissance de l'information **(traitement cognitif de l'information – étape 3)**.

Dans le même temps, Juliette est attirée par ce clignotement vers lequel elle concentre son attention **(focalisation de l'activité mentale - étape 2)**.

...

…

Tout de suite, le signal lumineux prend sens pour elle : un patient appelle, il a besoin d'une soignante à son chevet **(catégorisation : c'est un message d'appel – étape 4)**.

Juliette se lève, prévient ses collègues, éteint le voyant et se dirige vers la chambre concernée **(action)**.

Arrivée dans la chambre, elle constate que le patient se plaint d'une douleur au niveau de sa perfusion. Le signe est évident pour elle, c'est un glucosé qui est dans la perfusion, la douleur provient de la diffusion du produit **(mise en œuvre de la mémoire déclarative sémantique – étape 5)**.

Rapidement, Juliette analyse la situation **(raisonnement – étape 6)** et décide de retirer la perfusion pour la réinstaller au niveau de l'autre bras. Elle annonce ce qu'elle va faire au patient tout en commençant à réaliser son geste. Elle prend soin de questionner le patient au sujet de la douleur et le félicite pour avoir appelé rapidement **(communication – étape 7)**.

Points clés à retenir

▶ La psychologie cognitive traite des fonctions psychologiques du sujet humain qui lui permettent d'avoir accès et de traiter les informations permettant la connaissance.

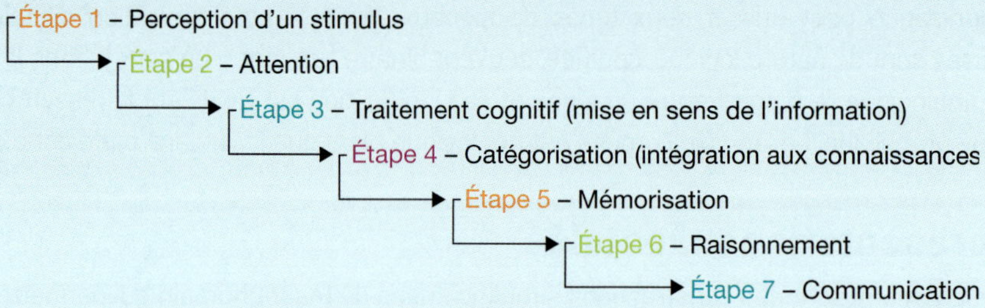

Figure 4.5. Schéma de la prise en compte d'une information au niveau cognitif

▶ **La perception** est l'expérience consciente résultant de la stimulation des organes sensoriels.

▶ **L'attention** est le processus de focalisation d'une partie de l'activité mentale sur des données particulières.

▶ **Le traitement cognitif** permet d'identifier un signal perçu en le distinguant de son environnement et en le mettant en lien avec l'histoire du sujet.

▶ **La catégorisation** est un processus permettant de classer l'information à partir du stock de connaissances déjà acquises et classées par le sujet.

▶ **La mémoire** est la fonction qui permet de capter, conserver et restituer les informations perçues.

▶ **Le raisonnement** est l'opération mentale consistant à tirer une conclusion d'un enchaînement d'arguments. Il permet l'élaboration de stratégies d'action.

▶ **La communication** est l'action d'échanger des informations ou des connaissances avec quelqu'un par le biais d'une relation.

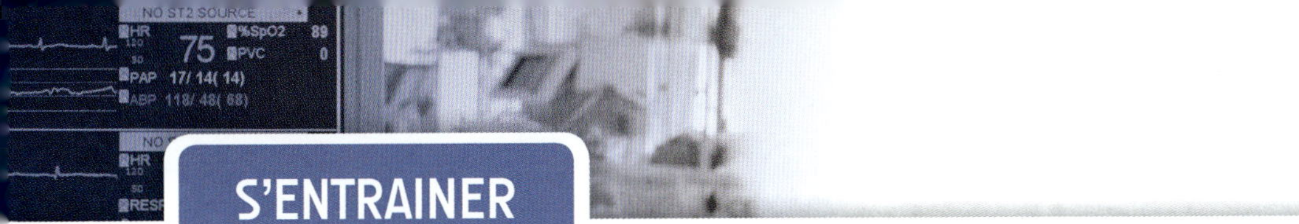

S'ENTRAINER

VÉRIFIER SES CONNAISSANCES

1 QROC (Questions à réponses ouvertes courtes)

1. Définissez le concept de psychologie cognitive.

2. Quelles sont les 7 étapes relatives au traitement cognitif d'une information ?

3. Complétez le schéma de la communication de Shannon et Wiener :

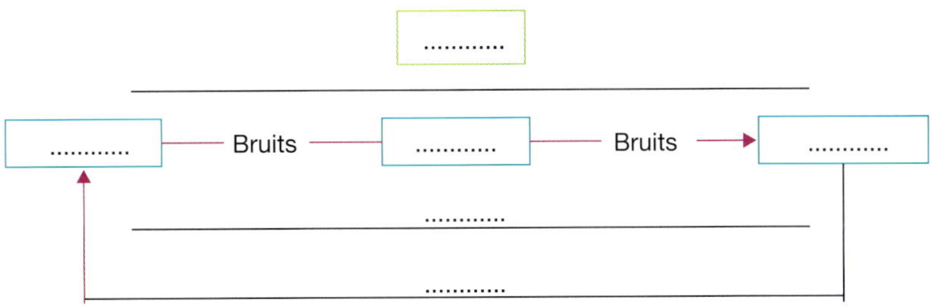

TRANSFÉRER À D'AUTRES SITUATIONS

2 CAS CLINIQUE

Laura entend le téléphone de l'infirmerie sonner. Elle décroche et écoute le médecin de garde lui exposer la situation d'un patient, épileptique, qu'il va adresser à son service. Le médecin lui donne des consignes précises pour préparer la venue de ce patient. Lorsqu'elle a raccroché, Laura cherche dans ses souvenirs quelles sont les particularités de l'épilepsie. Elle laisse ensuite son esprit vagabonder et se dit que ce médecin lui rappelle le premier chef de service qu'elle a connu, qui était lui aussi quelqu'un de très précis.

1. Quels sont les types de mémoire sollicités par Laura ?

CORRIGÉS

VÉRIFIER SES CONNAISSANCES

1 QROC (Questions à réponses ouvertes courtes)

1. La psychologie cognitive traite des fonctions psychologiques du sujet humain qui lui permettent d'avoir accès et de traiter les informations permettant la connaissance. Ces différentes fonctions sont la perception, l'attention, la mémoire, le raisonnement, la résolution de problèmes, la communication.

2. Tout commence par la perception d'un stimulus (1). Cette dernière entraîne un effort d'attention (2) afin d'isoler le stimulus des stimuli ambiants. Une fois isolé, le stimulus fait l'objet d'un traitement cognitif (3) lui permettant d'être traduit en unité de sens. Il est alors rangé dans une unité sémantique globale (4), un concept, pour être intégré aux connaissances globales du sujet concerné. Il sera ensuite mémorisé (5) plus ou moins longtemps en fonction de son importance pour le sujet et fera l'objet d'un raisonnement (6) permettant au sujet d'initier une réponse comportementale, qui pourra, si besoin, faire l'objet d'un geste de communication (7).

3. Schéma de la communication de Shannon et Wiener : voir figure 4.4.

TRANSFÉRER À D'AUTRES SITUATIONS

2 CAS CLINIQUE

1. Dans le cas cité, les différents types de mémoire sollicités par Laura sont :
– la mémoire sensorielle : perception de la sonnerie ;
– la mémoire à court terme : liste de consignes à mémoriser ;
– la mémoire de travail : écouter le discours du médecin ;
– la mémoire à long terme sémantique : connaissances sur l'épilepsie ;
– la mémoire à long terme épisodique : son premier chef de service.

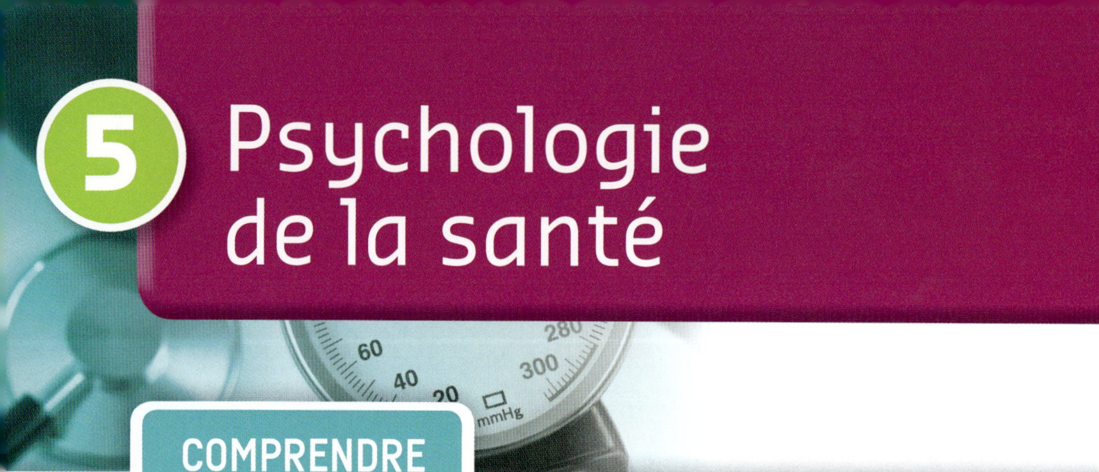

5 Psychologie de la santé

COMPRENDRE

La psychologie de la santé n'est pas à proprement parler une branche de la psychologie. C'est un domaine qui regroupe des concepts relatifs à la manière dont l'individu gère ses difficultés (maladies, problèmes) en faisant appel à des stratégies conscientes ou inconscientes. Par exemple, les mécanismes de défense psychologiques tout comme la somatisation sont des processus qui agissent en dehors du champ de la conscience, alors que le *coping* est une stratégie volontaire. Mais ces trois « stratégies » ont pour objectif de préserver ou de rétablir l'équilibre de fonctionnement du sujet, c'est-à-dire sa santé. Bien sûr ces stratégies ont plus ou moins d'efficacité et sont plus ou moins, elles-mêmes, péjoratives pour l'individu. Certains mécanismes de défense psychologiques, par exemple, sont très coûteux en termes d'énergie psychique et diminuent grandement les capacités du sujet à interagir avec le monde.

LA SANTÉ

La santé, tout comme la maladie, est un état subjectif. Bien sûr, la maladie est dans la plupart des cas liée soit à une lésion organique, soit à un dérèglement fonctionnel.

Définitions de la santé

La définition de la santé proposée par l'OMS (Organisation mondiale de la santé) en 1978 est la suivante : « *La santé est un état complet de bien-être physique, mental et social qui ne consiste pas seulement en l'absence de maladie ou d'infirmité.* »

Cette définition canonique de la santé a deux grandes qualités :

- elle propose, à travers la prise en compte des différentes dimensions de la santé, une vision globale et multidimensionnelle de l'homme. L'homme n'est pas considéré uniquement d'un point de vue biologique mais aussi sous ses aspects psychique et social ;
- elle offre une vision positive de la santé, cette dernière ne relevant pas seulement d'une absence de maladie. Elle induit donc qu'il n'est pas suffisant de ne pas avoir de maladie diagnostiquée pour être en « bonne » santé. Selon cette définition, une personne manifestant un excès alimentaire chronique, non encore décompensé par des problèmes cardiovasculaires, ne relève pas d'une pleine santé. Il pourrait en être de même pour une personne qui aurait subi des échecs à répétition dans un laps de temps réduit (chômage contraint, divorce non souhaité...).

Un déracinement géographique imposant à un individu l'immersion dans une culture en décalage manifeste avec sa propre culture pourrait, s'il se trouve isolé, vivre dans un état de mal-être sans pour autant être malade.

Mais la définition de l'OMS présente quelques inconvénients. Tout d'abord, elle démédicalise la santé et en fait un état de « bien-être », qui est une notion totalement subjective. C'est alors le sujet qui peut se définir ou non en bonne santé, puisque c'est son « bien-être » personnel qui définit la santé. Cette subjectivisation peut aboutir à des incohérences : on peut se sentir en complet bien-être physique, psychique et social et être porteur d'une maladie mentale sans en avoir conscience, tout comme il est possible de se sentir dans un état de bien-être parfait et avoir un comportement alimentaire aberrant.

Le second argument contre la définition de l'OMS relève du caractère « statique » introduit par le terme d'« état ». L'expérience prouve que la santé est davantage un processus qui se déroule dans le temps qu'un état statique et immuable.

Il est donc utile de proposer une autre définition de la santé : « *La santé n'est rien d'autre qu'une façon de vivre en équilibre avec le milieu qui nous entoure. Cet équilibre nous est possible soit par l'adaptation de notre organisme aux stimuli provenant du milieu, soit par une action modifiant le milieu* » (Castillo, 1987).

Dans cette définition, la santé est un état dynamique, susceptible de variations, qui nécessite un processus d'adaptation de l'homme à son environnement.

Déterminants de la santé

Les déterminants de la santé sont les éléments qui ont une influence sur la santé. Ils se répartissent en plusieurs catégories :

- les déterminants liés aux comportements individuels : ce sont, par exemple, les consommations d'alcool, de tabac ou de drogues, ainsi que la sédentarité, les mauvaises habitudes alimentaires, les comportements sexuels à risques et les comportements de prise de risque ou de violence ;
- les facteurs culturels : ce sont les représentations et les comportements liés à ces représentations des individus vis-à-vis de la maladie ou de la santé ;
- les facteurs sanitaires : ils relèvent tout d'abord de tout ce qui se rapporte au système de santé, à l'accès aux soins, à l'organisation du système de soins, aux connaissances médicales. Ils concernent ensuite l'individu lui-même, sur les plans génétique, physiologique, morphologique et psychique ;
- les facteurs politiques : ils s'expriment dans le cadre législatif et réglementaire et dans l'effort économique relatif aux programmes de soins ;
- les facteurs socioéconomiques : ils sont relatifs au niveau de richesse de la population, à la qualité de l'habitat, au niveau d'urbanisation, à la situation de l'emploi ;
- les facteurs démographiques : ils concernent la répartition des populations par âge, l'isolement de l'habitat rural, les phénomènes de migration…
- les facteurs écologiques : la qualité de l'air, de l'eau, le contrôle des rejets industriels et agricoles.

Qualité de vie

L'Organisation mondiale de la santé a défini en 1994 la qualité de la vie comme « *la perception qu'a un individu de sa place dans l'existence, dans le contexte de la culture et du système de valeurs dans lesquels il vit, en relation avec ses objectifs, ses attentes, ses normes et ses inquiétudes. Il s'agit d'un large champ conceptuel, englobant de manière complexe la santé physique de la personne, son état psychologique, son niveau d'indépendance, ses relations sociales, ses croyances personnelles et sa relation avec les spécificités de son environnement* ».

La qualité de vie apparaît donc comme un concept plus large que celui de santé. Il est structuré autour de cinq dimensions :

- l'état physique : autonomie, capacités à interagir avec son environnement, capacités fonctionnelles… ;
- les sensations somatiques : symptômes, douleurs, conséquence de traumatismes… ;
- l'état psychologique : stabilité émotionnelle, capacité à résister au stress, humeur, capacités relationnelles… ;
- le statut social : place sociale et satisfaction par rapport à cette place, réseau social, famille, travail… ;
- les aspects matériels : satisfaction vis-à-vis du revenu, du domicile, du lieu de vie…

LA MALADIE

L'appréhension occidentale de la maladie, c'est-à-dire essentiellement biologique et liée à un agent stresseur, n'est pas universelle. À d'autres époques et dans d'autres espaces culturels, elle est liée à d'autres modèles explicatifs. En Occident, par exemple, il y a encore deux siècles, l'explication religieuse était courante. L'étiologie était donc d'ordre moral. Les remèdes étaient du même ordre. Faire pénitence était un traitement facilement prescrit.

Aujourd'hui, dans notre société, la maladie correspond à un dérèglement organique consécutif à une agression. L'objectif du médecin est donc d'identifier l'organe malade ainsi que l'agent pathogène (diagnostic) puis, dans un second temps, de détruire l'agent responsable et de réparer l'organe atteint (thérapeutique). Ce point de vue nécessite une pensée disjonctive et analytique. Elle s'appuie sur une connaissance approfondie de l'anatomie et de la physiologie du corps humain. Dans ce cadre, la maladie peut être vue comme une variation quantitative (Claude Bernard) ou qualitative (Georges Canguilhem) du normal.

Les deux modèles explicatifs de la maladie

Ces deux modèles relèvent de ce que l'on nomme des théories profanes, c'est-à-dire du sens que chacun donne à sa maladie :

- le *modèle exogène* : dans ce modèle, la maladie est causée par un agent externe. Dans nos sociétés occidentales, cet agent est d'origine biologique (virus, bactérie) ou environnementale (pollution, alimentation, accident, relation à l'autre…). Dans d'autres sociétés, il peut être imputé à un ensorcellement, à la vengeance d'un animal totem ou d'un dieu ;
- le *modèle endogène* : dans ce cadre, la maladie trouve sa cause à l'intérieur du sujet, en lien avec des facteurs génétiques ou héréditaires, une destinée, un caractère ou encore une fragilité particulière.

Le traitement

Tout comme la maladie, son traitement relève de deux modèles :

- le *modèle exogène* : c'est un modèle soustractif qui consiste à enlever ce qui crée la maladie. C'est le modèle occidental, allopathique, centré sur la partie malade ;
- le *modèle endogène* : c'est un modèle qui s'intéresse à la globalité de l'individu et qui vise à le renforcer pour mieux résister ou éviter la maladie. C'est le modèle homéopathique, qui consiste à ajouter une dose infinitésimale d'un agent qui provoque un symptôme identique au trouble considéré.

LA SOUFFRANCE

La douleur

La douleur est un phénomène perceptif fonctionnel. C'est un signal d'alarme physiologique qui permet la mise en œuvre de réactions de défense et de protection. C'est grâce à la douleur ressentie que l'on retire sa main du feu, évitant ainsi des lésions graves.

On distingue deux types de douleurs :

- les douleurs par excès de nociception : ce sont les douleurs classiques. Elles sont provoquées par la mise en œuvre des voies neurophysiologiques de la douleur à travers les récepteurs nociceptifs, qui sont de petites arborescences nerveuses présentes dans pratiquement tous les tissus de l'organisme. Ces récepteurs sensoriels de la douleur envoient des messages nerveux vers le cortex lorsqu'ils sont stimulés. C'est la douleur d'une brûlure par exemple ;
- les douleurs par défaut d'inhibition (désafférentation) : ce sont des douleurs liées à l'atteinte d'un nerf périphérique, lors d'une amputation, par exemple. Ces douleurs sont le résultat de l'altération des systèmes nerveux inhibiteurs.

La souffrance

La souffrance est une expérience subjective. En plus de ses aspects physiques, elle inclut des dimensions psychiques, émotionnelles, existentielles. C'est la manière dont est vécue la douleur par un sujet. Une expérience douloureuse peut provoquer des souffrances différentes en fonction de la manière dont sera vécue l'expérience, de ses retentissements. Par exemple, une douleur violente mais accidentelle qui, de toute évidence, va s'estomper rapidement sera plus facilement supportable qu'une douleur, peut-être moins violente, mais dont l'origine laisse entrevoir qu'elle va durer.

Si la douleur peut s'estomper grâce à un traitement chimique, la souffrance nécessite une élaboration psychique, la reprise de l'espoir, le réconfort d'être accompagné, d'être entendu.

Lorsqu'un enfant tombe et se fait mal, il pleure. Si, alors que des adultes sont autour de lui, personne ne prend acte de sa douleur, il continuera à pleurer. En revanche, si quelqu'un (le plus souvent sa mère) prend acte de sa douleur, lui en parle, il cessera alors de pleurer et reprendra son jeu rapidement. Il ne fait pas semblant d'avoir mal dans le premier cas, il reste seul avec sa douleur et ne parvient pas à la transformer en souffrance et à être apaisé. Dans le second cas, en revanche, la considération de l'autre, le partage de cette expérience désagréable lui permettent de sortir de la douleur et de trouver rapidement l'apaisement.

Aspects culturels de la douleur

Dans le christianisme, du Moyen Âge jusqu'à la Renaissance, la douleur est une valeur fondamentale. Elle rapproche du martyre du Christ et donc de Dieu. Souffrir permettait le rachat des fautes, c'était une marque de piété. La souffrance volontaire était même exaltée à travers le jeûne, l'isolement ou les sévices corporels. Cette conception de la douleur s'est effacée à mesure que l'empreinte religieuse s'est affaiblie dans les sociétés occidentales. Il en reste cependant toujours quelque chose dans l'imaginaire collectif. Encore récemment, la douleur était considérée par certains soignants comme un indicateur de l'état d'un patient ou d'un organe. Il ne fallait pas la supprimer totalement. Ce n'est heureusement plus le cas aujourd'hui.

La douleur morale

La douleur morale renvoie à la douleur physique : c'est une effraction intense et localisée qui génère de la sidération psychique. La douleur morale du mélancolique ne lui permet plus d'élaborer (de penser), son intensité paralyse toute activité psychique. La présence d'un tiers bienveillant (contenant), l'introduction de sens sur l'expérience vécue par le mélancolique peuvent l'aider à amorcer un travail d'élaboration psychique (de pensée), lui permettant de transformer la douleur en souffrance.

Jean est infirmier dans un service d'hospitalisation en psychiatrie. Il est intrigué par un patient qui est entré la veille avec un diagnostic de dépression sévère. Celui-ci reste assis sur son lit, immobile, il ne parle pas, il ne s'est pas lavé et n'a pas mangé depuis plusieurs jours. Jean est son infirmier référent. Il décide de l'aider à se doucher, ce qu'il fait avec beaucoup de douceur. Il fait ensuite de même pour l'alimentation et propose à ce patient de manger dans sa chambre. Lors de ces moments, aucune parole n'est échangée, le visage et le corps de cet homme sont comme figés, immobiles, vides, presque sans vie. Quelques jours se passent pendant lesquels Jean doit faire des efforts continus pour accompagner le patient lors de sa toilette et de ses repas, qu'il prend toujours seul. Ayant remarqué la raideur exagérée de son corps, Jean décide de lui faire un massage des mains et des pieds, avec l'intention de lui proposer plus tard un massage du corps (le toucher massage est à la fois un soin de confort et une technique relationnelle utilisée en psychiatrie). Vingt minutes plus tard, alors que la séance de massage allait se terminer, le visage jusque-là figé et inexpressif du patient exprime une mimique de souffrance intense, suivie par des pleurs. Son corps est alors secoué par des spasmes, il se recroqueville sur son lit en gémissant. Ce ne sera que deux jours plus tard qu'il commencera à parler à Jean de sa souffrance, de ce vide incommensurable qu'il ressent au fond de lui depuis que sa mère est décédée, vide qui le paralyse ou qui, comme en ce moment, semble le brûler de l'intérieur. Quelques jours plus tard, il se rendra au réfectoire pour manger avec les autres patients.

La douleur morale caractérise la présentation de ce patient au début de son hospitalisation. Il est sidéré, toutes ses fonctions sont arrêtées, même sa fonction psychique. Le contact avec Jean, bienveillant, patient, contact qui devient même physique lors du massage répété à plusieurs reprises, l'éveille progressivement à la vie : il commence à ressentir, et, bien que ce qu'il ressente soit une souffrance immense, c'est un progrès. Cela peut paraître contre-intuitif de considérer que souffrir est un progrès mais c'est seulement à partir de cette souffrance, qui s'exprime par des mots, des comportements, des mimiques, que le soignant va pouvoir aider le sujet à penser et mettre du sens sur ce qui est difficile pour lui. Il pourra ensuite progressivement passer à autre chose et peut-être réinvestir d'autres relations (bien sûr, dans cet exemple, le travail relationnel de Jean a été aidé par la mise en place d'un traitement par antidépresseurs).

Expression de la douleur et de la souffrance

Elle est codifiée culturellement. Un décès est un événement douloureux dans toutes les cultures, mais cet événement est vécu dans la discrétion et le silence en Occident alors qu'il fait l'objet de manifestations bruyantes dans d'autres parties du monde.

D'une manière générale, dans les sociétés occidentales, individualistes, la plainte (l'expression de la souffrance) est mal perçue parce qu'elle renvoie au corps et à l'intime et que l'intimité se cache. Dans d'autres cultures, plus communautaires, la souffrance, comme n'importe quel vécu subjectif, s'exprime et se partage facilement.

La plainte

La plainte est l'expression de la douleur, c'est donc l'amorce de la souffrance. C'est une mise en actes ou en mots de la douleur et, à ce titre, elle correspond à un travail d'élaboration. C'est parce qu'il y a plainte, donc communication du vécu du sujet, que la communication autour de ce qui fait souffrance peut avoir lieu.

Points clés à retenir

▶ **La santé** (définition de l'OMS) est un état complet de bien-être physique, mental et social qui ne consiste pas seulement en l'absence de maladie ou d'infirmité.

▶ **Les déterminants de la santé** sont les éléments qui ont une influence sur la santé. Ils sont liés à des facteurs :
– liés aux comportements individuels ;
– culturels ;
– sanitaires ;
– politiques ;
– socioéconomiques ;
– démographiques ;
– écologiques.

▶ **La qualité de vie** relève de la perception qu'a un individu de sa santé physique, de son état psychologique, de son intégration sociale, de son niveau d'indépendance.

▶ **Maladie et traitement** relèvent de deux modèles explicatifs :
– le *modèle exogène*, dans lequel la maladie est causée par un agent externe (virus, bactérie, accident…). Le traitement consiste à enlever, à éradiquer ce qui crée la maladie ;
– le *modèle endogène*, dans lequel la maladie trouve sa cause à l'intérieur du sujet en lien avec des facteurs génétiques ou héréditaires, une destinée, un caractère ou encore une fragilité particulière. Le traitement consiste à renforcer l'individu pour qu'il résiste ou évite la maladie.

▶ **La douleur** est un phénomène perceptif fonctionnel qui permet la mise en œuvre de réactions de défense et de protection.

▶ **La souffrance** est une expérience subjective.

STRATÉGIES D'ADAPTATION FACE À LA MALADIE ET AU STRESS

L'existence engendre en permanence des situations ou des événements qui viennent faire obstacle à la quiétude ou au plan de vie de l'individu. Que ces obstacles soient sérieux (maladie grave, décès d'un proche...) ou mineurs (conflit interindividuel, déception...), ils peuvent être perçus comme menaçants par le sujet indépendamment de leur gravité objective. On parle de stress perçu pour désigner le retentissement émotionnel négatif ressenti par un sujet à propos d'un événement.

Le stress perçu est donc éminemment subjectif. Il est lié aux possibilités dont pense disposer le sujet pour faire face à la situation, c'est-à-dire au contrôle perçu. La durée et la maîtrise du stress perçu sont, quant à elles, en lien avec les stratégies développées par l'individu pour y faire face. Ces stratégies font partie du *coping* (voir *fig. 5.1*).

Le stress perçu

Le stress perçu désigne la réponse d'un individu à une situation qu'il perçoit comme stressante, indépendamment des caractéristiques objectives de la situation. Il s'agit donc d'un sentiment vécu par l'individu lié à l'évaluation qu'il fait d'une situation « menaçante » et aux ressources dont il dispose pour y faire face. Il y a stress lorsque les ressources de l'individu lui paraissent insuffisantes pour faire face à la situation. Cette conception du stress est dite interactionnelle.

Le contrôle

Le concept de contrôle fait référence aux possibilités d'intervention et de maîtrise d'un individu sur une situation donnée. Le contrôle passe tout d'abord par des facteurs situationnels tels que :

- l'information dont dispose le sujet qui lui permet d'interpréter la situation ;
- la possibilité de choisir entre différentes réponses possibles face à la situation ;
- les possibilités dont il dispose d'agir sur la situation.

Ces données sont objectives.

Mais le contrôle d'un individu sur une situation dépend aussi beaucoup de la manière dont, subjectivement, il perçoit sa capacité à agir sur la situation. On parle alors de *contrôle perçu*.

Le *coping*

Le terme *coping* dérive du verbe anglais *to cope*, qui signifie affronter, faire face, venir à bout. La définition canonique du *coping* est la suivante : « *ensemble des efforts cognitifs et comportementaux destinés à maîtriser, réduire ou tolérer les exigences internes ou externes qui menacent ou dépassent les ressources de l'individu* » (Lazarus et Folkman).

Le *coping* est un donc concept relevant de la psychologie cognitive, décrivant les cognitions (pensées) relatives aux comportements utilisés pour faire face à une situation difficile et permettant de réduire l'anxiété. Ces cognitions sont conscientes et volontaires, contrairement aux mécanismes de défense issus du modèle psychanalytique, qui sont utilisés hors du champ de la conscience et de la volonté.

Le *coping* est donc une forme d'adaptation dont le synonyme pourrait être « ajustement ».

Le *coping* est un apprentissage : ce n'est pas un phénomène linéaire immuable consistant à appliquer une réponse automatique à un stimulus. C'est une stratégie fondée sur une évaluation de la situation et de ses propres ressources. Un même sujet aura certainement tendance à utiliser un même type de stratégies face à des situations comparables. Il existe en effet des styles de *coping* propres à chaque individu (évitement, affrontement…). Mais il pourra aussi modifier ses réponses en fonction de son histoire personnelle. Si la situation se répète, il aura pu apprendre des manières d'agir plus efficaces que celles qu'il aurait adoptées spontanément ou, encore, la répétition de la situation pourra diminuer son impact stressant et lui permettre de l'évaluer différemment.

Déterminants du *coping*

Déterminants dispositionnels

Ce sont les facteurs personnels d'un individu liés à sa capacité à faire face au stress. Ils sont liés à son histoire, à sa personnalité (résilience, cohérence, capacité d'anticipation, volonté de se dépasser, style de vie…), à ses ressources personnelles, à l'aide qu'il peut solliciter de son environnement. Ces déterminants dispositionnels sont aussi liés à l'évaluation que le sujet va faire de la situation. Cette évaluation est elle-même liée à des déterminants cognitifs :

- croyances sur soi et sur le monde ;
- valeurs et buts personnels ;
- estime de soi ;
- hardiesse : enthousiasme face au changement, engagement, contrôle de soi ;
- bien-être psychologique : humeur globale, intérêt pour la vie… ;
- lieu de contrôle, qui peut être interne ou externe : il est interne lorsque le sujet croit qu'il a une responsabilité dans les événements qu'il vit ; il est externe lorsqu'il pense que ce sont des causes externes qui sont responsables (hasard, malchance…).

Déterminants situationnels

Le *coping* d'un individu dépend aussi de la situation, des caractéristiques de la menace considérée et de l'environnement : nature, durée, soutien social possible, ambiguïté, informations, hostilité de l'environnement…

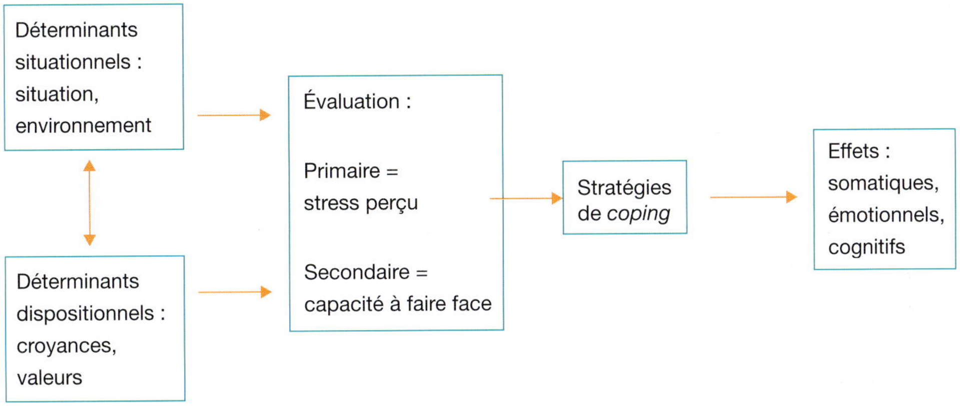

Figure 5.1. Schéma des stratégies d'adaptation

Stratégies de *coping*

Il existe trois types de stratégies de *coping* :

- le *coping* centré sur le problème : faire face au problème, planifier une réponse, rechercher un soutien social ;
- le *coping* centré sur l'émotion : ces stratégies visent à réduire le stress en détournant son attention, en réinterprétant positivement la situation, en évitant de considérer les effets du problème, en déniant le problème, en recherchant un support religieux, idéologique ou substitutif (drogue, alcool)... ;
- le *coping* évitant : cela correspond au choix de ne rien faire, à la résignation, l'inhibition, le fatalisme.

Une stratégie de *coping* est efficace si elle permet à l'individu de maîtriser la situation stressante ou de diminuer son impact sur son bien-être. Le *coping* actif, centré sur le problème, est efficace si la situation est effectivement contrôlable, c'est-à-dire si une solution est réellement possible. Dans le cas contraire, lorsque le problème s'impose (chômage, séparation, mutation imposée, maladie grave...), un *coping* centré sur l'émotion permettant de réduire le stress peut être une meilleure solution.

À l'hôpital, on peut remarquer que lorsqu'un patient devant subir une intervention chirurgicale utilise une stratégie de *coping* active (recherche d'informations sur le déroulement de l'opération, sur ses conséquences, acceptation des traitements), il sera moins anxieux et présentera moins de complications postopératoires qu'un sujet utilisant une stratégie de *coping* passif (attitude résignée et fataliste, inhibition). On a pu constater que les stratégies de *coping* actif activaient les défenses immunitaires du sujet.

Alexandra est infirmière aux urgences depuis 5 ans. Un matin, la cadre du service lui demande si elle accepterait de venir exposer la technique de l'entretien d'accueil et d'orientation lors d'une conférence sur les urgences qui aura lieu dans 3 mois. Alexandra, flattée, accepte tout de suite. Deux mois et demi plus tard (la conférence est prévue 15 jours après), Alexandra sent le stress monter chaque fois qu'elle y pense, et elle y pense de plus en plus souvent. Pour se rassurer, elle reprend ses notes, fait des recherches, modifie son texte, le corrige, l'enrichit... Elle sent tout de même le stress monter. Lorsque celui-ci est trop fort, elle utilise des techniques de relaxation pour se détendre et chasser les pensées en lien avec cette conférence. Cela fonctionne, mais peu de temps, le stress revenant toujours. Elle prend alors la décision d'annuler sa participation : rien que cette pensée lui permet de se sentir plus calme. Mais, rapidement, elle pense aux conséquences de cette décision : honte, embarras des organisateurs... Elle se replonge alors dans la recherche et relit ses notes, puis elle essaie d'être positive et pense à la satisfaction et à la fierté qu'elle ressentira une fois la conférence passée, ce qui la pousse à travailler encore plus.

Alexandra a utilisé plusieurs stratégies de coping pour lutter contre le stress :

- *la première, centrée sur le problème, consiste à travailler à assurer sa prestation du mieux qu'elle le peut ;*
- *la deuxième consiste à essayer de gérer ses émotions en lien avec son problème grâce à la relaxation ;*
- *la troisième est une stratégie d'évitement, de fuite (annuler son intervention) ;*
- *la dernière lui permet de réinterpréter la situation en remplaçant le stress par des sentiments positifs grâce à des pensées positives (fierté, satisfaction).*

Le soutien social perçu

Le *soutien social perçu* définit l'impact subjectif de l'aide apportée par l'entourage d'un individu et son niveau de satisfaction vis-à-vis de l'aide qu'il s'attendait à recevoir.

Cette notion doit être distinguée du *soutien social reçu*, qui désigne les caractéristiques objectives du soutien que reçoit l'individu.

La perception, par un individu, de l'aide qu'il reçoit et de la disponibilité de cette aide a un impact sur sa capacité à gérer une situation stressante. Le soutien social perçu potentiel a même un effet en dehors de toute situation stressante. Le fait de savoir qu'il peut disposer d'une aide extérieure en cas de besoin permet au sujet d'améliorer son bien-être physique et mental.

Le concept de soutien social se définit par quatre dimensions :

- le soutien social émotionnel : il est caractérisé par la disponibilité, la bienveillance, la proximité affective du réseau de soutien ;
- le soutien d'estime : il est relatif à la qualité de l'image de soi que lui renvoie son entourage ;
- le soutien informatif : ce sont les informations ou les avis qui vont aider le sujet à gérer la situation dans laquelle il se trouve en difficulté ;
- le soutien matériel et financier.

La résilience

Éléments de définition

La résilience est un terme emprunté à la physique des matériaux qui désigne la propriété d'un métal à retrouver sa forme initiale après une déformation.

En psychologie, la résilience décrit la capacité d'un individu à faire face à une difficulté de manière efficace et susceptible de lui permettre de développer une meilleure capacité à réagir aux difficultés. C'est donc un processus d'autoévolution. La résilience se développe dans un environnement dans lequel l'individu vit des agressions (minimes ou majeures) mais dans lequel il peut trouver du soutien. Un individu qui aurait, toute son existence, été protégé des agressions, des stress de la vie, ne pourrait pas développer de résilience. Il serait désemparé face à une situation stressante. Au contraire, un enfant qui a été régulièrement confronté à des situations difficiles a pu mettre en jeu des mécanismes d'adaptation qui lui ont permis de développer une capacité à rebondir face à l'adversité. Il faut tout de même que ces situations n'aient pas dépassé ses capacités de réaction ou, si c'est le cas, qu'il ait trouvé du soutien autour de lui pour dépasser l'événement.

C'est Boris Cyrulnik qui a développé en France le concept de résilience à partir de l'observation des survivants de camps de concentration et d'enfants des orphelinats roumains.

La résilience s'oppose à la vulnérabilité (voir chapitre 2), qui est la prédisposition d'un individu à réagir négativement suite à un événement traumatique.

Facteurs de résilience

Trois catégories de facteurs contribuent à développer la résilience :

- facteurs individuels :
  - compétences cognitives : intelligence, talents et compétences personnelles ;

– sentiments de compétence personnelle : estime de soi, maturité, capacité d'introspection, sentiment d'utilité ;
– habilités de résolution de problèmes : capacité à planifier ses actions, autonomie ;
– capacité à trouver du soutien : compétences relationnelles, sociabilité, empathie, altruisme ;
– capacité à gérer le stress ;

- facteurs familiaux :
  – soutien familial ;
  – sentiment de solidarité familiale ;
  – développement pendant l'enfance d'un attachement sécure (voir chapitre 2) ;
- facteurs de soutien :
  – disponibilité de personnes aidantes ;
  – présence de réseaux d'aide formels (système de santé, aide sociale...) ou informels.

La résilience ne se construit donc pas uniquement sur la base des compétences personnelles du sujet mais aussi dans les interactions avec son entourage. Il y a ainsi une partie individuelle, constitutionnelle et une partie interactionnelle. C'est une disposition qui procède à la fois du psychologique et du social.

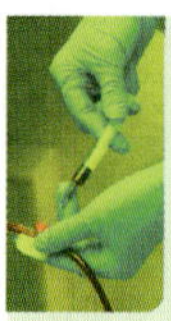

Attitude soignante favorisant le développement de la résilience chez l'autre

Globalement, l'orientation de la relation soignante en direction d'une personne ayant vécu un traumatisme (maladie, agression, handicap acquis...) va être de l'aider à se dégager de sa position de victime pour qu'elle puisse donner du sens et intégrer le traumatisme dans son existence. Trois éléments vont constituer ce mouvement relationnel.

L'accueil

La nature bienveillante des premiers contacts est fondamentale. Elle s'exprime chez le soignant par une disponibilité et une capacité à résister à l'agressivité, au déni, à la résignation ou à la régression qui peuvent se manifester chez le patient suite au traumatisme.

L'expression

Il s'agit de permettre à l'autre de raconter son histoire. C'est pour lui la possibilité de vivre les émotions intenses liées au traumatisme et d'en prendre conscience. C'est aussi la possibilité d'intégrer le traumatisme dans un récit et donc de lui trouver une place et de l'insérer progressivement dans son histoire personnelle. Raconter ce qu'il a vécu permet au sujet de s'approprier l'événement et de ne plus rester en position de le subir. Ce travail peut paraître contre-intuitif car le premier réflexe serait plutôt de proposer à la personne de ne plus y penser, de passer à autre chose, de reprendre le cours de sa vie là où elle en était avant le traumatisme ou encore de la protéger de tout nouveau traumatisme et de compenser l'injustice de sa douleur. Ce serait une erreur, la vie doit reprendre en effet, mais l'événement ne peut pas être évacué, oublié, ignoré, il fait partie de la trajectoire de vie du sujet, aussi douloureux soit-il. Ne pas l'intégrer reviendrait à le considérer comme une sorte de corps étranger auquel il vaut mieux ne pas penser. Cela est impossible, car ce corps étranger laisse une trace qui va être active et, tant qu'il ne sera pas considéré comme ce qu'il est, c'est-à-dire un accident de la vie, sa trace sera agissante et elle perturbera le fonctionnement du sujet.

La reconstruction

C'est la partie qui consiste, pour la victime, à retrouver son estime de soi, sa liberté d'agir et de s'investir. Il s'agit de transformer le traumatisme vécu en un atout, une force nouvelle. C'est parfois par le choix d'une activité dans laquelle il aide les autres que le traumatisé va redonner un sens à son existence.

SOUFFRANCE PSYCHIQUE ET SANTÉ MENTALE

La santé mentale est couramment définie comme une recherche d'équilibre dans et entre les différents domaines de l'existence (psychique, social, relationnel). Elle se traduit par un ensemble d'aptitudes que possède ou acquiert l'homme avec des particularités aux différents stades de la vie :

- vivre avec soi-même, c'est-à-dire avoir conscience de son identité, disposer de confiance et d'estime de soi… ;
- se développer et accroître ses connaissances, ce qui impose de connaître ses limites et de vouloir les dépasser pour évoluer. C'est aussi disposer d'un intérêt pour ce qui n'est pas soi ;
- gérer les exigences de la réalité en adéquation avec ses propres exigences. Il s'agit pour cela de percevoir l'environnement avec objectivité et de s'y adapter ou de tenter de le modifier si cela est possible ;
- disposer d'une autonomie en relation avec son niveau de développement (son âge).

Santé mentale : une notion subjective

La santé mentale relève d'une notion éminemment subjective, fondée sur la perception de sa propre efficacité personnelle. Elle apparaîtrait ainsi comme un état de bien-être par lequel l'individu reconnaît ses capacités, est capable de faire face au stress normal de la vie, travaille de manière productive et fructueuse et apporte une contribution à sa communauté.

Mme J. est une femme très propre. Elle nettoie les sols de son appartement tous les deux jours (les jours pairs), ce qui lui prend une heure et demie. Les jours impairs, lorsqu'elle est rentrée de son travail de secrétaire, elle fait la poussière et nettoie sa cuisine complètement. Chaque week-end, elle nettoie ses vitres. Mme J. sait qu'elle en fait trop mais elle se sent si bien dans son appartement propre. Elle ne peut être détendue et s'adonner à ses loisirs, lecture, sport, spectacle musicaux, que lorsque son ménage est fait. Lorsqu'elle invite des amis (ce qui n'est pas fréquent), elle est très heureuse mais, le lendemain, elle doit nettoyer de fond en comble son appartement.

…

...

Un soir, son ménage terminé, elle regarde à la télévision une émission sur les TOC (troubles obsessionnels compulsifs), dans laquelle s'exprime une jeune femme qui fait le ménage de son appartement tous les jours pendant plusieurs heures et qui est un véritable dictateur pour sa famille. Cette femme explique qu'elle se sent obligée de faire tout ce travail, faute de quoi, elle devient très angoissée. Mme J. ne peut s'empêcher de faire le parallèle avec sa manie du ménage et avec la gêne qu'elle ressent si cette manie est empêchée. Quelques semaines plus tard, elle décide de consulter un psychologue (un psychiatre lui fait trop peur) pour lui poser la question. Celui-ci lui demande comment elle se sent dans sa vie. Mme J. ne peut que lui dire qu'elle se sent bien, qu'elle a la vie qu'elle souhaitait. Le travail avec ce psychologue va durer deux ans. À son issue, Mme J. ne nettoiera plus son appartement de manière si systématique mais elle ne supportera toujours pas la moindre saleté.

Mme J. est-elle malade psychiquement ? Elle est très autonome, dispose d'une estime de soi correcte, elle est intéressée par la culture, a accès à la détente, elle a une vie relationnelle et parvient à équilibrer ses petites manies et sa vie sociale.

Elle a trouvé un équilibre global qui lui permet de se sentir bien, d'être efficace (elle travaille). Elle est cependant consciente de l'exagération de ses manies en lien avec le ménage.

Elle seule peut se sentir malade ou en bonne santé. Cet exemple montre bien le caractère flou et subjectif de la santé mentale, qui doit être évaluée en termes d'équilibre.

Des limites floues

Maladie et santé mentale ne représentent pas des états totalement distincts. Chacun a pu faire l'expérience de vivre un état affectif douloureux (deuil, rupture ou moment de colère, par exemple), expérience qui a pu amputer sa capacité à disposer d'une perception objective de la réalité ou d'agir de manière efficiente. La répétition de ce type d'expériences, ou une certaine fragilité face à ces dernières peuvent entraîner un vécu douloureux persistant. Dans ce cas, parle-t-on encore de santé mentale ou déjà de maladie ?

Expertise de la personne malade

Une autre implication liée à la subjectivité de la santé mentale place le sujet malade en expert de sa maladie (comme de sa santé), le soignant ne pouvant en connaître que les aspects théoriques, généraux, objectivés.

Notion de maladie mentale

La maladie mentale est une rupture d'équilibre se traduisant par une souffrance et des difficultés d'adaptation à la vie sociale.

Le sujet humain (selon la théorie psychanalytique) dispose de la possibilité de préserver son équilibre de fonctionnement et d'éviter la souffrance en utilisant des mécanismes de défense psychiques inconscients lui permettant de gérer angoisse et anxiété.

ANXIÉTÉ ET ANGOISSE

Définition

L'anxiété est un trouble psychique se caractérisant par la crainte de la survenue d'un danger réel ou imaginaire. L'angoisse est une forme d'anxiété marquée dans laquelle sont associées des réactions psychiques et somatiques.

Angoisse et anxiété ne sont pas pathologiques en soi. C'est leur persistance, leur impact sur l'existence du sujet et leur association à d'autres signes qui peuvent en faire un symptôme. Pour la psychanalyse, l'angoisse est la manifestation d'un conflit intrapsychique.

L'anxiété et l'angoisse sont à différencier de la peur et du doute : la peur est une émotion qui se rapporte à un danger réel, elle a une fonction de protection de l'individu en provoquant de manière réflexe la fuite, la mise en sécurité ou le combat.

Place de l'angoisse dans le fonctionnement psychique selon la théorie psychanalytique

Gestion de l'angoisse

L'angoisse est le résultat d'une gestion mal maîtrisée de l'énergie pulsionnelle (voir chapitre 3). La physiologie humaine, tout comme le rapport du sujet au monde, génère une énergie qui est la base de sa capacité à agir mais qui doit être maîtrisée afin de s'exprimer dans des comportements socialisés. Le psychisme doit donc transformer l'angoisse (et plus globalement l'ensemble des affects) pour en faire des contenus psychiques élaborés (des pensées) permettant une mise en acte maîtrisée. Le psychisme met en représentation les affects et les pulsions : ce travail se nomme mentalisation, ou élaboration, ou encore secondarisation.

C'est le Moi qui est l'instance psychique dédiée à ce travail de transformation. Mais cette transformation de l'énergie pulsionnelle en contenus représentés, pensés, n'est pas linéaire, elle passe par les méandres du psychisme à travers les autres instances internes, le Ça et le Surmoi. Le premier sert à stocker toute cette énergie, le second à filtrer son arrivée dans le Moi.

L'énergie stockée dans le Ça fait pression en permanence pour être libérée afin de soulager le psychisme de la pression qu'elle génère. Le Surmoi interdit ou conditionne cette libération aux exigences du monde extérieur. Si le Ça est le plus fort, l'énergie sera libérée dans le cadre de comportements qui pourront être mal tolérés socialement. Si le Surmoi est trop rigide, il ne laissera filtrer que peu d'énergie. Cette dernière devant alors trouver d'autres voix pour s'épancher, elle pourra le faire dans des comportements aberrants et inutiles (phobie, rituels...).

Mécanismes de défense

Un mécanisme de défense est un processus psychique élaboré par le Moi sous la pression du Surmoi et de la réalité extérieure permettant de lutter contre l'angoisse (voir chapitre 3). Il protège le Moi des exigences pulsionnelles du Ça, mais aussi et surtout de l'angoisse suscitée par les conflits entre les différentes instances du psychisme (Ça, Moi et Surmoi). Le mécanisme de défense fonctionne de manière inconsciente et non volontaire.

CORPS ET ESPRIT

La dualité du corps et de l'esprit est une conception des sociétés occidentales qui perdure toujours. Elle suit en cela une des idées directrices de Descartes, pour qui le corps et l'esprit sont des entités séparées et reliées par la glande pinéale qui serait le siège de l'âme. S'il est vrai que l'enfant découvre le monde grâce à son corps et que ses premières impulsions sont motrices, il est pourtant impossible de dissocier le corps de l'esprit tant ces deux champs du fonctionnement et du développement humain sont intriqués. L'exploration corporelle de l'environnement permet le développement psychique (traitement et interprétation des informations reçues, émotions ressenties…) mais, très vite, le psychisme va prendre la direction des opérations et commander au corps. Le reste de l'existence n'est qu'allers et retours permanents entre psychisme et corporel. Le psychisme serait aveugle, sourd et muet sans les organes des sens (qui sont des éléments corporels), mais les informations des organes des sens n'entraîneraient que des réponses réflexes si le psychisme ne les élaborait pas.

Schéma corporel

C'est la « *représentation que chacun se fait de son propre corps et qui lui permet de se repérer dans l'espace. Fondée sur des données sensorielles multiples proprioceptives et extéroceptives, cette représentation schématique est nécessaire à la vie normale…* »[1].

Le schéma corporel est une représentation fonctionnelle qui agit en permanence. Il est inscrit aux niveaux neurologique, physiologique, sensoriel et affectif. L'individu ne peut pas se dire : « Mon schéma corporel est défaillant », il le vit. Le schéma corporel répond à un objectif d'adaptation, il permet au sujet de se sentir un, de se situer, de se repérer comme une entité distincte dans l'espace. Il permet le renforcement d'un sentiment de permanence, de continuité. Il est le résultat d'une synthèse entre des données sensorielles, issues des multiples contacts du sujet avec son environnement, et des réponses comportementales (événements moteurs) de l'organisme en évolution dans ce même environnement. C'est donc une synthèse de l'histoire du corps dans ses rapports avec le monde et le sujet, synthèse qui évolue. C'est aussi en quelque sorte la base de la relation au monde puisque de sa cohérence dépend la qualité de l'engagement du sujet dans ce monde.

Image du corps

L'image du corps est une construction imaginaire. Elle correspond à l'idée que le sujet se fait de son corps, à la valeur qu'il lui accorde. Elle se superpose au schéma corporel mais cette fois-ci sur un plan émotionnel. Elle est le résultat d'un jugement affectif. L'image du corps se construit en référence au développement individuel mais elle est aussi façonnée en référence au monde social, à ses codes et à ses normes. Elle se structure progressivement dans le cadre des multiples expériences que le sujet vit en interrelation avec son environnement. C'est une représentation de soi fragile, fluctuante, fortement liée à l'estime de soi et plus ou moins tributaire du jugement de l'autre. S'il est vrai qu'un trouble du schéma corporel entraîne une distorsion de l'image du corps, l'inverse n'est pas toujours vrai. L'individu peut se dire qu'il n'aime pas l'image de son corps, mais disposer tout de même d'une représentation intégrée de son schéma corporel.

1 Piéron H. *Le vocabulaire de psychologie*. PUF, Paris, 2003.

Identité corporelle[2]

C'est l'intégration des données concernant le corps du sujet, liant schéma corporel, image de soi, sensorialité et capacités motrices et praxiques. C'est à la fois le corps réel et ses possibilités et le corps imaginaire, appréhendés dans l'ici et maintenant du vécu. C'est le fruit de ce qui est senti maintenant et de ce qui est inscrit historiquement. C'est le résultat de l'histoire corporelle, sensorielle et affective du sujet.

APPROCHE PSYCHOSOMATIQUE DE LA MALADIE

Le ressenti comme lien entre le corps et l'esprit

La perception du corps est par essence psychosomatique. Les organes sensoriels sont parties intégrantes du corps mais pour que le corps s'éprouve et que cet éprouvé soit vécu, il doit s'inscrire dans l'espace psychique : mon esprit me dit que mon corps ressent. La sensation s'éprouve dans le corps mais doit être traduite psychiquement pour être éprouvée. Lorsque nous dormons et sommes inconscients, nos sensations s'effacent, nous ne ressentons plus rien du monde extérieur, sauf si nos sensations sont trop intenses et nous réveillent. Nous sommes alors à nouveau conscients et c'est notre esprit qui nous dit que nous ressentons. Le ressenti fait lien entre le corps et l'esprit.

Le corps biologique fait ainsi partie du soi total. Il ne peut donc être ignoré lorsque l'on s'intéresse à la psychopathologie. Il n'y a pas de dualité corps/esprit mais une même entité, un même « être » chez lequel interagissent en permanence des modalités de vie psychique (pensées, représentations, impressions, sentiments) et des modalités de vie somatique (sensations, émotions, mouvements...).

Une approche globale du sujet

L'approche psychosomatique de la maladie inscrit cette dernière dans cette conception globale du sujet. Elle considère que les pathologies somatiques ne sont pas uniquement générées par des facteurs extérieurs, accidents, agents viraux ou bactériologiques, traces génétiques, etc. Elles sont aussi en lien avec le fonctionnement psychique du sujet. Le corps ne peut donc pas être soigné sans prendre en compte l'esprit. L'approche psychosomatique cherche donc à considérer l'unité psychosomatique du sujet malade. Certaines affections se laissent plus facilement que d'autres circonscrire par cette approche : l'asthme, l'hypertension artérielle, les troubles fonctionnels de l'élimination, les douleurs lombaires, les troubles du sommeil, la dépression, les migraines, certaines affections cutanées. Ces troubles n'ont pas toujours de causes organiques bien identifiables : leur donner une origine partiellement psychique permet de leur donner un sens, aussi bien pour le médecin que pour le malade.

Pour le Dr Pierre Marty (fondateur de l'école psychosomatique de Paris), l'approche psychosomatique est un complément de l'approche biomédicale. Le psychosomaticien va s'intéresser au fonctionnement mental du sujet et non pas à l'organe malade. Lorsqu'un individu subit un traumatisme ou un événement douloureux auquel il ne parvient pas à faire face ou qui se répète trop

2 André P, Benavidès T, Giromini F. *Corps et psychiatrie*. Éditions Heures de France, Paris, 2004.

souvent et qui le déborde, il va soit développer une réponse anxieuse (souffrance psychique), soit s'enfoncer dans un activisme qui va l'épuiser, soit souffrir corporellement. La maladie psychosomatique peut donc être liée à une incapacité (temporaire ou chronique) à faire face à des difficultés d'origine psychique ou relationnelle. Elle pourrait alors apparaître chez des sujets prédisposés, par une difficulté à mettre des mots sur leurs difficultés ou sur les émotions associées à ces difficultés.

L'impact physiologique des émotions vient apporter une confirmation à ce modèle car, en effet, les émotions humaines sont toujours accompagnées de modifications physiologiques. Cependant pour parler de maladie psychosomatique, il faut que la réponse somatique à des événements traumatiques soit chronique. Par ailleurs, il serait illusoire de croire qu'il est possible d'identifier une causalité linéaire entre un événement et une réaction somatique. Un divorce ne provoque pas un cancer ou une hernie discale. En revanche, l'accumulation de difficultés mal gérées sur le plan psychologique par un sujet prédisposé à la somatisation peut entraîner une réaction psychosomatique.

Le stress (conception physiologique)

On doit à Hans Seyle la conception physiologique du stress, qu'il définit comme un « syndrome général d'adaptation ». C'est une modalité de réaction de l'organisme aux agressions issues de son environnement. Il a une fonction d'adaptation aux situations de danger (ou vécues comme telle). Le danger en question peut provenir d'événements externes (conflit relationnel, difficulté de la vie, confrontation à un problème...), ou d'événements internes (pensées, émotions...). Le stress joue aussi un rôle dans le développement du sujet humain puisqu'il permet son adaptation aux changements et transformations qui font partie intégrante de la vie (séparation, deuil, autonomisation...). D'un point de vue physiologique, le stress relève d'une série de réactions endocriniennes, telles que la sécrétion de cortisol et d'adrénaline, et d'une activation du système nerveux sympathique entraînant des réactions viscérales.

Les trois phases du stress

Le stress se décompose en trois phases :

- la réaction d'alarme : elle survient juste après l'exposition du sujet à l'agent stresseur. C'est une phase de mobilisation rapide des ressources hormonales. Lorsque, dans une situation d'agression, le message de stress arrive au cerveau, ce dernier déclenche un signal d'urgence et informe l'organisme en libérant des hormones. Ces hormones agissent directement sur les organes qui permettent au sujet de réagir en le mettant sous tension ;
- la deuxième phase est une phase de résistance, qui correspond à une phase de mobilisation dans le temps des ressources hormonales nécessaires pour faire face à la situation ;
- la troisième phase est une phase d'épuisement, qui survient si les ressources du sujet sont épuisées avant la fin de la confrontation à la situation stressante.

Le stress n'est donc pas négatif, c'est une réaction de mobilisation automatique de l'organisme qui permet de le rendre plus efficace. La production, par exemple, d'adrénaline entraîne une accélération du cœur, une meilleure ventilation pulmonaire, une augmentation des réserves de sucre pour soutenir l'effort, ce qui permet de mieux alimenter le cerveau en oxygène... Le stress stimule et rend productif.

La quantification du stress

S'il est aujourd'hui communément admis par la communauté médicale que le stress peut générer des maladies somatiques via les réactions neuro-hormonales, la quantification de celui-ci reste cependant tributaire de nombreux facteurs individuels et contextuels. Ainsi, chacun va hériter d'un type physiologique spécifique (sanguin, nerveux, bilieux ou lymphatique), d'une force vitale plus ou moins grande, d'organes plus ou moins performants, de carences nutritionnelles plus ou moins marquées et d'un pH sanguin plus ou moins acide ou alcalin, etc. Tous ces éléments vont influencer sa capacité à faire face au stress.

Les caractéristiques de la situation stressante doivent être également prises en considération : intensité, dimension, durée, soudaineté, imprévisibilité, nouveauté, etc. Ainsi, la mort anticipée d'un proche, alité depuis plusieurs mois à cause d'une grave maladie, n'engendre pas le même stress qu'une mort brusque sans signes annonciateurs. Ou encore, un deuil vécu dans un entourage familial affectif, avec un rituel social respecté, risque d'être moins stressant que le deuil d'un proche qui s'est suicidé sans expliquer son acte.

Les psychiatres américains Holmes et Rahe ont créé une échelle visant à mesurer l'effet de situations stressantes sur une personne. À chaque situation ils ont attribué un nombre représentant le niveau de stress vécu (de 0 à 100). Pour évaluer la quantité de stress emmagasinée durant une année, il s'agit de prendre en compte le nombre correspondant aux événements de vie (négatifs ou positifs) et d'en faire l'addition. Si le total obtenu dépasse 300 points, il existe un risque important de survenue d'une maladie physique au cours des mois suivants. Même si cette étude a été réalisée en 1967, et que les contextes socio-économiques ont changé (être au chômage dans les années soixante avait un impact moindre sur une personne que dans les années 2000, par exemple), elle reste intéressante à titre indicatif.

Décès du conjoint	100	Changements de responsabilité au travail	29
Divorce	73	Départ d'un enfant	29
Séparation amoureuse	65	Ennuis avec la famille	29
Emprisonnement	63	Réalisations sensationnelles au plan personnel	28
Décès d'un membre de la famille	63	Conjoint qui commence ou cesse de travailler	26
Maladie ou blessure	53	Fin ou début des études	26
Mariage ou union	50	Changement d'habitat	25
Perte d'emploi	47	Changements d'habitudes	24
Réconciliation conjugale	45	Ennuis avec son patron	23
Retraite	45	Changement des conditions de travail	20
Ennuis de santé chez un membre de la famille	44	Déménagement	20
Grossesse	40	Changement d'école	20
Problèmes d'ordre sexuel	39	Changement de loisirs	19
Venue d'un nouveau membre dans la famille	39	Changement d'habitudes religieuses	19

Réadaptation professionnelle	39	Changement de vie sociale	18
Changement financier	38	Emprunt ou hypothèque raisonnable	17
Décès d'un grand ami	37	Changement au niveau du sommeil	16
Changement de travail	36	Changement au plan des rencontres familiales	15
Disputes plus fréquentes avec le conjoint	35	Vacances	13
Paiement d'une lourde hypothèque	31	Noël	12
Saisie d'un prêt ou d'une hypothèque	30		

Tableau 4.I. Echelle du stress selon Holmes et Rahe

Il a été également démontré que le stress chronique est nocif pour l'organisme. Celui-ci est provoqué par une confrontation trop fréquente du sujet à des agents stresseurs. Le stress chronique est un état de tension qui découle d'une façon inadéquate de gérer la pression pendant une période prolongée. Pour qu'il y ait stress chronique, il faut :

- une situation comportant de la pression ;
- une période d'exposition prolongée ;
- une façon inadéquate de réagir à la situation.

Le stress chronique est péjoratif pour le sujet car il entraîne des réactions diverses :

- problèmes physiques : contractions musculaires, insomnies, céphalées, etc. ;
- problèmes cognitifs : diminution de la concentration, de la mémoire, de la créativité, de la motivation et de la capacité à résoudre ses problèmes ;
- problèmes émotionnels : émotions refoulées ou exagérées ;
- problèmes relationnels : difficulté à établir des relations productives ;
- effondrement du système de valeurs personnelles : sentiment d'inutilité...

Le stress chronique peut donc être considéré comme une maladie psychosomatique.

Points clés à retenir

▶ **Le schéma corporel** est la représentation que le sujet se fait de son propre corps et qui lui permet de se repérer dans l'espace comme une entité une et distincte. Il est fondé sur des données sensorielles multiples proprioceptives et extéroceptives.

▶ **L'image du corps** est une construction imaginaire. Elle correspond à l'idée que le sujet se fait de son corps, à la valeur qu'il lui accorde. Elle se superpose au schéma corporel sur un plan émotionnel. Elle est le résultat d'un jugement affectif.

▶ **L'identité corporelle** est l'intégration des données concernant le corps du sujet, liant schéma corporel, image de soi, sensorialité et capacités motrices et praxiques. C'est à la fois le corps réel et le corps imaginaire.

▶ **Le stress** (conception physiologique) ou **syndrome général d'adaptation** est une modalité de réaction de l'organisme aux agressions issues de son environnement. Il a une fonction d'adaptation aux situations de danger. Le **stress chronique** est provoqué par une confrontation trop fréquente du sujet à des agents stresseurs. C'est un état de tension qui découle d'une façon inadéquate de gérer la pression pendant une période prolongée.

▶ **Les stratégies d'adaptation face à la maladie ou au stress** reposent sur les notions suivantes :

– le *stress perçu* désigne la réponse d'un individu à une situation qu'il perçoit comme stressante, indépendamment des caractéristiques objectives de la situation. Il s'agit donc d'un sentiment vécu par l'individu lié à l'évaluation qu'il fait d'une situation ;

– le *contrôle perçu* fait référence à la manière dont le sujet perçoit sa capacité à agir sur une situation ;

– le *soutien social perçu* définit l'impact subjectif de l'aide apportée par l'entourage d'un individu et son niveau de satisfaction vis-à-vis de l'aide qu'il s'attendait à recevoir.

▶ **Le *coping*** désigne les cognitions (pensées) que le sujet utilise pour faire face à une situation difficile et qui lui permettent de réduire son anxiété. Ces pensées peuvent être centrées sur la recherche de solutions au problème, sur la gestion des émotions liées au problème ou sur l'évitement.

▶ **La résilience** décrit la capacité d'un individu à faire face à une difficulté de manière efficace et susceptible de lui permettre de développer une meilleure capacité à réagir aux difficultés ultérieures.

AGIR

SITUATION PROFESSIONNELLE : ACCOMPAGNER UNE PERSONNE OPÉRÉE DONT LES CAPACITÉS DE RÉSILIENCE SONT DÉPASSÉES

Madame Leroy est une jeune retraitée de 58 ans. Elle vient de subir une mammectomie suite à un cancer. C'est une femme cultivée qui a su mener de front vie professionnelle et vie familiale. Après avoir arrêté de travailler, elle a continué à être très active : elle sortait beaucoup (sorties culturelles avec des amis) et faisait du bénévolat dans plusieurs associations caritatives. Durant son existence, elle a toujours su faire face aux épreuves difficiles. Suite à sa mammectomie, cependant, elle réagit différemment : elle semble abattue alors que son opération s'est bien passée. Elle a tendance à rester prostrée dans son lit et parle peu. Un jour cependant, à l'occasion de la réfection de son pansement, elle dit à une infirmière : « Regardez ça... Je ne suis plus tout à fait une femme maintenant... Mais enfin, à mon âge, j'aurai bientôt fini... »

Ses enfants viennent la voir tous les jours et sont particulièrement tendres avec elle. Elle dispose d'un réseau d'amis qui se relayent à son chevet.

1 IDENTIFIER LES DONNÉES SIGNIFICATIVES

Quelles données relève-t-on ?	Pourquoi sont-elles significatives ?
Madame Leroy a 58 ans est à la retraite C'est une femme cultivée qui a su mener de front vie familiale et professionnelle Après sa retraite elle est restée active (sorties avec des amis, bénévolat)	Précisions sur la période de vie dans laquelle se trouve Madame Leroy ainsi que sur sa manière de la gérer
Dans sa vie elle a toujours su faire face aux épreuves difficiles.	Manière dont Mme Leroy a abordé les difficultés de sa vie
Elle vient de subir une mammectomie suite à un cancer	Contexte des soins
Elle semble abattue, a tendance à rester prostrée dans son lit et parle peu. Elle dit à l'infirmière : « Je ne suis plus tout à fait une femme » et : « A mon âge, j'aurai bientôt fini »	Réactions de Mme Leroy à la suite de son opération
Ses enfants viennent la voir tous les jours et ses amis sont également très présents à son chevet	Il s'agit du réseau de soutien de Mme Leroy

2 COMPRENDRE ET ÉVALUER LA SITUATION

Que faut-il comprendre ?	Évaluation
Mme Leroy vient de traverser une période de vie sensible : la retraite est une période de transition pouvant occasionner des difficultés d'adaptation mais *a priori* pas de difficulté Le fait qu'elle ait su faire face aux épreuves difficiles de sa vie démontre de sa capacité à développer des mécanismes d'adaptation L'activité après sa retraite traduit une dynamique d'autonomie avant son intervention SAVOIRS FONDAMENTAUX Psychologie de la santé, Développement de la personne et de la personnalité, Raisonnement clinique	Ressources et facteurs de résilience de Mme Leroy Ce réseau de soutien est une ressource pour Mme Leroy
La fréquentation régulière de ses amis et la présence de sa famille traduise l'importance de son réseau de soutien social émotionnel SAVOIRS FONDAMENTAUX Psychologie de la santé, Développement de la personne et de la personnalité, Raisonnement clinique	
Une mammectomie atteint directement la personne dans son identité féminine et maternelle ce qui la place en position de vulnérabilité Ses capacités à interagir sont diminuées : ses stratégies de coping sont inopérantes et ses capacités de résilience habituelles sont dépassées L'atteinte de son image corporelle entraîne une atteinte majeure de son estime d'elle-même SAVOIRS FONDAMENTAUX Psychologie de la santé, Développement de la personne et de la personnalité, Raisonnement clinique	Perturbation de l'image corporelle Perturbation de l'estime de soi

Synthèse de la situation : patiente de 58 ans, atteinte d'un cancer du sein pour lequel une mammectomie a été réalisée. Mme Leroy présente une perturbation du concept de soi malgré des capacités de résilience et un solide réseau de soutien.

3 METTRE EN ŒUVRE DES ACTIONS

Quelles actions met-on en place ?	Pourquoi ?
Instaurer une relation d'aide - accueillir les affects, - reconnaître sa souffrance, - l'accompagner vers la phase de reconstruction. SAVOIRS FONDAMENTAUX SAVOIR-FAIRE PROFESSIONNELS Psychologie de la santé, Développement de la personne et de la personnalité, Soins relationnels	Cela permet de développer une attitude soignante favorisant le développement de la résilience La résilience va permettre à Mme Leroy d'intégrer l'opération comme faisant partie de sa trajectoire de vie. Il s'agit d'aider Mme Leroy à élaborer sa souffrance psychique en la mettant en mots, ce qui va l'aider à se distancer de celle-ci. En parlant de ce qu'elle ressent elle va pouvoir revivre les émotions intenses liées au traumatisme et en prendre ainsi conscience
Réaliser le pansement SAVOIRS FONDAMENTAUX SAVOIR-FAIRE PROFESSIONNELS Psychologie de la santé, Soins relationnels, Raisonnement clinique, Déontologie et éthique des soins, Soins de confort	Dépister les complications physiques Proposer une visualisation progressive de la cicatrice, du torse déformé par la mammectomie Aborder le choix des prothèses mammaires externes, le choix des sous vêtements... Permettre la familiarisation avec son image corporelle et vaincre son appréhension
Sensibiliser l'entourage à la souffrance de Mme Leroy Expliquer à l'entourage la situation SAVOIR-FAIRE PROFESSIONNELS Psychologie de la santé, Raisonnement clinique	La résilience ne se construit pas uniquement sur la base des compétences personnelles de la personne en souffrance, mais aussi grâce au soutien de son entourage. Celui-ci fait partie des facteurs directs qui la favorisent (facteurs familiaux et de soutien) L'entourage se sent souvent démuni face à son incapacité à faire face, ces actions vont aider l'entourage à assurer son rôle de soutien

4 NOTER ET ANALYSER LES RÉSULTATS OBTENUS

Résultats	Évaluation des résultats de la prise en charge
Mme Leroy profite des entretiens pour s'exprimer sur ses difficultés actuelles et raconter son histoire	Meilleure estime d'elle-même et expression de projets
Cicatrisation en cours, plaie propre Mme Leroy a regardé et touché son torse Elle se renseigne sur les prothèses mammaires externes	Reconquête de l'image corporelle débutante

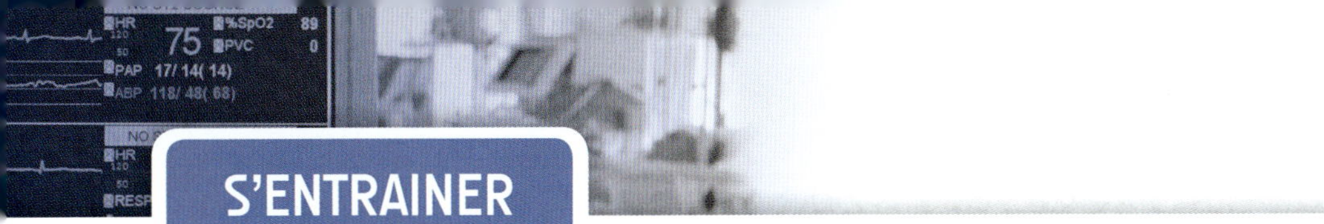

S'ENTRAINER

VÉRIFIER SES CONNAISSANCES

1 QROC (Questions à réponses ouvertes courtes)

1. Citez la définition de la santé de l'OMS.

2. Critiquez cette définition (avantages, limites).

3. Définissez le concept d'image corporelle et différenciez-le de celui de schéma corporel.

TRANSFÉRER À D'AUTRES SITUATIONS

2 CAS CLINIQUE

Jean a un cancer du pancréas dû à une consommation d'alcool excessive depuis 30 ans. Il explique que dans sa famille tous les hommes boivent depuis des générations. Ils commencent très tôt, dès qu'ils entrent à l'usine. Celui qui ne boirait pas serait considéré comme étranger. L'usine, une fonderie, est installée dans une vallée d'un département peu peuplé et rural. Tous les habitants du village et des villages environnants qui ne sont pas agriculteurs travaillent dans cette usine. C'est un bassin de vie reculé dans lequel il n'y a pas de médecin installé (il faut aller à la ville distante de 18 km pour consulter), seule une infirmière est installée dans un village proche.

1. Dans cette situation, quels sont les facteurs qui peuvent expliquer l'alcoolisme de Jean ?

2. En partant de cette situation, citez les déterminants de la santé.

CORRIGÉS

VÉRIFIER SES CONNAISSANCES

1 QROC (Questions à réponses ouvertes courtes)

1. La santé est un état complet de bien-être physique, mental et social qui ne consiste pas seulement en l'absence de maladie ou d'infirmité.

2. Avantages :
– elle propose, à travers la prise en compte des différentes dimensions de la santé, une vision globale et multidimensionnelle de l'homme ;
– elle offre une vision positive de la santé, cette dernière ne relevant pas seulement d'une absence de maladie.
Limites :
– elle insiste sur l'aspect exclusivement subjectif de la maladie ;
– elle définit la santé de manière statique : c'est un état.

3. Le schéma corporel est une représentation fonctionnelle qui agit en permanence. Il est inscrit aux niveaux neurologique, physiologique, sensoriel et affectif. Il permet le renforcement d'un sentiment d'unité, de permanence, de continuité.

L'image du corps est une construction imaginaire. Elle correspond à l'idée que le sujet se fait de son corps, à la valeur qu'il lui accorde. Elle se superpose au schéma corporel mais sur un plan émotionnel. Elle est le résultat d'un jugement affectif.

TRANSFÉRER À D'AUTRES SITUATIONS

2 CAS CLINIQUE

1. Facteurs pouvant expliquer l'alcoolisme de Jean :
– des facteurs familiaux : tous les hommes boivent dans la famille ;
– des facteurs culturels : celui qui ne boit pas est étranger ;
– des facteurs sanitaires : peu de professionnels de la santé dans le bassin de vie.

2. Les déterminants de la santé sont les éléments qui ont une influence sur la santé. Ils se répartissent en plusieurs catégories :
– les déterminants liés aux comportements individuels : la consommation d'alcool, de tabac ou de drogues, la

sédentarité, les mauvaises habitudes alimentaires, les comportements sexuels… ;

– les facteurs culturels, c'est-à-dire les représentations et les comportements liés à ces représentations des individus vis-à-vis de la maladie ou de la santé ;

– les facteurs sanitaires : ils relèvent tout d'abord de tout ce qui se rapporte au système de santé, à l'accès aux soins, à l'organisation du système de soins, aux connaissances médicales. Ils concernent ensuite l'individu lui-même aux niveaux génétique, physiologique, morphologique et psychique ;

– les facteurs politiques : ils s'expriment dans le cadre législatif et réglementaire et dans l'effort économique relatif aux programmes de soins ;

– les facteurs socioéconomiques : ils sont relatifs au niveau de richesse de la population, de la qualité de l'habitat, du niveau d'urbanisation, de la situation de l'emploi ;

– les facteurs démographiques : ils concernent la répartition des populations par âge, l'isolement de l'habitat rural, les phénomènes de migration… ;

– les facteurs écologiques : ce sont la qualité de l'air, de l'eau, le contrôle des rejets industriels et agricoles.

Sociologie

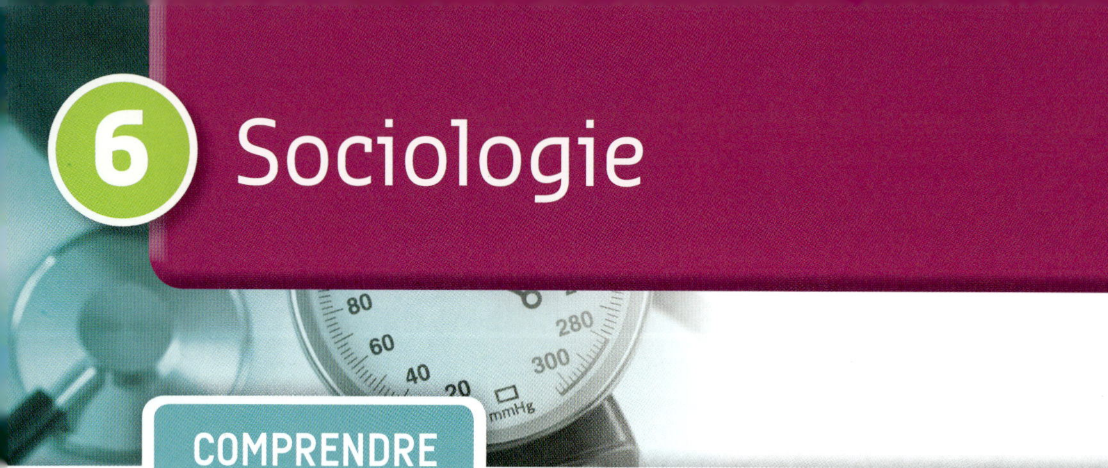

6 Sociologie

COMPRENDRE

DÉFINITIONS ET GÉNÉRALITÉS

La sociologie est la science qui étudie la société et cherche à comprendre son fonctionnement et à la décrire. Pour cela elle va proposer des modèles théoriques qui seront autant de tentatives de compréhension des phénomènes sociaux. Elle va aussi s'attacher à rendre visibles et compréhensibles différents facteurs inhérents aux sociétés :

- leur description : données démographiques, économiques, socioprofessionnelles ;
- la catégorisation de ces données ;
- leur architecture, c'est-à-dire leur structure, leur morphologie, les éléments participant de leur constitution : les groupes sociaux (catégories sociales, familles, acteurs...) ;
- leurs facteurs de fonctionnement et de cohésion : pouvoirs, rôles, institutions... ;
- leur évolution, c'est-à-dire les caractéristiques du changement social.

Contrairement à la psychologie, la sociologie considère que les comportements individuels ne relèvent pas uniquement de choix conscients ou inconscients des individus eux-mêmes mais qu'ils s'inscrivent dans la dynamique de phénomènes collectifs. Ces phénomènes collectifs dépassent même le cadre de l'influence sur les comportements puisqu'ils vont aussi influencer les manières de penser des individus.

Les différents domaines de la sociologie

Si la sociologie, au début de son histoire, s'est occupée de comprendre les faits sociaux concernant la société globale, elle est aujourd'hui éclatée en sous-disciplines qui concernent chacune un domaine de recherche spécifique :

- la **sociologie « globale »** existe toujours, bien sûr, elle s'intéresse aux différences sociales, aux inégalités, à l'éducation, à la famille, à l'urbanisme, aux différentes formes de déviance ;
- la **sociologie des organisations** s'intéresse aux différentes formes de pouvoir et de relations ainsi qu'au processus de changement dans les entreprises publiques ou privées. La sociologie du travail est centrée sur les problèmes des conditions de travail ;
- la **sociologie politique** aborde les phénomènes de pouvoir dans la sphère politique à travers l'organisation des partis politiques ou des systèmes démocratiques, les crises politiques, les relations internationales ou la culture politique d'une population. Elle recoupe certaines disciplines, comme les sciences politiques, les sciences de l'administration ou la sociologie du droit ;

- la **sociologie de la culture** entretient des liens très étroits avec l'anthropologie et l'ethnographie. Elle s'intéresse à la mode, aux habitudes alimentaires ou vestimentaires des groupes sociaux mais aussi aux religions ;
- la **sociologie de la connaissance** aborde l'étude des idéologies et des représentations collectives ;
- la **sociologie historique** permet de comprendre l'évolution des phénomènes sociaux à travers l'histoire des différentes sociétés ;
- la **psychologie sociale** se situe entre la sociologie et la psychologie. Elle étudie les interactions dans des groupes restreints, les phénomènes d'influence, les croyances ainsi que la formation de la personnalité sous la pression du groupe (socialisation).

Dans cet ouvrage, nous nous consacrerons principalement à la sociologie « globale », c'est-à-dire à celle qui tente de comprendre le fonctionnement de l'ensemble de la société.

Évolution historique de la sociologie

L'étude de la sociologie passe obligatoirement par une approche historique de son évolution. Les principaux concepts aujourd'hui prégnants dans cette discipline se sont forgés au cours de sa courte histoire, puisque la sociologie est née dans le courant du xixe siècle à travers des bouleversements qui ont touché les domaines de la politique, des sciences, des modes de vie et de la production des biens. Ces transformations ont jeté les bases de l'industrialisation et de l'urbanisation de nos sociétés, bases sur lesquelles les sociétés d'aujourd'hui sont toujours appuyées.

DESCRIPTION DES FAITS SOCIAUX

Techniques et méthodes de la sociologie

Données statistiques

La sociologie utilise des méthodes et des techniques très variées en fonction des objets qu'elle étudie. Elle s'appuie tout d'abord sur des données statistiques pour mettre en lumière des relations entre les données sociales qu'elle peut recueillir. En France, des données chiffrées sur différentes caractéristiques sociales, économiques ou démographiques sont établies par des institutions telles que :

- l'INSEE (Institut national des statistiques et des études économiques) ;
- la DRESS (Direction de la recherche et des études statistiques...).

C'est à partir de ces données que nous pouvons savoir qu'en France :

- la population au 1er janvier 2009 était de 64 303 000 habitants (métropole et DOM-TOM) ;
- il y a eu 834 000 naissances et 543 000 décès en 2008 ;
- on a célébré deux mariages pour un PACS ;
- l'âge moyen des premiers mariages était de 31,5 ans pour le marié et de 29,5 ans pour la mariée ;
- en 5 ans, l'âge moyen au premier mariage a augmenté de 1 an ;

- l'âge moyen d'arrivée du premier enfant est de 30 ans, soit près de 2 années de plus qu'il y a 20 ans ;
- l'indice conjoncturel de fécondité dépasse, en 2008, le seuil de deux enfants par femme, et qu'il progresse par rapport aux années précédentes : 200 enfants pour 100 femmes en âge de procréer en 2006, 198 en 2007 et 202 en 2008. La France est, avec l'Irlande, le pays de l'Union européenne où la fécondité est la plus forte ;
- le salaire annuel moyen des cadres est de 46 221 euros, celui des ouvriers de 17 640 euros, celui des employés de 16 327 euros, et celui des professions intermédiaires de 23 582 euros ;
- il y a 25,452 millions d'emplois salariés.

Mais la sociologie ne peut se contenter de travailler sur des données macroscopiques. Elle a besoin de construire elle-même des données en essayant de faire parler les acteurs et les contextes dans lesquels ils se trouvent. Elle utilise pour cela des techniques quantitatives et des techniques qualitatives.

Techniques quantitatives : le questionnaire

L'enquête par questionnaire interroge des personnes représentatives de la population que l'on veut étudier à travers un échantillon représentatif tiré au sort. Elle recueille des opinions et met en évidence des attitudes sur certains problèmes. Elle met ensuite en rapport ces opinions ou attitudes avec les caractéristiques de la population étudiée (âge, adresse, sexe, profession, etc.).

L'enquête par questionnaire est un outil exclusivement quantitatif et directif. Les réponses sont partiellement orientées par les questions. Par ailleurs, le questionnaire ne présume en rien de la véracité ou de la sincérité des réponses. Les statistiques et les sondages sont des outils de l'étude quantitative.

L'enquête par questionnaire fournit des informations concernant un groupe important d'individus mais elle ne permet pas de comprendre la structure complexe des groupes observés.

Enquêtes qualitatives

On peut compléter les enquêtes par questionnaire par des enquêtes qualificatives, non ou semi-directives. Ces enquêtes permettent d'explorer les opinions, les manières de comprendre et d'agir dans le monde des personnes interrogées. Cette fois-ci il ne s'agit plus d'obtenir des informations représentatives mais significatives.

Enquêtes par immersion

Dans ce cadre, le sociologue vit avec ceux qu'il étudie. Cette position d'observateur participant lui permet d'intégrer progressivement le milieu et d'observer de très près les acteurs concernés et leurs pratiques.

Récits de vie

Ils permettent de centrer l'observation sur quelques individus seulement, représentatifs, qui exposent leur biographie de manière minutieuse.

Entretiens

Ils sont non directifs et permettent de collecter des données très précises et intimes sur le fonctionnement des interviewés.

Toutes ces différentes techniques et méthodes représentent les outils de travail du sociologue.

CATÉGORISATION ET ORGANISATION DES DONNÉES SOCIALES

La collecte d'informations apporte une masse d'éléments bruts concernant une société donnée. Elle apporte des éléments de compréhension ciblés mais éparses qui constituent déjà une première lecture du champ social considéré. Pour qui s'intéresse à l'évolution démographique d'un pays ou d'une région, à sa réalité économique, à son niveau d'emploi ou encore aux relations à l'intérieur des couples, ce travail descriptif est largement suffisant. Mais le travail du sociologue ne s'arrête pas à cette description, il va chercher à donner du sens à ces données et, pour cela, extraire de ces données brutes des lignes de partage qui deviendront des catégories d'analyse cohérentes. C'est de ce travail de catégorisation que seront extraits différents concepts : types, groupes, classes.

Ces différentes catégories sont les outils de traduction du sociologue qui lui permettent de se frayer un chemin à travers la compacité du social. Elles représentent des constructions, c'est-à-dire qu'elles ne correspondent pas à des catégories réelles mais elles sont élaborées par le sociologue afin de partitionner le champ d'étude globale trop vaste qu'est la société ; c'est pour cette raison que nous parlerons de concepts.

SOCIOLOGIE CONTEMPORAINE : PARADIGMES SOCIOLOGIQUES ET RAPPORT DE L'INDIVIDU À LA SOCIÉTÉ

À partir du XXe siècle, la sociologie s'est diversifiée et de nombreuses approches ont vu le jour, offrant chacune une grille de lecture particulière des faits sociaux. Ces différentes perspectives correspondent à des angles d'observation différents du réel et établissent des rapports entre la société et l'individu très différents :

- le premier de ces modèles est dit **holiste ou déterministe**. Il propose une observation surplombante de la société permettant de discerner son architecture et sa dynamique globale. Il donne à la société un rôle prééminent et à l'individu un rôle mineur. Dans ce cadre, la société contraint l'individu et ne lui laisse que très peu de marge de décision. Elle modèle ses comportements et constitue un grand tout ;
- le deuxième modèle, dit **modèle de l'acteur**, donne une place plus importante à l'individu ; sa capacité de décision, non négligeable, est fondée sur la rationalité de ses choix. La société est observée « à la loupe » et apparaît comme une toile composée d'un agglomérat d'acteurs individuels, dont les actions et les décisions tissent la trame ;
- enfin, l'**interactionnisme** s'inscrit entre les deux précédents paradigmes. Il ne privilégie ni la société ni l'individu, mais l'ensemble des interactions entre individus ou groupes sociaux. Ce sont ces interactions et leur configuration qui constituent, *in fine*, la société, faisant coexister contraintes et libertés. L'observation porte sur les groupes restreints (familles, équipes de travail, groupes d'amis...), sur les organisations (entreprises, partis, associations...), sur les groupes sociaux (classes sociales, professions...) et enfin sur les institutions (nations, fonction publique, armée...).

Points clés à retenir

▶ **La sociologie** est la science qui étudie la société pour comprendre son fonctionnement et la décrire. Elle s'intéresse aux différences sociales, aux inégalités, à l'éducation, à la famille, à l'urbanisme, aux différentes formes de déviance...

▶ **Fondement :** la sociologie considère que l'individu est influencé par des phénomènes collectifs qui orientent ses comportements et influencent ses manières de penser.

▶ **Techniques et méthodes de la sociologie :**

– les *données statistiques* : elles sont établies par différentes institutions, telles que l'INSEE ou la DRESS en France;

– la sociologie produit elle-même des données en essayant de faire parler les acteurs et les contextes dans lesquels ils se trouvent. Elle utilise pour cela des *techniques quantitatives* (questionnaires) et des *techniques qualitatives* (entretiens, immersion).

▶ **Paradigmes sociologiques ou rapport de l'individu à la société**

Trois grands modèles sociologiques offrent des perspectives différentes correspondant à des angles d'observation différents du réel :

– le *modèle holiste* ou *déterministe* propose une observation surplombante de la société permettant de discerner son architecture et sa dynamique globale. Il donne à la société un rôle prééminent et à l'individu un rôle mineur;

– le *modèle de l'acteur* donne une place plus importante à l'individu et à ses choix. La société est observée « à la loupe » et apparaît comme une toile composée d'un agglomérat d'acteurs individuels;

– l'*interactionnisme* s'inscrit entre les deux précédents paradigmes. Il privilégie l'ensemble des interactions entre individus ou groupes sociaux. C'est le jeu des contraintes et des libertés liées à ces interactions qui constitue la société.

CONCEPTS CLÉS EN SOCIOLOGIE

Socialisation

La socialisation est le processus par lequel l'individu intériorise un certain nombre de dispositions qui vont façonner ses manières d'agir, de penser, de sentir. Ces dispositions sont des structures stables d'action, de cognition et de perception. Elles sont progressivement intériorisées par l'individu grâce à l'expérience et à l'apprentissage (formel ou informel), réalisés dans le cadre des interactions avec son environnement.

La socialisation participe donc à la construction du sujet et représente l'influence de l'environnement sur celui-ci. Il existe bien sûr d'autres facteurs d'influences, en particulier génétiques, mais ces derniers ne s'exercent jamais de manière brute, linéaire. Ils représentent un potentiel, une poussée, qui se déploieront toujours dans un environnement particulier dont ils subiront l'influence. L'enfance, et en particulier l'enfance précoce, représente la période la plus intense de la socialisation. Mais celle-ci se prolonge tout au long de la vie à travers les différents environnements et rôles que traversent l'individu, dans son travail, son quartier, sa famille, les diverses associations auxquelles il participera...

Mécanismes de la socialisation

D'une manière générale, la socialisation est un phénomène implicite. Bien sûr, les parents tout comme les enseignants édictent des règles de manière explicite, règles qui seront intégrées grâce à des mécanismes comportementaux : messages répétés, conditionnement par des renforcements positifs (récompenses, congratulations) ou négatifs (punitions, désapprobations). Mais l'essentiel des règles et des normes est intériorisé implicitement par adaptation progressive de l'enfant aux manières de faire, de dire, d'interagir de ceux qui l'environnent.

C'est par une observation et un ajustement permanent dans les interactions avec les autres (surtout ceux qui comptent sur le plan affectif pour lui) que l'enfant prend en compte et intègre les normes que lui prescrit son environnement. Les modalités de comportements, les goûts, l'expression des affects et même leur ressenti s'imposent progressivement à l'enfant et le structurent pour, en fin de compte, être partie prenante de son être.

De la réussite de ce processus dépend, pour l'enfant, la qualité de l'intégration dans l'espace social dans lequel il vit.

Agents de la socialisation

Ce sont les acteurs sociaux qui exercent une influence sur la formation de l'individu durant toute son existence. On distingue les agents de socialisation primaires (famille, école, pairs) et les agents de socialisation secondaires (travail, groupes d'amis, associations, médias...).

Agents de socialisation primaires

La famille

La famille est l'agent principal en matière de socialisation, à la fois parce qu'elle constitue le premier environnement de l'enfant mais aussi parce qu'elle est un espace dans lequel il est totalement immergé. La famille a donc une influence très forte sur la socialisation de l'enfant. C'est dans les interactions quotidiennes avec les membres de sa famille que l'enfant intériorise les règles, les normes, les comportements, les attitudes, mais aussi les goûts et les représentations de son groupe social. Il en est de même pour l'adulte, pour lequel la famille reste un espace d'influence important, que ce soit celle dont il est issu ou celle qu'il a composée. En effet, une fois devenu adulte, le sujet doit s'ajuster à ses différents rôles, de parent, de conjoint puis de beau-parent et de grand-parent.

Il est à noter que dans les familles émigrées, les rôles peuvent en partie s'inverser et il arrive que ce soit les enfants qui socialisent leurs parents à la culture de leur pays d'accueil.

L'école

L'école est un autre agent de socialisation influent. L'espace social qu'elle constitue permet la transmission de normes et de règles de conduite. Ce sont à la fois les enseignants et les enfants qui sont les vecteurs de cette transmission. L'école vient poursuivre et compléter le travail de socialisation de la famille en ouvrant à l'enfant un espace plus large, plus diversifié, mais aussi plus complexe.

Les pairs

Les pairs (c'est-à-dire les autres enfants) ont un impact non négligeable sur la socialisation de l'enfant. Par leur intermédiaire, l'enfant intègre un espace relationnel avec ses règles et ses normes spécifiques, mais il a aussi accès aux espaces de socialisation familiaux de ses amis. Les types de relation, de manière d'être, de préoccupation des autres familles viennent interroger l'enfant et relativiser l'influence de son propre monde. Par exemple, les relations très autoritaires constatées dans la famille d'un de ses amis ne laissent pas indifférent l'enfant qui va, suite à ce constat, observer et prendre en compte différemment la qualité des relations existant dans sa propre famille.

Agents de socialisation secondaires

Ils interviennent alors que l'individu est déjà socialisé et participent à son adaptation dans des milieux spécifiques.

Le travail

Le travail est un agent de premier plan par les contacts multiples qu'il génère. Dans le monde du travail, la relation quotidienne à ses pairs et l'investissement sur des objectifs et des problèmes communs sont des éléments qui façonnent l'individu. L'importance du monde du travail comme agent de socialisation peut être mise en évidence par son absence, lors de la retraite ou du chômage.

Les espaces collectifs de rencontre

Tous les espaces collectifs de rencontre réguliers sont des espaces de socialisation. Par exemple, les associations sportives, les centres de loisirs, etc. À chaque fois qu'un individu se trouve dans une relation durable avec des pairs, il subit l'empreinte de ces derniers au même titre qu'il les influence. Cela signifie que les activités de l'individu le construisent en permanence.

Les médias

Les médias constituent un agent de socialisation d'importance par l'impact qu'ils ont sur les idées, les goûts. Avec l'introduction de plus en plus précoce et de plus en plus massive de la télévision dans certaines familles, il est légitime de penser que celle-ci devienne un agent de socialisation de premier plan. Il faut cependant garder à l'esprit que la socialisation ne passe pas uniquement par l'observation des autres mais aussi par les interactions que l'on construit avec eux : il n'y a pas d'interaction avec la télévision, son impact est donc moindre que celui du contact interhumain.

Quelques éléments quantitatifs d'observation sur la télévision :

- les enfants de 2 à 12 ans regardent la télévision près de 20 h par semaine en moyenne dans notre pays ;
- la télévision est l'activité la plus importante en temps après le sommeil pour les jeunes ;
- une enquête a permis de comptabiliser près de 2000 scènes violentes à la télévision en une seule semaine (meurtres, viols, bagarres, fusillades, enlèvements, hold-up, suicides...).

Il est difficile de ne pas s'interroger sur l'influence de ces éléments sur la socialisation des enfants. Une étude sur des enfants a montré qu'il existe en effet un impact important. Cette étude portait sur deux groupes d'enfants : au premier groupe, il était demandé de regarder un film d'action, alors que l'on demandait au second groupe de regarder un dessin animé. Les deux groupes ont ensuite été conduits dans une salle avec des poupées et des jouets et ont été observés. Le groupe imprégné d'images violentes a exercé un nombre de mises en scène agressives très nettement supérieur à celui de l'autre groupe.

...

...

Cette étude met en évidence que la vision de scènes violentes favorise l'acquisition de comportements agressifs en fournissant un modèle identificatoire, en levant les inhibitions et en augmentant la tolérance apparente face à des actes d'agression. Il y a donc bien influence, ce qui permet de dire que la télévision participe à la socialisation des individus. Bien sûr, cette influence peut être en très grande partie pondérée par l'interactivité et l'impact affectif de la relation humaine. Cela signifie que l'impact d'un événement violent vu à la télévision par un enfant, dans un film par exemple, perd de son influence si un adulte en parle avec l'enfant et resitue l'événement dans sa dimension fictive.

La religion

La religion est un agent de socialisation important par les règles et valeurs qu'elle offre mais aussi par les réponses qu'elle propose aux questions sur le sens de l'existence. Force est de constater que cette influence est en diminution dans notre pays, ce qui n'est pas le cas sur l'ensemble de la planète, ni même sur l'ensemble des pays occidentaux.

➡ Marie, 8 mois, est en vacances avec sa famille dans le sud de la France. Ce matin, elle visite une église en compagnie de sa mère. À peine entrée dans cette église, elle est surprise d'entendre sa mère lui parler à voix basse et faire ce son (chuuut...) qu'elle connaît déjà, et qu'elle a compris comme signifiant de faire moins de bruit : *elle fait l'expérience que certains lieux imposent des comportements spécifiques.*

L'après-midi, elle est sur la plage et s'amuse à marcher à quatre pattes sur le sable dans toutes les directions vers ces innombrables serviettes si colorées étendues un peu partout. Elle constate cependant qu'à chaque fois qu'elle s'approche de l'une de ces serviettes, sa mère arrive pour dévier son chemin : *elle fait l'expérience que tous les objets qui l'attirent ne sont pas à sa disposition.*

Un peu plus tard, toujours sur la plage, c'est son père qui intervient avec sa voix forte (qui lui fait un peu peur) en demandant fermement à des jeunes qui jouent au ballon de s'éloigner un peu : *elle fait l'expérience qu'il existe des espaces que sa famille protège des intrusions et que c'est son père qui intervient dans ce domaine.*

Un mois plus tard, Marie est à la crèche et se fait gronder par la nounou parce qu'elle a mordu une autre petite fille qui lui prenait un jouet qui l'amusait. Pourtant, 5 minutes plus tôt, cette même nounou n'a rien dit lorsque Jonas (son copain préféré) a refusé de lui donner ce même jouet : *Marie fait l'expérience du partage, de l'expression mesurée du refus et du respect de l'autre.*

Ces moments de vie, innombrables dans la journée d'un enfant, sont des expériences de socialisation à partir desquelles, dans le cadre des interactions, il intègre sans s'en rendre compte les règles implicites et explicites de la vie sociale.

Points clés à retenir

▶ **La socialisation** est le processus par lequel l'individu intériorise un certain nombre de dispositions (règles, normes, habitudes...) qui vont façonner ses manières d'agir, de penser, de sentir.

▶ **Mécanismes de la socialisation :** l'essentiel des règles et des normes est intériorisé implicitement par adaptation progressive de l'enfant aux manières de faire, de dire, d'interagir de ceux qui l'environnent.

▶ **Agents de la socialisation :** ce sont les acteurs sociaux qui exercent une influence sur la formation de l'individu durant toute son existence. On distingue :

– les *agents de socialisation primaires*, qui jouent un rôle très précocement : la famille, l'école, les pairs ;

– les *agents de socialisation secondaires*, qui interviennent alors que l'individu est déjà socialisé et participent à son adaptation dans des milieux spécifiques : le travail, les espaces collectifs de rencontre, les médias, la religion.

Structure sociale et observation des sociétés

Dans cette partie, nous allons voir comment sont organisées les sociétés à partir de différents éléments caractéristiques : institutions et classes sociales, espace social, famille, État...

Institutions sociales

Le terme d'institution sociale est un terme générique qui désigne les entités qui structurent, organisent et garantissent la vie collective. Elles participent au « ciment social » en garantissant les processus de socialisation et de reproduction sociale (la famille, l'école, les classes sociales), en sanctionnant les déviances (le droit, la police), en organisant la vie économique (le marché, le droit, les syndicats), en permettant l'expression de la solidarité ou de la culture (les associations, les fondations), en permettant la communication (la langue, les moyens de communication).

Les institutions sociales sont le fruit de l'évolution accompagnant l'histoire des sociétés. Elles sont donc issues de processus souvent contingents, non linéaires, parfois même chaotiques ou conflictuels. Enfin, elles participent au partage et à la structuration du pouvoir dans les sociétés ainsi qu'au degré de liberté des individus.

Classes sociales

La nomenclature des catégories sociales et professionnelles est un des outils de base du travail du sociologue. Ces catégories permettent d'appréhender la structure socioéconomique d'une société. Jusqu'en 1982, on parlait de catégories socioprofessionnelles (CSP). On parle depuis cette date de professions et catégories socioprofessionnelles (PCS). À partir des 860 PCS qu'elle a défini initialement, l'INSEE a établi 8 catégories principales à partir de différents critères : statut (salarié ou indépendant), taille de l'entreprise, secteur d'activité, niveau de qualification nécessaire pour l'emploi exercé... :

- agriculteurs exploitants : secteur primaire ;
- artisans, commerçants et chefs d'entreprises ;
- cadres, professions intellectuelles supérieures ;
- professions intermédiaires ;

- employés ;
- ouvriers ;
- retraités ;
- personnes sans activité professionnelle.

Ces huit catégories principales couvrent l'essentiel du corps social en France. Elles ne sont cependant pas suffisamment significatives, en particulier sur le plan économique, car elles ne prennent pas en compte :

- le salaire :
- le fait que dans un ménage l'homme et la femme peuvent travailler ;
- les emplois précaires et le temps partiel.

Par ailleurs, ces catégories reposent sur une observation de la société mais elles ont requis une part d'arbitraire dans le découpage. Cela signifie qu'il peut y avoir autant sinon plus de différences dans une même catégorie que d'une catégorie à une autre.

Évolution des classes sociales

La deuxième moitié du xxe siècle a vu une évolution des PCS en France et globalement dans les pays occidentaux : déclin des professions agricoles, diminution du nombre d'ouvriers, augmentation des employés, des professions intermédiaires et des cadres. De 1950 à 2000, le nombre des employés a doublé, celui des professions intermédiaires a triplé, celui des cadres a été multiplié par 5 (il partait de très bas).

Dans les pays en développement, les ratios s'inversent. La paysannerie est toujours fortement majoritaire, suivie par l'augmentation du sous-prolétariat urbain (secteur tertiaire) et une augmentation très récente de la catégorie des employés.

Transformation des classes populaires

La transformation des classes populaires suit l'évolution du monde ouvrier, celui-ci s'étant beaucoup développé depuis le milieu du xixe siècle au détriment du monde agricole. D'un point de vue descriptif, les classes populaires se manifestent, chez les hommes, par la valorisation de la force physique, l'expression de la virilité, un parler direct ; chez les femmes, par un certain réalisme, le refus de la sophistication et le sens de la famille. L'univers culturel des classes populaires est fondé sur des produits industriels standardisés et de très grande diffusion, principalement proposés par la télévision et la presse « people ». L'impact de la culture anglo-saxonne est très fort et laisse des traces visibles sur ces catégories sociales : choix des prénoms, consommation de type « fast-food », cinéma d'action, etc. Cette coloration culturelle participe autant sinon plus à la différenciation de ces classes sociales vis-à-vis des classes « supérieures », dont la consommation culturelle et le mode de vie s'expriment dans des objets plus sophistiqués et diversifiés : lecture, cuisine française (ou du monde), fréquentation d'espaces culturels divers (théâtre, musées).

Pourtant les classes populaires perdent de leur aspect cohésif. Ce délitement est en partie dû au recul numérique du monde ouvrier et de ses organisations représentatives (syndicats), à sa dispersion due à l'érosion des villes ouvrières bâties autour d'une usine ou d'une mine et au progrès de la scolarisation. Ces éléments ont participé à l'effritement du sentiment d'appartenance subjectif au monde ouvrier et au déclin de la solidarité ouvrière.

Enfin, toute une frange de jeunes issus des classes populaires ne passe plus par le monde du travail précoce, comme c'était encore le cas jusqu'aux années 1970, et s'éloigne du monde ouvrier et de ses valeurs de combat et de solidarité pour s'engager dans une opposition au monde des privilégiés dans une optique très individualiste.

Le basculement de nombreux votes ouvriers, traditionnellement à gauche, vers les partis d'extrême droite montre l'érosion des valeurs de solidarité tout comme le détournement des revendications du monde ouvrier. Ces dernières étaient autrefois tournées vers le patronat, elles sont dirigées aujourd'hui vers des groupes culturels ciblés.

Inégalités sociales

Le mouvement de réduction des inégalités sociales amorcé depuis le début du siècle connaît un frein depuis les années 1980. On assisterait même à la tendance inverse.

La mesure de ces inégalités passe par la prise en compte de nombreux paramètres : revenus du travail, revenus du patrimoine, capital social et culturel, ségrégation géographique.

Les inégalités patrimoniales ont été exacerbées par le boom immobilier des années 2000-2008 et par l'accessibilité des jeux financiers (bourse). Les difficultés d'accès au travail touchent principalement les ouvriers et les employés. La ségrégation par l'habitat s'est accentuée, laissant les centres villes aux catégories supérieures et les proches banlieues aux catégories populaires. Enfin, les inégalités culturelles sont prises en ciseaux entre la facilitation de l'accès à l'école et l'augmentation de l'échec scolaire.

Le **BIP40** est un indicateur économique synthétique qui mesure les inégalités et la pauvreté. C'est un outil récent créé en 2002 par des économistes, des statisticiens, des syndicalistes et des militants associatifs, regroupés au sein du Réseau d'alerte sur les inégalités (RAI). Sa création a pour origine une polémique en 1999 sur l'évolution du taux de pauvreté relative calculé par l'INSEE.

Le BIP40 prend en compte d'autres composantes que les aspects monétaires. Il est élaboré à partir de 58 indicateurs statistiques correspondant à six dimensions des inégalités et de la pauvreté :

- le travail ;
- les revenus ;
- le logement ;
- l'éducation ;
- la santé ;
- la justice.

Chacun de ces indicateurs est ramené à une note qui peut varier entre 0 et 10. Les notes obtenues font l'objet d'une pondération qui permet d'agréger l'indicateur composite, lui-même compris entre 0 et 10. Un accroissement du BIP40 correspond à une augmentation de l'inégalité ou de la pauvreté.

La valeur de l'indicateur BIP40 n'a donc pas en soi de signification précise : ce sont surtout ses variations qui sont significatives. Une hausse du BIP40 traduit un accroissement des inégalités et de la pauvreté tandis qu'une baisse reflète le mouvement inverse (*fig. 6.1*).

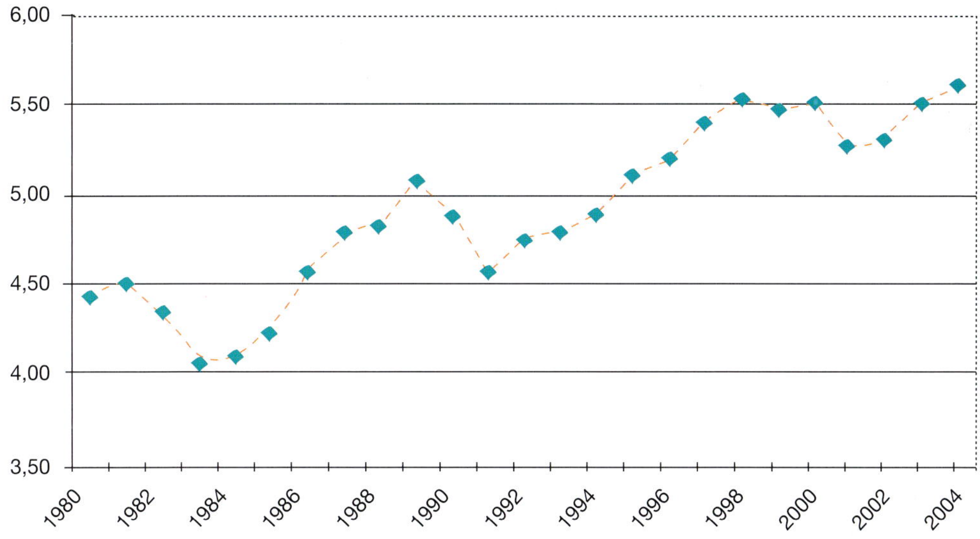

Figure 6.1. BIP40 : évolution des inégalités depuis 1980

Espace social

La notion d'espace social permet elle aussi d'appréhender la structure d'une société mais en prenant en compte à la fois ses aspects économiques et professionnels (comme dans les PCS) et ses aspects culturels, éducatifs, sociaux (relations personnelles) et symboliques (prestige, visibilité sociale). L'espace social offre donc aux individus et aux groupes des ressources particulières qui vont les caractériser, les différencier et les hiérarchiser.

C'est Pierre Bourdieu qui a poussé le plus loin cette différenciation sociale fondée sur ces différents déterminants. Il a par ailleurs défini le concept d'*habitus*, qui correspond à l'intériorisation des comportements, des goûts et des valeurs d'un groupe social, autant d'éléments qui contribueront à guider l'action dans le monde des individus composant ce groupe.

Le capital social d'un groupe ou d'un individu correspond aux ressources proposées par l'espace social dont il dispose. Ce capital social est composé de différents capitaux - culturel, économique, relationnel -, et se transmet de génération en génération.

Points clés à retenir

▶ Le terme d'**institution sociale** désigne les entités qui structurent, organisent et garantissent la vie collective :

– certaines garantissent les processus de socialisation et de reproduction sociale (la famille, l'école, les classes sociales) ;

– d'autres sanctionnent les déviances (le droit, la police), ou organisent la vie économique (le marché, le droit, les syndicats) ;

– d'autres encore permettent l'expression de la solidarité ou de la culture (les associations, les fondations) ;

– enfin, les dernières permettent la communication (la langue, les moyens de communication).

▶ **Les classes sociales** sont des catégories qui permettent d'appréhender la structure socioéconomique d'une société.

▶ **Inégalités sociales :** le BIP40 est un indicateur économique synthétique qui mesure les inégalités et la pauvreté. Sa particularité est de prendre en compte d'autres composantes que les aspects monétaires.

État et loi : la sociologie politique

Il existe deux acceptions différentes du terme État :

- pour la première, c'est une forme d'organisation politique et juridique des sociétés. Dans ce cadre, l'État est un organe politicoadministratif qui a le pouvoir d'édicter des lois, qui est au service de tous et représente l'intérêt général. Il est donc fondé sur une communauté d'intérêt ;
- la seconde acception pose l'État comme synonyme de pays. Dans ce cadre, il est constitué de trois éléments constitutifs :
  - un territoire : c'est un élément objectif essentiel. Il est délimité par des frontières ;
  - une population : c'est l'ensemble des individus occupant le territoire et soumis à l'autorité des gouvernants ;
  - un gouvernement : c'est-à-dire une organisation politique bénéficiant de la puissance publique et de la capacité de commander et de se faire obéir. L'action de ce gouvernement s'appuie sur sa légitimité.

La nation

La nation est l'ensemble des personnes vivant sur un territoire commun, conscient de son unité (historique, culturelle, etc.) et constituant une entité politique. En France, la nation a précédé l'État. C'est la nation (le peuple) qui, lors de la Révolution, a fondé l'État (l'organisation). Dans certains pays, l'État précède la nation : dans ce cas, le régime peut être despotique.

La souveraineté

La souveraineté est le droit exclusif d'exercer l'autorité politique (législative, judiciaire et/ou exécutive) sur une zone géographique ou un groupe de peuples.

En France, la souveraineté est définie dans la Constitution de 1958.

Dans la République française, la souveraineté est détenue par la nation (le peuple français) mais elle est exercée par l'État (organe politicoadministratif), qui la représente. Le régime français est donc une démocratie représentative. Lorsque la nation exerce directement la souveraineté (le pouvoir), on parle de démocratie directe.

La sociologie et l'État

La sociologie observe les modifications de l'État-nation à travers :

- les effets de la globalisation sur les mutations des cadres économiques nationaux et sur la transformation des cultures nationales ;

...

...
- le déplacement progressif des souverainetés politiques nationales au profit d'espaces supranationaux (Europe) ;
- l'autonomisation du capitalisme par rapport au monde de la production et plus généralement par rapport au monde du travail et aux rapports sociaux qui s'y rapportent (crise financière et économique de 2008...).

Principes de l'État de droit

L'État respecte les règles qu'il a édictées. Il y a subordination de l'administration à la loi. L'État de droit se distingue de l'État de police.

La séparation des pouvoirs

L'État de droit est garanti lorsque les trois pouvoirs fondamentaux d'une société sont séparés et lorsqu'ils se limitent mutuellement. Le pouvoir législatif édicte les lois, le pouvoir exécutif les met en œuvre et le pouvoir juridique sanctionne leur transgression en étant indépendant des deux premiers.

La loi

Une loi est un acte juridique émit par une autorité dont c'est la fonction légitime. En France, c'est le Parlement (pouvoir législatif) qui vote les lois, sur proposition d'un parlementaire ou d'un membre du gouvernement. La loi fait partie des règles de droit au même titre que les règlements ou la jurisprudence.

La mise en œuvre de la loi est l'affaire du gouvernement (pouvoir exécutif).

Aujourd'hui, la loi est la source principale du droit dans les pays de tradition civiliste (tels que la France). Dans les pays de *Common Law* (Angleterre, majeure partie des États-Unis), c'est la jurisprudence qui est la règle principale du droit.

La hiérarchie des normes

L'existence d'une hiérarchie des normes juridiques constitue l'une des plus importantes garanties de l'État de droit. Dans ce cadre, les normes (ou règles de droit) constituent un ensemble pyramidal dans lequel la norme inférieure doit respecter les normes supérieures. La norme la plus haute est la Constitution, suivie des engagements internationaux, puis vient la loi et, enfin, les règlements : décrets, arrêtés et circulaires (ces dernières ne relevant que du domaine administratif). Les contrats de droit privé viennent à la suite de ces différentes normes.

Cet ordonnancement juridique s'impose à l'ensemble des personnes juridiques d'un État. Le gouvernement doit donc y répondre de la même manière qu'un particulier. L'État (organe politicoadministratif) a compétence pour édicter le droit, mais se trouve lui-même soumis aux règles juridiques.

En France, le Conseil constitutionnel a pour mission de contrôler si les lois votées par le Parlement sont conformes à la Constitution. Le Conseil d'État, quant à lui, veille au respect des règlements vis-à-vis des lois.

La sociologie et le droit

La sociologie s'intéresse aux usages et aux effets de la loi dans la société. La judiciarisation de la société, par exemple, se manifeste par un recours de plus en plus fréquent au juge pour régler les différends entre particuliers ou entre les particuliers et l'administration ou les services publics.

La part de plus en plus large des engagements internationaux dans le corpus juridique des pays est un autre fait auquel s'intéresse la sociologie politique.

Points clés à retenir

▶ **L'État** est une forme d'organisation politique et juridique des sociétés. Dans ce cadre, l'État est un organe politicoadministratif qui a le pouvoir d'édicter des lois, qui est au service de tous et représente l'intérêt général.

▶ Mais l'État est aussi synonyme de pays. Dans ce cadre, il est constitué de trois éléments constitutifs :

– un territoire délimité par des frontières ;

– une population ;

– un gouvernement.

▶ **La nation** est l'ensemble des personnes vivant sur un territoire commun, conscient de son unité (historique, culturelle, etc.) et constituant une entité politique.

▶ **La souveraineté** est le droit exclusif d'exercer l'autorité politique (législative, judiciaire et/ou exécutive) sur une zone géographique ou un groupe de peuples. En France, la souveraineté est détenue par la nation (le peuple français) mais elle est exercée par l'État (organe politicoadministratif), qui la représente. Le régime français est donc une démocratie représentative.

La famille

La famille est l'unité sociale de base. La famille classique des pays occidentaux, famille nucléaire comprenant un couple et des enfants, n'est en rien un modèle universel. Dans de nombreux pays de cultures différentes, comme en Occident avant le xxe siècle, la famille peut s'étendre verticalement sur plusieurs générations ou horizontalement vers les frères ou sœurs des parents.

La famille : espace de socialisation

Voir *supra*.

La famille : espace de production, de reproduction et de consommation

La production de la famille relève de l'ensemble des activités réalisées dans le cadre familial : entretien, loisir, culture, jardinage, bricolage, solidarité, etc. Ces activités ne sont pas prises en compte dans les mesures de la comptabilité nationale mais elles représentent un volume de valeurs important.

La famille assure la reproduction des générations. Dans ce cadre, toutes les formes de familles sont actives, que les couples soient mariés ou non, qu'ils soient homosexuels ou hétérosexuels, et même lorsqu'il n'y a pas de couple (famille monoparentale).

C'est dans le cadre de la famille nucléaire ou élargie que s'effectue la redistribution intergénérationnelle des richesses vers les plus jeunes ou en direction des plus vieux.

La famille : espace de transformation sociale

Les rapports intrafamiliaux, qu'ils concernent le couple ou les parents et leurs enfants, participent à la socialisation des individus et, par là même, à la construction de l'espace social. Il y a en fait interaction et transformation mutuelle entre la famille et la société.

Les changements sociétaux vont transformer les rapports entre les membres de la famille et, parallèlement ou en léger décalage temporel, l'évolution des rapports intrafamiliaux va transformer la société.

Exemple : l'évolution sociétale nécessite une capacité d'adaptation de plus en plus importante de la part des individus (adaptation à l'innovation technique, au monde du travail, au savoir en général). La dynamique intrafamiliale, jusqu'aux années 1970, était fondée sur une autorité parentale et un devoir d'obéissance très forts. L'intériorisation de ces valeurs entraînait les individus à tolérer et à se montrer efficaces dans la société très hiérarchisée de cette époque. Aujourd'hui, la société, en évolution permanente, nécessite bien davantage de l'initiative et de la réactivité que de l'obéissance. La famille a donc évolué en parallèle : les rapports entre parents et enfants comme ceux du couple sont fondés sur la négociation et l'expression mutuelle. Quel espace, celui de la famille ou celui de la société en général, a initié le changement ? Il est évident qu'il y a influence mutuelle puisque la famille participe à l'intériorisation des normes sociales et que les normes sociales sont le fruit de l'action des individus.

La famille : entre continuité et transformations

La famille participe à la permanence de la structure sociale à travers l'homogamie. L'homogamie est un processus qui tend à la reproduction de l'ordre social à travers le choix de conjoints (homogames) de même catégorie sociale.

Mais la famille est aussi soumise à un processus de transformation qui a tendance à s'accélérer au rythme des modifications des rapports dans le couple, de l'augmentation de l'activité des femmes, de la fragilisation de la morale religieuse. Cette transformation se matérialise par la diminution des mariages, mais aussi par l'augmentation des divorces, des familles recomposées, des familles monoparentales, des familles homoparentales *(tableaux 6.I et 6.II)*.

Structure familiale	1960	1975	1982	1990	1999
Homme seul	6,4 %	7,4 %	8,5 %	10,1 %	12,5 %
Femme seule	13,8 %	14,8 %	16 %	17,1 %	18,5 %
Famille monoparentale	2,9 %	3 %	3,6 %	6,6 %	7,4 %
Couple sans enfant	21,1 %	22,3 %	23,3 %	23,7 %	24,8 %
Couple avec enfant	36 %	36,5 %	36,1 %	36,4 %	31,5 %
Ménage complexe	19,8 %	16 %	12,5 %	6,1 %	5,3 %
Nombre de ménages total (en millions)	15,8	17,7	19,6	21,5	23,8

En 1999, la France métropolitaine compte 23,8 millions de ménages. La composition des ménages et des familles évolue, reflétant la transformation des comportements. Les ménages sont plus petits. Les couples de célibataires sont beaucoup plus nombreux, ainsi que les couples sans enfant et les familles monoparentales. Plus de la moitié des ménages comptent une ou deux personnes : une personne vit seule dans un logement sur trois, un couple sans enfant dans un logement sur quatre.

Tableau 6.I. Structure familiale des ménages en France métropolitaine

Le temps physiologique	Le temps de travail professionnel	Le temps domestique	Le temps personnel	Le temps parental
Dormir Faire sa toilette Prendre ses repas	Exercer ou rechercher un emploi Suivre une formation ou des études Se déplacer entre le domicile et le lieu de travail ou de formation	Préparer les repas, dresser et débarrasser la table, faire la vaisselle Faire les courses Faire la lessive, repasser et ranger le linge Nettoyer et ranger la maison Jardiner Bricoler, réparer, entretenir la maison	Ne rien faire de spécial Regarder la télévision Avoir des loisirs à la maison (lire, écouter de la musique, recevoir des amis, etc.) Avoir des loisirs à l'extérieur (sport, cinéma, sorties, promenades, etc.) Exercer des activités bénévoles ou associatives	Le temps parental domestique : comprend toutes les activités consistant à s'occuper des enfants, comme les habiller, leur faire la toilette, leur faire prendre les repas Le temps parental « taxi » : conduire les enfants à l'école ou les accompagner à des activités extrascolaires Le temps parental scolaire : aider les enfants à faire leurs devoirs Le temps de sociabilité parentale : jouer avec les enfants à la maison ou à l'extérieur, consacrer du temps aux adolescents (parler, regarder ensemble une émission de télévision, etc.)
Hommes : 39 % Femmes : 34 %	Hommes : 30 % Femmes : 26 %	Hommes : 7 % Femmes : 17 %	Hommes : 16 % Femmes : 11 %	Hommes : 8 % Femmes : 12 %

Tableau 6.II. Les cinq temps de la vie des ménages et leur répartition en fonction du genre, en pourcentage, pour des hommes et femmes travaillant à temps complet

Points clés à retenir

▶ **La famille** est l'unité sociale de base des sociétés. C'est un espace :
– de production (de richesses) ;
– de reproduction (des générations) ;
– de consommation ;
– de transformation sociale.

Éducation

La sociologie de l'éducation étudie les processus de socialisation scolaire, les rapports des individus et des groupes à l'école, les caractéristiques des personnels et des institutions de l'éducation, les stratégies scolaires.

Le domaine le plus sensible concerne les inégalités scolaires. Dans les années 1960, deux sociologues français, Passeron et Bourdieu, ont montré qu'un enfant de cadre avait 40 fois plus de chances qu'un enfant d'ouvrier d'accéder à l'université. Ce rapport a évolué aujourd'hui mais les inégalités persistent *(tableau 6.III)*.

La France a opté depuis plus de 40 ans pour l'accès à tous à l'enseignement secondaire et au baccalauréat. Aujourd'hui, 60 % d'une classe d'âge atteint ce niveau et peut donc potentiellement avoir accès à l'enseignement supérieur.

Il existe cependant encore des inégalités, constatées principalement dans l'accès aux filières d'élites (classes préparatoires et grandes écoles).

Agriculteurs	2,4 %
Artisans, commerçants, chefs d'entreprise	7,4 %
Cadres et professions intellectuelles supérieures	30,2 %
Professions intermédiaires	14,4 %
Employés	13,2 %
Ouvriers	18 %
Retraités, inactifs	10,4 %
Indéterminé	10,4 %

Tableau 6.III. Proportion d'accès aux études supérieures en fonction de la catégorie sociale

Consommation, styles de vie

Les dépenses des ménages ont été, depuis le début du XXe siècle, observées par les statisticiens de manière systématique. Les lois d'Engel posent quelques règles concernant la structure des dépenses des ménages :

- la proportion du revenu consacrée à la nourriture diminue avec l'augmentation globale du revenu d'un ménage ;

- la proportion du revenu consacrée au logement, aux vêtements, au chauffage et à l'éclairage ne se modifie pas avec la modification du revenu ;
- la proportion du revenu consacrée à la santé, à l'enseignement, aux loisirs et à la culture suit l'augmentation des revenus.

La *figure 6.2* met en évidence la part des différents postes de dépenses dans le budget des familles françaises en 2006. Le 1er quintile de niveau de vie correspond aux 20 % des ménages ayant les niveaux de vie les plus faibles, le 5e quintile aux 20 % ayant les plus forts revenus.

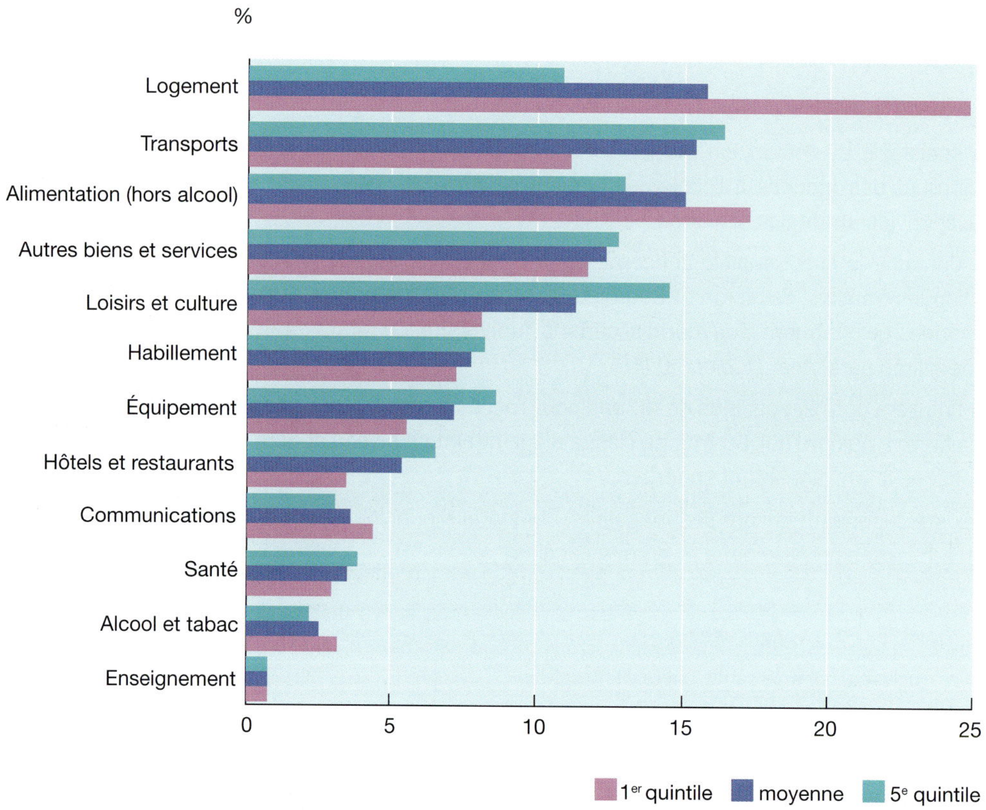

Figure 6.2. Structure des dépenses par catégories sociales en France métropolitaine (source : INSEE - Enquête Budget de famille, 2006)

Si la structure des dépenses est fortement corrélée au niveau du revenu des ménages, elle réagit aussi à d'autres facteurs : culturels, âge, environnement (urbain ou rural).

Observation politique de la société

La sociologie politique observe et cherche à interpréter les comportements politiques des acteurs sociaux : partis politiques, électeurs, classes sociales, etc.

Une sociologie quantitative s'est développée depuis plusieurs décennies en s'appuyant sur les sondages. Des cartographies du vote sont ainsi établies mettant en relation le vote avec la position sociale, le type d'habitat, le genre, l'âge.

L'observation du champ politique permet de mettre en évidence sa transformation. Les échanges d'idées, la confrontation de projets qui étaient jusque dans les années 1970 au centre du débat politique ont laissé la place à un jeu de rivalités personnelles. Les acteurs principaux de ce changement sont tout d'abord les professionnels de la politique : journalistes spécialisés, politologues, instituts de sondages, qui participent à la dramatisation de la vie politique. Mais les acteurs politiques se rendent eux-mêmes responsables de cette transformation en orchestrant la mise en scène de leur image à travers l'utilisation massive des médias.

La sociologie politique met aussi en évidence la transformation des problèmes politiques à travers l'évolution de la hiérarchie des préoccupations des citoyens ou du personnel politique. Enfin, la sociologie mesure et interprète le rapport des individus à la politique.

Rapports de genre

La socialisation participe pour beaucoup à la construction de l'identité sexuée des individus. C'est la famille qui transmet la part la plus importante de l'intériorisation des conduites et des rôles liés au sexe.

La société entérine ensuite ces distinctions sexuelles à travers le monde du travail, certains emplois étant plus pressentis pour des femmes (soins, assistance…), d'autres pour des hommes (métiers physiques, responsabilités…). Par ailleurs, de nombreux messages sociaux renforcent cette distinction entre les genres : la publicité, la presse (revues), etc.

La domination masculine qui apparaît dans nos sociétés occidentales semble dépasser les frontières et s'inscrit comme un invariant anthropologique puisqu'on la retrouve dans de nombreuses autres sociétés.

Pourtant, dans les sociétés occidentales, les résultats scolaires des filles sont supérieurs à ceux des garçons dans le primaire et le secondaire. La féminisation de la scolarisation et du travail a par ailleurs très fortement modifié les rapports hommes/femmes dans nos sociétés, accompagnée en cela par le droit. Enfin, la féminisation de la politique et l'accès des femmes à des fonctions électorales contribuent aussi à renforcer l'égalité entre les genres même si la France est en retard à ce niveau sur d'autres pays (scandinaves en particulier).

Karim, 18 ans, pensait qu'il était un individu indépendant menant sa propre existence selon un chemin totalement particulier, dont chaque étape était le fruit de choix personnels. Lorsqu'il a pu enfin disposer d'un accès à Internet, il a découvert, en surfant sur des sites de vulgarisation des sciences humaines, qu'il n'en était pas tout à fait ainsi et que nombre de ses choix était en fait liés à ce qu'il était : son sexe, sa classe sociale, la profession et l'origine de ses parents, les rapports au sein de sa famille pendant son enfance, la construction politique de son pays (la France), etc. Mais ce qui l'a le plus surpris, c'est qu'il a compris que non seulement ses choix, donc ses comportements, étaient influencés par ces éléments, mais qu'il en était de même pour ses goûts, ses croyances, ses positions politiques…

Il a pris conscience qu'il était tout compte fait un être social et que ses choix, apparemment le fruit de décisions personnelles, étaient en fait en grande partie sous l'influence du contexte social dans lequel il évolue.

Cela ne l'a pas empêché de s'acheter un téléphone portable au-dessus de ses moyens en se disant que ça, c'était une décision personnelle. C'est en voyant la publicité sur ce même téléphone dans toutes les rues de sa ville qu'il a commencé à douter de cette dernière certitude.

DYNAMIQUE SOCIALE

Mouvements et conflits sociaux

Un mouvement social désigne toute action collective visant à transformer l'ordre social existant. Son objectif peut être économique, politique, social...

Les premiers mouvements sociaux sont apparus avec l'ère industrielle et les mouvements ouvriers. Ils étaient donc liés au monde du travail. Ces mouvements se sont incarnés dans divers types d'organisations : coopératives, mutuelles, syndicats, et ils se sont manifestés par de nombreux conflits sociaux. Ces conflits ont opposé des groupes sociaux, en particulier patrons et salariés. Dans certains pays, ces mouvements sociaux ont dépassé le monde du travail pour envahir le monde politique et transformer structurellement les sociétés : c'est le cas dans les pays communistes.

À partir des années 1970, les mouvements sociaux ont abandonné le monde du travail pour venir s'exprimer dans le champ social global, avec pour objectif de modifier les pratiques sociales et culturelles de la société. Les conflits se sont alors transformés en luttes d'influence dont les enjeux concernaient cette fois-ci les choix d'existence.

Les mouvements féministes et étudiants des années 1970 illustrent parfaitement ces mouvements sociaux, véritables luttes d'influences internes à la société. Leurs débouchés ont été particulièrement importants : ils s'illustrent dans l'évolution des droits de la femme et dans celle des mœurs en général.

Aujourd'hui, le champ d'expression des mouvements sociaux concerne les modes de vie et s'incarne dans les luttes pour la protection de l'environnement, des espèces vivantes ou la défense des droits de certaines minorités (sans papiers). Les mouvements altermondialistes relèvent de ce type de préoccupations.

La réussite des mouvements sociaux repose sur leur visibilité et leur potentiel de mobilisation. Ces deux caractéristiques dépendent de leur capacité à attirer le regard des grands médias sur leur action.

L'individualisation de la société rend cependant aujourd'hui difficile une mobilisation durable. Très souvent, cette mobilisation pour une cause particulière est forte lorsque les individus sont personnellement concernés, et se réduit fortement lorsqu'ils ne le sont pas.

Normes sociales

Ce sont les règles de conduite qui ont cours dans une société. Elles exercent une pression cognitive et psychosociale sur l'individu et régulent ses comportements ainsi que sa compréhension du monde et de lui-même. Elles ont pour fonction d'ajuster les comportements sociaux ; pour cela elles guident l'individu dans ses relations aux autres et lui permettent d'éviter les conflits inhérents à la confrontation des intérêts individuels. Les normes sociales s'appuient sur des valeurs dominantes et des opinions partagées dans une société. Elles s'expriment sous forme de règles, qui peuvent être implicites et invisibles ou explicites et formelles. L'individu pourra adhérer socialement sans forcément adhérer individuellement aux normes du groupe. Il peut se plier à des règles sociales, par exemple, dans le but d'évoluer sereinement en société, sans forcément partager les valeurs véhiculées par ces règles. Enfin, les sociétés prévoient des sanctions lorsqu'il y a transgression des normes.

Distribution du pouvoir

De nombreux sociologues ont mis en évidence le manque d'égalité dans le partage du pouvoir dans les sociétés, qu'elles soient occidentales ou non. Il existe toujours une ou des catégories sociales qui concentrent l'essentiel du pouvoir et qui assurent sa transmission en leur sein. Même lorsqu'une société fait face à un bouleversement de type révolutionnaire qui chasse les élites au pouvoir, une autre catégorie va reprendre à son compte l'essentiel du pouvoir et devenir une nouvelle élite. Mais en dehors de ces bouleversements, les catégories de l'élite participent de leur reproduction à travers le système scolaire et la transmission de leur capital (économique et social).

Aujourd'hui, dans des pays comme la France, les élites exercent leur pouvoir grâce à la possession de divers types de capitaux. Le capital économique est bien sûr prépondérant mais il est suivi de près par le capital intellectuel et scientifique. Même au sein d'un groupe d'influence particulier (les possesseurs de capital économique, par exemple), le partage du pouvoir n'est pas univoque, il suit la ligne de partage entre le groupe des managers (cadres supérieurs, ingénieurs, chercheurs) et celui des patrons.

La tendance est à l'internationalisation des classes dominantes du fait de la mondialisation de l'économie. Des groupes sociaux dominants se créent, traders, juristes internationaux, consultants divers, experts. Des cursus de formation spécifiques accompagnent la création de ces groupes, qui font leur lot commun d'une grande mobilité géographique.

Mobilité sociale

La mobilité sociale rend compte des mouvements internes des sociétés et plus particulièrement des changements de position des individus au sein de l'espace social d'une génération à l'autre ou dans le cadre d'une même génération concernée.

Il est possible de différencier :

- **la mobilité intragénérationnelle** : ce sont les changements produits au cours de la vie d'un individu, que ces changements soient géographiques ou professionnels. On parle aussi de changement biographique ;
- **la mobilité intergénérationnelle** : elle concerne les changements de position sociale entre parents et enfants. La mobilité est ascendante si le changement place l'intéressé dans une position plus avantageuse que ses parents, elle est descendante si c'est l'inverse qui est constaté ;
- **la mobilité horizontale** : elle correspond à un changement de secteur professionnel sans impliquer un changement de place dans la hiérarchie sociale ;
- **la contre-mobilité** concerne l'absence de mobilité entre deux générations.

Par ailleurs, deux types de mobilité sociale doivent être différenciés. Le premier est relatif aux mutations du contexte global, caractérisées par le développement de la scolarisation de masse, la tertiarisation de l'économie, la féminisation du travail, etc. Ces facteurs exercent une pression mécanique au changement puisqu'ils transforment les possibilités offertes aux individus : si le nombre global d'ouvriers diminue, il est logique qu'une partie des enfants d'ouvriers change de position. Ces facteurs participent pour beaucoup de la mobilité sociale dans un pays comme la France. Le second type de mobilité relève de projets individuels.

La mobilité sociale représente un enjeu idéologique d'importance puisqu'elle permet l'espoir d'une amélioration des conditions de vie. Elle est fondée sur un des fondements des sociétés occidentales, l'égalité des chances.

Migration

La migration est un phénomène de mobilité sociale géographique. Elle s'accompagne, sur plusieurs générations, d'une mobilité ascendante lorsque l'intégration est réalisée.

En France, l'immigration a été un phénomène important dans la construction historique de la classe ouvrière. Plusieurs vagues successives sont venues participer au développement industriel. Occupant initialement les positions inférieures de l'espace social, ces immigrants ont bénéficié d'une mobilité ascendante au fur et à mesure de leur intégration.

Le phénomène est aujourd'hui moins évident puisque l'érosion massive du monde industriel ouvrier est suivie de la diminution de son pouvoir intégratif.

Mondialisation

La mondialisation est le processus d'expansion, au-delà des frontières des États, des biens et des services, mais aussi des idées, des modes de vie et des pratiques culturelles.

Ce processus a débuté au milieu du xixe siècle, appuyé sur le développement industriel des États occidentaux et sur l'élargissement de leur politique coloniale. Il a été limité par les raidissements nationalistes qui ont débouché sur les deux guerres mondiales du xxe siècle.

Depuis la fin de la seconde de ces guerres, il a repris son cours, encadré par la constitution d'un droit international et par l'instauration d'espaces d'échanges structurés et de plus en plus cohérents : Communauté européenne, ALENA (Mexique, Canada, États-Unis), ASEAN (Association des nations de l'Asie du Sud-Est), mais aussi par l'amélioration globale des niveaux de vie.

La mondialisation a pour effet de créer une interdépendance entre les nations qui va à l'encontre des poussées nationalistes. Elle entraîne aussi une baisse des prix sur les produits manufacturés qui profite aux consommateurs mais qui pousse à la délocalisation, ce qui est préjudiciable pour l'emploi dans les pays riches.

Les principaux enjeux à venir sont tout d'abord d'étendre le phénomène de mondialisation à d'autres domaines de la vie collective que celui des échanges commerciaux, ensuite de maintenir la diversité des cultures. Le premier de ces enjeux passe par la prise en compte d'une harmonisation des politiques sociales des différents États afin de diminuer les abus d'exploitation des hommes et les distorsions de concurrence trop flagrantes. Le second passe par le soutien des cultures régionales par des politiques ciblées garantissant le respect des différences.

Déviance sociale et anomie

Les déviances sociales sont à distinguer des conduites de délinquance. Les premières considèrent les conduites non conformes alors que les secondes concernent les conduites en contradiction avec les lois.

L'anomie est l'absence ou l'affaiblissement des règles permettant la cohésion sociale.

La sociologie propose quelques grandes explications de la déviance :

- **l'anomie sociale**, provoquée par l'affaiblissement des espaces de socialisation (famille, école, religion) et la montée de l'individualisme ;

■ **l'augmentation des inégalités**, réelle et ressentie par certaines franges de la population, qui ne trouvent place au sein de l'espace social qu'au prix de conduites déviantes;

■ **l'existence d'une socialisation** délinquante, surtout dans certains groupes sociaux victimes d'inégalités et d'un sentiment de non-intégration sociale. Cette socialisation passe par l'émergence d'une culture marginale avec ses codes et ses règles.

Enfin, l'impact de la pauvreté est majeur sur les conduites déviantes. Elle entraîne des comportements péjoratifs pour les individus et coûteux pour la société : alcoolisme, délinquance, alimentation déséquilibrée, absence de soins préventifs, échec scolaire...

Dix ans plus tard, Karim, après avoir construit une belle carrière professionnelle qui l'a amené à obtenir un diplôme puis un poste d'ingénieur en informatique *(mobilité sociale ascendante par rapport à son père qui était ouvrier spécialisé)*, décide de consacrer une partie de son temps libre pour lutter contre le réchauffement climatique et s'inscrit dans une association militante dans laquelle il est deviendra d'ailleurs responsable local (*participation à un mouvement social)*. Cette fois-ci, il en est sûr, il s'agit d'un choix individuel.

Pourtant, lorsqu'il surprend une conversation entre deux de ses collègues de travail qui s'interrogent sur la fiabilité des effets du réchauffement climatique, *dont on parle quasiment tous les jours dans les médias...*, il recommence à douter du caractère strictement individuel de son engagement et se demande s'il n'y aurait pas, là encore, une influence sociale.

Points clés à retenir

▶ **Mouvements et conflits sociaux :** un mouvement social désigne toute action collective visant à transformer l'ordre social existant. Son objectif peut être économique, politique, social...

▶ **Normes sociales :**

– ce sont les règles de conduite qui ont cours dans une société;

– elles exercent une pression sur l'individu et régulent ses comportements ainsi que sa compréhension du monde et de lui-même;

– elles ont pour fonction d'ajuster les comportements sociaux en évitant les conflits.

▶ **La mobilité sociale** rend compte des mouvements internes des sociétés et plus particulièrement des changements de position des individus au sein de l'espace social d'une génération à l'autre ou dans le cadre d'une même génération. Elle peut être l'effet des évolutions sociétales ou relever de projets individuels.

▶ **La migration** est un phénomène de mobilité sociale géographique. Elle s'accompagne, sur plusieurs générations, d'une mobilité ascendante lorsque l'intégration est réalisée.

▶ **La mondialisation** est le processus d'expansion, au-delà des frontières des États, des biens et des services, mais aussi des idées, des modes de vie et des pratiques culturelles.

▶ **Déviance sociale et anomie :** les déviances sociales sont à distinguer des conduites de délinquance. Les premières considèrent les conduites non conformes alors que les secondes concernent les conduites en contradiction avec les lois. L'anomie est l'absence ou l'affaiblissement des règles permettant la cohésion sociale.

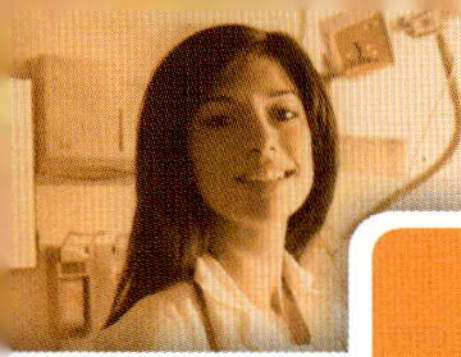

AGIR

SITUATION PROFESSIONNELLE : PRISE EN CHARGE DE GENS DU VOYAGE

Léo, 8 ans, est emmené aux urgences par sa mère. La chute s'est produite il y a 48 heures. Il s'est blessé à la joue gauche et à la main gauche en tombant avec son vélo. Ses blessures sont assez larges mais sans profondeur. Elles sont liées au frottement avec le sol. Les deux blessures sont sales et légèrement purulentes, elles n'ont pas été soignées. La famille fait partie des gens du voyage et vit actuellement dans un camp en périphérie de la ville.

Léo attend depuis 10 minutes avec sa mère, son frère (11 ans) et deux de ses sœurs (10 et 6 ans). Les quatre enfants vont et viennent dans la grande salle d'attente, parlent familièrement aux personnes qui attendent, se glissent dernière le comptoir d'accueil de la secrétaire et des infirmières, entrent dans les boxes desquels il faut leur demander de sortir. Leur contact est facile mais les deux plus grands (sa sœur de 10 ans et son frère de 11 ans) chahutent et bousculent un enfant, légèrement blessé au front, qui attend lui aussi sa consultation. Le père de l'enfant se fâche, attrape la sœur de Léo et l'emmène au comptoir en disant qu'il faudrait que l'on s'occupe de cette « voleuse de poule ». Ce comportement provoque la réaction immédiate du frère de Léo et de sa mère qui insultent copieusement l'homme dans une langue que personne ne comprend. Le ton est visiblement menaçant. Les autres personnes attendant d'être prises en charge se manifestent en demandant avec virulence que les soignants interviennent pour empêcher cette famille d'importuner tout le monde et de tout salir.

1 IDENTIFIER LES DONNÉES SIGNIFICATIVES

Quelles données relève-t-on ?	Pourquoi sont-elles significatives ?
Léo est blessé légèrement à la joue et à la main. Ses plaies ne sont pas encore cicatrisées et sont légèrement purulentes	État des blessures à l'origine de la consultation
La famille présente en salle d'attente est composée de la mère et de ses 4 enfants âgés de 6 à 11 ans	Précisions sur la composition de la famille au moment de l'accueil
Ce sont des gens du voyage	Précision sur les origines de la famille de Léo

Quelles données relève-t-on ?	Pourquoi sont-elles significatives ?
Les frères et sœurs de Léo déambulent dans le service et importunent les autres personnes sans que leur mère ne cherche à exercer sur eux le moindre contrôle Les deux aînés de la fratrie de Léo bousculent un autre enfant en chahutant	Précisions sur le comportement de la fratrie de Léo et de sa mère
Le père de l'enfant bousculé se fâche et saisit la sœur de Léo par le bras demandant à l'infirmière de s'occuper de cette « voleuse de poule » Les autres personnes en salle d'attente demandent avec virulence à l'infirmière d'intervenir afin d'empêcher cette famille d'importuner tout le monde et de tout salir	Réactions générales d'animosité envers Léo et le reste de sa famille
Le frère aîné de Léo et sa mère insultent l'homme et le menacent	Réaction agressive et menaçante du frère aîné et de la mère en retour

2 COMPRENDRE ET ÉVALUER LA SITUATION

Que faut-il comprendre ?	Évaluation
Même si elles ne présentent pas de caractère d'urgence, les blessures de Léo nécessitent des soins locaux. Elles sont infectées, ce qui démontre l'absence de soins corrects et un défaut d'hygiène SAVOIRS FONDAMENTAUX SAVOIR-FAIRE PROFESSIONNELS Soins d'urgence, Processus traumatiques, Hygiène et infectiologie, Biologie et grandes fonctions	Non respect des normes d'hygiène de base sur une plaie simple de la part des parents de Léo

Que faut-il comprendre ?	Évaluation
L'absence de soin et le pus présent dans la plaie peuvent être induits par l'ignorance des normes d'hygiène concernant les soins de blessures ainsi que les risques infectieux encourus. Elle peut s'expliquer par la précarité des conditions de vie dans les aires réservées aux personnes itinérantes, celles-ci ne permettant pas une hygiène correcte. L'infirmier doit donc s'assurer du statut vaccinal de l'enfant pour prévenir le tétanos SAVOIRS FONDAMENTAUX Soins d'urgence, Processus traumatiques, Hygiène et infectiologie	Surinfection locale Méconnaissance du statut vaccinal contre le tétanos
Le fait que la mère soit seule dans la salle d'attente avec ses 4 jeunes enfants doit être repéré d'emblée, car ils risquent d'avoir un comportement perturbateur du fait de leur âge et de leur nombre SAVOIRS FONDAMENTAUX Psychologie anthropologie, sociologie, Soins relationnels, Raisonnement clinique	Potentialité de comportement perturbateur des enfants
Repérer le fait que la famille de Léo appartienne aux gens du voyage est important dans la mesure où l'appartenance à un groupe social spécifique va entraîner des conduites liées à des normes comportementales partagées par ce groupe, celles-ci n'étant pas toujours en harmonie avec celle attendues en salle d'urgence. Les gens du voyage considèrent les enfants comme sacré et ils n'interviennent que très peu avec autorité dans leur éducation. La curiosité, l'agitation liée à leur âge ne sont pas considérées comme des conduites irrespectueuses. Ainsi, le comportement de Léo et celui de sa famille entraînent une forte perturbation dans le service. Les enfants ne peuvent remettre en question leur comportement car celui-ci est intériorisé. Il leur vient de leur famille qui est un agent de socialisation principal (primaire) pour eux. Étant donné que les enfants du voyage ne vont pas ou peu à l'école, cette dernière ne peut pas entrer en concurrence avec la famille sur le plan de la socialisation	Réaction perturbatrice dans le service due au respect des normes intégrées par le groupe social auquel appartient la famille de Léo Incapacité de la famille à prendre en compte des normes sociales comportementales attendues

Que faut-il comprendre ?	Évaluation
Par ailleurs ils vivent dans un espace relationnel restreint : leur communauté. La société ne leur apporte donc pas la diversité socialisante qu'elle apporte aux autres enfants. Il est important de comprendre qu'il leur est donc impossible de prendre conscience objectivement du caractère déplacé ou dérangeant d'un comportement acquis précocement SAVOIRS FONDAMENTAUX Psychologie anthropologie, sociologie, Soins relationnels, Raisonnement clinique,	Réaction perturbatrice dans le service due au respect des normes intégrées par le groupe social auquel appartient la famille de Léo Incapacité de la famille à prendre en compte des normes sociales comportementales attendues
La réaction du patient importuné par Léo et ses frère et sœurs provoque, non pas un arrêt de leur comportement, mais au contraire une réaction agressive et menaçante L'agressivité du frère et de la mère est à mettre en lien avec le fait que les gens du voyage ont à subir régulièrement la méfiance et le rejet des populations sédentaires. Ils réagissent souvent par une agressivité défensive SAVOIRS FONDAMENTAUX Psychologie anthropologie, sociologie, Soins relationnels,	Réaction d'agressivité défensive
La montée d'agressivité chez les patients présents en salle d'attente indique que ceux-ci se sentent agressés par le comportement de cette famille. Étant donné que personne ne se préoccupe (ni la mère, ni les infirmières) de leur poser un cadre comportemental, ceux-ci le réclament de façon virulente au personnel. Il faut y voir aussi de l'inquiétude, voire de la peur, face au non respect des normes sociales qui sont censées garantir la sécurité des personnes. SAVOIRS FONDAMENTAUX SAVOIR-FAIRE PROFESSIONNELS Psychologie anthropologie, sociologie, Soins relationnels, Éthique et déontologie, Sécurité des soins	Défaut d'intervention visant à faire respecter le calme dans lieu public Attente de pose de limites comportementales pare-excitantes

Synthèse de la situation : Accueil aux urgences d'une famille pour traumatisme cutané surinfecté chez un enfant de 8 ans. Comportement perturbateur de la famille dans la salle d'attente des urgences en lien avec leurs coutumes et leur appartenance aux gens du voyage.

3 METTRE EN ŒUVRE DES ACTIONS

Quelles actions met-on en œuvre ?	Pourquoi ?
Installer la famille dans un box SAVOIRS FONDAMENTAUX SAVOIR-FAIRE PROFESSIONNELS Soins d'urgence, Soins relationnels	Il s'agit de soustraire au plus vite cette famille de la salle d'attente afin de désamorcer une situation d'escalade de violence. Parallèlement, il est nécessaire d'expliquer aux autres patients que l'on s'occupe de cette famille afin de préserver leur sérénité. Il ne s'agit pas d'apporter une caution à un comportement difficilement tolérable dans un service de soins, mais plutôt de comprendre que celui-ci est en lien avec le modèle comportemental de leur groupe social d'appartenance et d'en tenir compte. Il est important d'adapter le fonctionnement normal du service à certaines spécialités culturelles des patients dans la limite du respect des autres patients. Ainsi de regrouper la famille dans le box de soins va permettre de capter l'attention des autres enfants et de prodiguer des conseils de prudence et d'hygiène à l'ensemble de la famille
Adapter l'approche relationnelle SAVOIRS FONDAMENTAUX SAVOIR-FAIRE PROFESSIONNELS Soins d'urgence, soins relationnels, Psychologie	L'infirmière sera attentive à observer une attitude pleine de tolérance (non jugement) et de tact afin d'établir une relation de confiance avec la famille. Du fait de leur inadaptation comportementale aux normes sociales générales, les gens du voyage ont l'habitude que l'on manifeste une attitude de rejet et de jugement à leur encontre. En se positionnant dans une attitude d'acceptation inconditionnelle envers cette famille, l'infirmière va favoriser chez eux l'abandon de comportements défensifs et susciter l'établissement d'un lien de confiance. Sur cette base, la pose d'un cadre comportemental a de grandes chances d'être accepté

Quelles actions met-on en œuvre ?	Pourquoi ?
Adapter l'approche relationnelle SAVOIRS FONDAMENTAUX SAVOIR-FAIRE PROFESSIONNELS Soins d'urgence, soins relationnels, Psychologie	Si nécessaire, elle veillera également à manifester un comportement cadrant (tout en restant souple cependant) en reprenant les enfants s'ils ont des comportements inadéquats (par exemple, s'ils tentent de toucher la plaie ou les instruments de soin)
Assurer la désinfection de la plaie S'informer sur le statut vaccinal SAVOIRS FONDAMENTAUX Soins d'urgence, Processus traumatique, Hygiène et infectiologie,	Au cours de la réalisation des soins, l'infirmière en profite pour interroger la mère de Léo afin d'évaluer leurs conditions de vie, en particulier en ce qui concerne l'hygiène et les vaccins réalisés En réalisant les soins, l'infirmière décrit chacun de ses gestes et explique leur intérêt pour favoriser la cicatrisation de la plaie et enrayer l'infection. Ce comportement vise à montrer à la mère comment réaliser les soins et à enseigner quelques règles d'hygiène élémentaires
Transmettre au médecin SAVOIRS FONDAMENTAUX Raisonnement clinique	Selon la réponse sur le statut vaccinal et en lien avec les conditions de vie de l'enfant, le médecin prescrira une injection d'immunoglobuline et la vaccination antitétanique
Assurer la traçabilité des soins SAVOIRS FONDAMENTAUX raisonnement clinique	Ouvrir le dossier et noter les éléments d'informations, le statut vaccinal. Préciser l'état de la plaie et les soins réalisés

4 NOTER ET ANALYSER LES RÉSULTATS OBTENUS

Résultats	Évaluation des résultats de la prise en charge
Retour au calme dans la salle d'attente La famille est calme durant les soins	L'intervention infirmière a permis d'enrailler la crise relationnelle et de maintenir la sérénité des lieux Les autres patients en salle d'attente acceptent l'organisation proposée (Léo est pris en charge avant eux) La gestion de la situation a été efficace mais tardive. L'anticipation de ce type de problématique sera à réaliser de manière systématique
Soins locaux réalisés Pansement occlusif Vaccination réalisée	La mère de Léo est attentive aux conseils d'hygiène prodigués et a compris les mesures à appliquer La prévention antitétanique est assurée Efficacité de la prise en charge

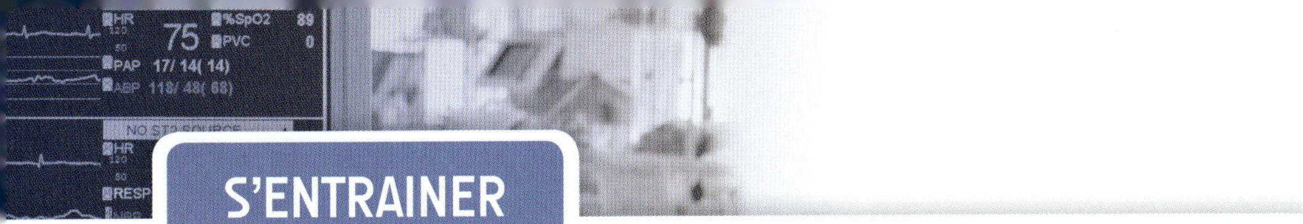

S'ENTRAINER

VÉRIFIER SES CONNAISSANCES

1 QROC (Questions à réponses ouvertes courtes)

1. Qu'est-ce qui différencie la sociologie de la psychologie ?

2. *« D'après la sociologie, la société ne laisse aucune place aux décisions individuelles. C'est la pression sociale qui détermine les conduites des agents. »* Commentez cette affirmation.

3. Mme Renard, 68 ans, se plaint qu'aujourd'hui les jeunes ne respectent plus rien. Ils s'embrassent dans la rue, font du bruit, traversent la rue n'importe où et sont très impertinents. Sa voisine, à qui elle en parle, a 28 ans et lui répond : « Mais Mme Renard, le monde a changé ! » Quels commentaires pouvez-vous faire à propos de cette courte discussion ?

4. Définissez ce qu'est un agent de socialisation et citez les principaux ?

5. Qu'est-ce que le BIP40 ?

6. La mère d'un enfant hospitalisé demande au médecin du service de voir le dossier de son enfant. Elle précise que cela est possible depuis la loi du 4 mars 2002 (relative aux droits des malades et à la qualité du système de santé). Le médecin refuse, arguant du Code de déontologie médicale qui pose le principe du secret médical. A-t-il raison ?

7. Frank est directeur commercial dans une grande entreprise d'électronique embarquée. Son père, ouvrier depuis 30 ans, est fier de lui, même s'il est un peu inquiet d'apprendre que son fils veut créer, dans un an, sa propre entreprise. Lui-même a suivi la même trajectoire que son père et que son grand père : ouvrier de 15 ans jusqu'à la retraite. Quels commentaires vous évoque, en termes de mobilité sociale, cette situation ?

CORRIGÉS

VÉRIFIER SES CONNAISSANCES

1 QROC (Questions à réponses ouvertes courtes)

1. Contrairement à la psychologie, la sociologie considère que les comportements individuels ne relèvent pas uniquement de choix conscients ou inconscients des individus eux-mêmes mais qu'ils s'inscrivent dans la dynamique de phénomènes collectifs. Ces phénomènes collectifs dépassent même le cadre de l'influence sur les comportements puisqu'ils vont aussi influencer les manières de penser des individus.

2. Elle est fausse. Elle ne prend pas en compte les trois grands paradigmes (modèles) de la sociologie :

– le premier de ces modèles est dit holiste ou déterministe. Il donne effectivement à la société un rôle prééminent et à l'individu un rôle mineur. Dans ce cadre, la société contraint l'individu et ne lui laisse que très peu de marges de décision, elle modèle ses comportements et constitue un grand tout ;

– le deuxième modèle, dit modèle de l'acteur, donne une place plus importante à l'individu ; sa capacité de décision, non négligeable, est fondée sur la rationalité de ses choix. La société apparaît comme une toile constituée d'un agglomérat d'acteurs individuels dont les actions et les décisions tissent la trame ;

– enfin, l'interactionnisme s'inscrit entre les deux précédents paradigmes. Il privilégie l'ensemble des interactions entre individus ou groupes sociaux. Ce sont ces interactions et leur configuration qui constituent, *in fine*, la société, faisant coexister contraintes et libertés.

Ces différentes perspectives correspondent à des angles d'observation différents du réel et proposent des rapports entre la société et l'individu très différents.

3. Les comportements des jeunes d'aujourd'hui correspondent à une transformation sociétale. La famille est l'élément fondamental par lequel passe ce changement sociétal à travers le processus de socialisation. La socialisation est le processus par lequel l'individu intériorise un certain nombre de dispositions qui vont façonner ses manières d'agir, de penser, de sentir. La famille est l'espace de socialisation le plus important. Il y a deux générations, la dynamique intrafamiliale était fondée sur une autorité parentale et un devoir d'obéissance très forts. L'intériorisation de ces valeurs entraînait les individus à tolérer et à se montrer efficaces dans la société très hiérarchisée de cette époque. Aujourd'hui, la société, en évolution permanente, nécessite bien plus de l'initiative et de la réactivité que de l'obéissance. La famille a donc évolué en parallèle, les rapports entre parents et enfants comme ceux du couple sont fondés sur la négociation et l'expression mutuelle.

4. Les agents de la socialisation sont les acteurs sociaux qui exercent une influence sur la formation de l'individu durant toute son existence. On distingue les agents de socialisation primaires (famille, école, pairs), et les agents de socialisation secondaires (travail, groupes d'amis, associations, médias...).

5. Le BIP40 est un indicateur économique synthétique qui mesure les inégalités et la pauvreté. Il prend en compte d'autres composantes que les aspects monétaires. Il est élaboré à partir de 58 indicateurs statistiques, correspondant à 6 dimensions des inégalités et de la pauvreté :

– le travail ;
– les revenus ;
– le logement ;
– l'éducation ;
– la santé ;
– la justice.

6. Le médecin a tort, en vertu du principe de hiérarchie des normes. En France, l'existence d'une hiérarchie des normes juridiques constitue l'une des plus importantes garanties de l'État de droit. Dans ce cadre, les normes (ou règles de droit) constituent un ensemble pyramidal dans lequel la norme inférieure doit respecter les normes supérieures. Ainsi, la norme la plus haute est la Constitution, suivie des engagements internationaux, puis viennent les lois et, enfin, les règlements : décrets, arrêtés et circulaires, ces dernières ne relevant que du domaine administratif. Les contrats de droit privé viennent à la suite de ces différentes normes.

La loi du 4 mars 2002 est donc de valeur supérieure et s'impose au Code de déontologie médicale qui est un décret.

7. La mobilité sociale rend compte des mouvements internes des sociétés et plus particulièrement des changements de position des individus au sein de l'espace social d'une génération à l'autre ou dans le cadre d'une même génération concernée.

Frank vis-à-vis de son père est dans une dynamique de mobilité intergénérationnelle. Elle concerne les changements de position sociale entre parents et enfants.

Son projet de création d'entreprise s'inscrit dans une dynamique de mobilité intragénérationnelle. Cette dernière caractérise les changements produits au cours de la vie d'un individu, que ces changements soient géographiques ou professionnels. On parle aussi de changement biographique.

Enfin, le père de Frank, vis-à-vis de ses propres père et grand-père, est dans une contre-mobilité, c'est-à-dire dans une absence de mobilité.

7 Psychologie sociale

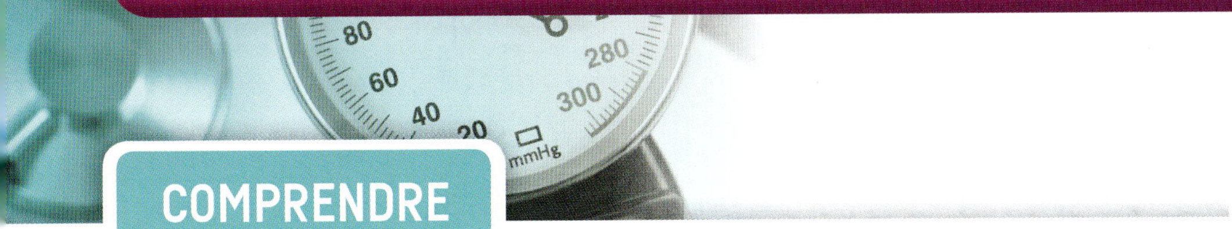

COMPRENDRE

La psychologie sociale est le domaine d'étude qui analyse la façon dont les comportements, cognitions (pensées) et affects (émotions ou sentiments) de l'individu sont influencés par le comportement et les caractéristiques des autres, ainsi que par les caractéristiques de la situation dans laquelle l'individu est inséré.

Les autres exercent une influence de manière précoce sur l'individu à travers des mécanismes de socialisation qui le façonnent progressivement et lui imposent d'intégrer les règles, normes et valeurs inhérentes à son groupe social. Le premier espace dans lequel cette socialisation s'effectue est la famille, suivie par l'école puis par tous les autres espaces sociaux que traverse l'enfant et plus tard l'adulte.

En effet, l'influence sociale continue à s'exercer chez l'individu même une fois devenu adulte à travers une pression à la conformité qui va le pousser à cultiver sa ressemblance avec les autres. Cette volonté de ressembler aux autres va lui imposer un certain conformisme voire une forme de soumission à ce qui fait norme dans le groupe. Des mécanismes cognitifs vont l'aider à se conformer à ces normes groupales : ce sont les représentations sociales, fondées sur un travail de catégorisation à travers, par exemple, l'utilisation de préjugés et de stéréotypes.

Mais la psychologie sociale s'intéresse aussi au fonctionnement interne des petits groupes qui sont animés par une dynamique propre et qui représentent un espace d'existence privilégié et incontournable de l'individu.

Le sujet humain n'est donc pas libre d'agir dans l'existence comme il le souhaite. Il est contraint par divers déterminants, qui orientent sa manière d'être et les décisions qu'il prend ainsi que ses idées et ses convictions. Initiés dès l'aube de son existence par la socialisation, les processus d'influence sociale se poursuivent tout au long de son existence à travers les prescriptions des différents groupes sociaux dans lesquels il s'inscrit. Le filtre des représentations sociales, le carcan des rôles et des statuts, la dynamique spécifique des groupes tout comme les aspects psychosociaux de la relation viennent faire pression sur lui en permanence et réduisent sa marge de liberté.

SOCIALISATION : L'HOMME EN TANT QU'ÊTRE SOCIAL

La socialisation est le processus par lequel l'individu intègre des attitudes, des normes et des valeurs propres à un groupe, à travers lequel s'opère l'intégration sociale *(voir chapitre 6)*.

INFLUENCE SOCIALE

L'influence sociale correspond à la pression qu'exerce la société sur les comportements et les attitudes de l'individu. Cette influence exerce une pression à la conformité appuyée sur le désir de l'individu de se sentir appartenir au groupe. Elle est cependant plus ou moins freinée par le désir inverse d'affirmer une certaine individualité.

Bases de l'influence sociale

Différents phénomènes plus ou moins explicites et repérables participent à cette influence.

Constance ou consonance cognitive

Le principe de constance cognitive est caractérisé par la cohérence des connaissances, attitudes, croyances et comportements d'un individu. Cette cohérence s'exerce à la fois dans le temps (elle est diachronique) et dans les différents champs d'existence du sujet (elle est synchronique). Cela signifie, par exemple, qu'un individu considérant le changement comme perturbant aujourd'hui le considérera de la même manière dans un an (diachronie) et que cette méfiance s'exercera aussi bien dans son cadre familial de vie que dans son cadre professionnel ou social (synchronie). Cette cohérence assure une certaine stabilité à son existence.

Cependant, face à certaines situations, ou compte tenu d'une information nouvelle, cette constance peut se trouver perturbée, créant alors un déséquilibre cognitif chez le sujet.

Pour reprendre notre exemple, celui qui se méfie du changement peut un jour vivre un changement imposé qui, tout compte fait, lui apportera des avantages. Ce constat provoquera une dissonance cognitive qui générera un déséquilibre interne chez lui et qu'il n'aura de cesse de réduire. Il cherchera alors, par exemple, à isoler l'événement : « C'était une situation particulière qui vient confirmer la règle. » Si plusieurs expériences du même type (changements vécus favorablement) viennent mettre à mal ses croyances, il devra les faire évoluer vers une attitude plus propice au changement afin d'évacuer le malaise produit par la dissonance entre ce qu'il pense et ce qu'il ressent. C'est ce qu'impose le principe de consonance cognitive.

Cette consonance cognitive s'exerce aussi vis-à-vis des autres. Nous pensons que ce que l'autre fait et dit est en relation avec ce qu'il pense et croit. Une dissonance constatée entre ces différents niveaux nous est difficilement supportable.

Processus diffus

Ces phénomènes d'influence sociale sont caractérisés par une pression à la conformité qui agit de manière invisible.

Les comportements individuels sont en partie modelés par la pression du groupe, en lien avec la nécessité de se sentir appartenir à ce groupe mais aussi de se différencier des autres groupes. Les adolescents, par exemple, adoptent des conduites qui signent leur appartenance au groupe des jeunes mais, à l'intérieur de ce groupe, cette appartenance doit se spécifier entre jeunes des cités, jeunes des beaux quartiers, intellectuels, « *fashion victimes* », « rock attitude », etc. Certains traits caractérisent le groupe large des jeunes : jeans, MP3 à l'oreille..., d'autres signes particularisent cette appartenance : look rappeur, citadin, etc.

Ce phénomène va au-delà de la simple imitation, c'est une transformation, un modelage. Les comportements spécifiques sont progressivement intégrés et deviennent constitutifs du sujet. Il en est de même pour les idées, les opinions et les prises de position. Le groupe influence l'individu, qui prend à son compte la doctrine dominante du ou des groupes auxquels il appartient.

Normes

Les normes exercent une pression cognitive et psychosociale sur l'individu. Elles s'appuient sur des valeurs dominantes et des opinions partagées dans une société. Elles régulent les comportements mais aussi la compréhension du monde et de soi-même. Elles s'expriment sous forme de règles de conduite qui peuvent être implicites et invisibles ou explicites et formelles. Les normes permettent l'ajustement des comportements sociaux. Elles guident l'individu dans ses relations aux autres et lui permettent d'éviter les conflits inhérents à la confrontation des intérêts individuels. L'individu pourra adhérer socialement sans forcément adhérer individuellement aux normes du groupe. Il se pliera à des règles sociales, par exemple, dans le but d'évoluer sereinement en société, sans forcément partager les valeurs véhiculées par ces règles.

Valeurs

Une valeur est un idéal propre à un groupe social. C'est une abstraction qui doit se traduire par des normes formelles ou informelles. « Liberté, égalité, fraternité » sont les valeurs de la République française. Les valeurs d'un groupe sont la face immergée des normes de ce groupe.

Formes de l'influence sociale

Conformisme

Le conformisme peut être défini comme la recherche de l'ajustement des croyances ou des comportements d'un individu pour répondre à la pression des normes d'un groupe. Cet ajustement peut être conscient ou non. Le conformisme permet à l'individu d'éviter l'incertitude ; il n'a qu'à suivre ce que lui indique le groupe en matière de comportement ou d'attitude. Le conformisme permet aussi à l'individu d'échapper à la confrontation aux positions des autres et, enfin, d'éviter l'inconfort de contradictions internes entre ses convictions et les normes du groupe. De plus, grâce à la conformité, le groupe gagne en cohésion et chaque individu évite l'anxiété.

Expérimentation : l'expérience de Asch

Un sujet est placé, sans le savoir, en position d'expérimentation dans un groupe d'une dizaine de personnes. On pose une question au groupe dont la réponse est évidente. La majorité des membres du groupe donne, volontairement, une fausse réponse. Dans un tiers des cas, le sujet en position d'expérimentation va se laisser influencer par le groupe en donnant lui aussi la mauvaise réponse alors qu'il connaît la bonne réponse.

Différents facteurs vont rendre la pression du groupe, et donc le conformisme plus prégnants :

- les caractéristiques de la tâche et en particulier sa difficulté ;
- les caractéristiques de l'individu : confiance en soi, assurance individuelle ;
- les caractéristiques du groupe (source d'influence) : taille et unanimité du groupe ;

- les relations entre l'individu et le groupe :
  – place de l'individu au sein du groupe ;
  – interdépendance des individus au sein du groupe ;
  – qualité des interactions dans le groupe ;
  – attrait du groupe pour la personne.

Comparaison sociale

La comparaison sociale désigne le processus par lequel l'individu évalue ses opinions et ses aptitudes en se référant à autrui. Ce processus de comparaison intervient surtout lorsque l'individu n'est pas sûr de ses opinions ou de la qualité de ses performances. Il est déclenché par un état d'incertitude, d'indécision, produisant une tension. C'est un mécanisme cognitif d'ajustement qui vise à retrouver un état de stabilité interne tout en rehaussant l'estime de soi ou en améliorant ses comportements.

L'individu opère la comparaison avec les individus qui sont susceptibles de lui ressembler : on parle alors de champ de référence. Si la comparaison montre à l'individu qu'il a un comportement ou des aptitudes éloignées de celles de son groupe de référence (dans un domaine), il cherchera à réduire la différence. Il pourra alors soit se rapprocher des autres (évoluer, progresser...), soit chercher à rapprocher les autres de lui (les influencer), soit, enfin, réduire son champ de référence en excluant ceux qui lui sont trop différents.

Soumission

Soumission à l'autorité

La soumission à l'autorité renvoie aux conditions d'obéissance des individus à des demandes faites par une figure d'autorité. C'est la légitimité de l'ordre donné à l'individu qui constitue sa force. La légitimité peut être offerte, selon les contextes, par la position sociale, par la compétence ou encore par la force, qu'elle soit légale ou non.

Expérimentation : l'expérience de Milgram

Un sujet est recruté afin qu'il participe à une expérience. L'expérience est présentée comme une étude portant sur l'efficacité de la punition en matière d'apprentissage.

Le sujet a pour mission d'apprendre à un élève (complice de l'expérience) à mémoriser certains mots dans une liste lue à haute voix. Lorsque l'élève échoue dans sa tâche, le sujet doit lui administrer une sanction électrique plus ou moins forte (de 15 à 450 V). Lorsque le sujet hésite ou refuse, le responsable scientifique de l'expérience insiste pour que l'expérience se continue. En réalité, bien sûr, le dispositif est factice : l'élève fait exprès de se tromper et simule la douleur quand on lui envoie des chocs électriques ; le sujet, quant à lui, pense choquer réellement l'élève. Le but réel de l'expérience est de tester jusqu'où un ordre, légitimé par un cadre officiel et scientifique, peut influencer un sujet lambda et le pousser à torturer un inconnu : 65 % des sujets ont infligé des chocs électriques jusqu'au bout (450 V).

Les facteurs de la soumission sont :

– **l'état d'agent :** la soumission permet à l'individu de se dédouaner de la responsabilité de ses actes. Il obéit à un ordre, c'est ce que Milgram appelle l'état d'agent ;

– **l'intériorisation de la norme de soumission :** le comportement de soumission est socialement appris, il peut être plus ou moins important selon les individus ;

– **la qualité de l'environnement prescripteur :** le prestige institutionnel impose une forte soumission.

A contrario, certains facteurs viennent atténuer la soumission à l'autorité :

– **la proximité de la victime** ;

– **le contact physique** ;

– **la faiblesse perçue de l'autorité** ;

– **l'éloignement de l'autorité**.

Soumission librement consentie

Elle est en lien avec la manipulation, c'est-à-dire avec l'influence portant sur des moyens dissimulés. La soumission librement consentie permet de modifier le comportement ou les croyances de quelqu'un de telle sorte qu'il a le sentiment de faire librement ce qu'on lui demande.

Suivisme et conversion

Le *conformisme* ou influence majoritaire produit des changements temporaires, superficiels, mobiles, l'adhésion à la majorité ayant une fonction d'évitement des conflits. L'influence disparaît dès que la source d'influence perd de sa force.

La *conversion*, ou influence minoritaire, produit un impact plus profond et plus durable : ce sont les convictions de l'individu qui sont modifiées.

Modification des normes

Les normes d'un groupe social peuvent évoluer, en particulier sous l'influence des minorités. Les lois évoluent (les lois sont des règles explicites) sous l'influence de groupes de pression qui sont, à un moment donné, minoritaires. La loi contre la peine de mort en est un exemple magistral. Il en va de même des modes vestimentaires. Au début de leur diffusion, elles sont véhiculées par une minorité, elles sont ensuite reprises progressivement par la majorité (à travers des mécanismes comme l'imitation et la contagion).

Innovation

C'est une forme d'influence sociale ayant pour source une minorité qui s'efforce soit de créer des idées ou comportements nouveaux, soit de modifier des idées ou comportements traditionnels. C'est donc l'inverse du conformisme, puisqu'il s'agit de l'influence d'une minorité sur une majorité.

Le groupe (ou l'individu) minoritaire, pour influencer la majorité, doit s'appuyer sur un comportement consistant, c'est-à-dire cohérent et sans contradiction. Cette consistance doit se situer à la fois sur un plan intra-individuel (consistance interne = conviction) et interindividuel (consistance sociale = non-contradiction entre les individus porteurs de l'innovation).

L'influence minoritaire est analysée comme source d'innovation, et donc comme un mécanisme de régulation des sociétés qui leur permet d'évoluer.

Limites de l'influence sociale

L'influence sociale peut échouer et laisser filtrer des comportements ou des croyances en dehors des normes admises par le groupe.

Résistance individuelle

Elle résulte d'un vécu douloureux lié au sentiment de diminution de liberté. Ce manque de liberté ressentie peut concerner les possibilités d'actions, de comportements de l'individu ou ses possibilités de penser. Les connaissances individuelles, la force de l'identité, la maîtrise de compétences particulières sont des facteurs importants de résistance.

Anomie

C'est l'affaiblissement ou la perte de la force et de l'efficacité des règles sociales. Les comportements individuels ne sont plus guidés, l'indécision, l'inquiétude et les conflits interindividuels augmentent. La société perd son caractère structurant.

Déviance

C'est l'adoption, volontaire ou non, de conduites non conformes. La déviance peut être la conséquence d'une socialisation qui a échouée (délinquance). Elle peut aussi être relative à une prise de position délibérée de non-respect des règles par conviction politique (terrorisme). Elle peut enfin être en lien avec une volonté de retirer un profit maximal dans une situation donnée (passer à un feu rouge pour gagner du temps).

Dissonance cognitive

La dissonance cognitive est un état de tension intérieure résultant de la présence simultanée d'éléments contradictoires dans la pensée chez un même sujet. Un fait nouveau vient en contradiction avec des idées ou des croyances antérieurement acquises. Le fait nouveau introduit un doute qui exerce une pression sur l'individu et agit comme facteur de changement car la dissonance est inconfortable et doit donc être réduite. La dissonance cognitive vient faire obstacle à la constance cognitive (voir *supra*), c'est-à-dire à un état de cohérence des systèmes cognitifs qui tendent vers la stabilité.

Pression au changement de la dissonance cognitive

Tout écart par rapport à la stabilité du système entraîne un état de dissonance cognitive et suscite un travail cognitif orienté vers la réduction de cet écart (consonance cognitive) et le retour à la stabilité. La réduction de la dissonance peut se faire selon quatre modalités différentes :

– le déni de la cognition dissonante : l'individu cherche des éléments qui vont venir infirmer la nouvelle connaissance et nier la véracité des nouvelles cognitions. Par exemple, un conducteur qui aime la vitesse va démontrer que rouler lentement peut être dangereux dans certaines conditions de trafic : il vaut donc mieux rouler vite ;

– l'étayage, qui est la recherche de nouvelles cognitions consonantes pour renforcer ces dernières par rapport aux cognitions dissonantes. Le sujet va ainsi évoquer de bonnes raisons pour expliquer son comportement : « En roulant vite, je conduis moins longtemps et je suis donc moins longtemps exposé aux accidents » ;

– le rééquilibrage ou différenciation cognitive, qui est l'atténuation de l'importance de la cognition dissonante : « Je peux me faire renverser sur un trottoir par une bicyclette à n'importe quel moment, alors autant rouler vite », ou alors : « Je conduis depuis 20 ans sans avoir eu d'accident » ;

– le changement de la cognition initiale concernée : c'est la prise en compte et l'intégration de la nouvelle cognition qui va se manifester par un changement de comportement. Le sujet conduit moins vite. Il y a changement puis rééquilibrage cognitif. Il faut souvent un événement d'importance pour arriver à une telle modification cognitive et comportementale.

Facteurs influençant la modification des attitudes et donc le changement cognitif

– Le regard de l'autre : l'adoption publique d'un comportement contraire à ses propres convictions va se traduire par un changement d'attitude en faveur de la position défendue. Sans public, le changement d'attitude est très moindre... ;

– L'effet de la menace.

– L'effet de la récompense.

– Le coût du changement (en temps, en investissement, en argent, etc.) : la valeur du nouveau comportement sera surévaluée.

Différenciation

Au contraire du conformisme, la différenciation consiste à se comparer à des individus différents de soi. Ce type de comparaison a lieu lorsqu'une différence existante (d'idée, de comportement, de ressource...) fait peser une menace sur l'identité de l'individu, ou du groupe considéré. Le fait de marquer de manière explicite la différence renforce la cohérence interne du sujet ou du groupe concerné. C'est le cas, par exemple, d'un individu de catégorie sociale modeste qui se trouve en compagnie de personnes d'un rang social élevé. Abandonnant l'idée d'essayer de se faire passer pour quelqu'un appartenant au milieu dans lequel il évolue à ce moment-là, il va laisser paraître l'appartenance à son milieu de manière ostentatoire. Plutôt que d'échouer à être un autre que lui-même, il préférera réussir être lui-même bien que de manière décalée. Ce positionnement est plus valorisant pour l'individu.

La différenciation peut aussi déboucher sur des situations de compétition. Lorsqu'il y peu de différence entre lui et le groupe de référence, l'individu peut être conduit à essayer de surpasser les autres.

Dans le cas contraire, lorsque la distance entre les agents sociaux auxquels l'individu se compare est très grande, il doit accepter l'inégalité en cherchant à la justifier (« de toute façon, ça n'a pas d'importance pour moi »). Il peut aussi déplacer la comparaison vers une dimension dans laquelle il excelle et où il sera avantagé.

L'individu peut également construire mentalement une cible de comparaison comme, par exemple, dans ce que l'on nomme **l'effet de faux consensus**. Celui-ci consiste à attribuer aux autres ses propres valeurs ou comportements. Ce fonctionnement a l'avantage de permettre à l'individu de se sentir inscrit dans les normes d'un groupe alors qu'en fait il ne l'est pas. C'est par exemple le cas d'une personne manipulatrice qui considère que son comportement n'est en rien négatif puisqu'il est partagé : « Tout le monde est manipulateur dans notre société », pensera-t-il.

Points clés à retenir

▶ **La psychologie sociale** est la discipline qui étudie la façon dont les comportements, les pensées et affects de l'individu sont influencés par les caractéristiques de la situation dans laquelle il est inséré.

▶ **L'influence sociale** correspond à la pression qu'exerce la société sur les comportements et les attitudes de l'individu :

– elle exerce une pression à la conformité appuyée sur le désir de l'individu de se sentir appartenir au groupe ;

– elle est fondée sur le principe de constance cognitive ;

– elle s'appuie sur les phénomènes d'imitation et de contagion et s'incarne dans des normes et des valeurs ;

– elle est freinée par le désir du sujet d'affirmer une certaine individualité ou par le contournement ou l'affaiblissement des règles sociales.

REPRÉSENTATIONS SOCIALES

Une représentation est une modalité d'organisation de la connaissance de la réalité. Elle est constituée de valeurs, de croyances et de savoirs spécifiques. Une représentation est dite sociale lorsqu'elle est partagée par un groupe, qu'elle permet une compréhension commune et se manifeste au cours des interactions sociales. Les représentations ont une fonction de cohésion du groupe par leur impact facilitateur sur la compréhension des situations et sur l'élaboration de réponses adaptées. Elles donnent aux situations vécues le caractère de l'évidence.

Les représentations sociales se construisent dans les échanges interactifs des différents membres du groupe. Elles participent du phénomène de socialisation, qu'il soit primaire ou secondaire.

Les représentations guident notre vision du monde ainsi que nos comportements. Ce sont des formes de connaissance courante caractérisées par les propriétés suivantes :

- elles sont partagées par un groupe : elles se constituent à partir des expériences vécues et des savoirs reçus et transmis ;
- elles ont une visée pratique d'organisation, de maîtrise de l'environnement et d'orientation des conduites et communications ;
- elles participent à la cohésion sociale à partir de la construction d'une réalité commune à un groupe ;
- elles sont susceptibles de modifications mais, en règle générale, cette modification intervient lorsqu'un des éléments du noyau central est remis en question.

Construction des représentations sociales

L'individu utilise des mécanismes qui lui permettent de construire ses représentations. Ces mécanismes sont dits cognitifs : ce sont des modalités de traitement des informations en provenance du monde social dans lequel le sujet est immergé. Il lui est impossible de considérer toutes les informations nécessaires pour appréhender, comprendre et agir dans une situation donnée. Il va donc sélectionner et extraire des informations qui lui paraissent pertinentes pour donner un sens à cette situation. Cette sélection des informations repose sur trois mécanismes principaux : l'attribution causale (recherche des causes), la formation des impressions et la catégorisation.

Structure de la représentation

Noyau central

Le noyau central d'une représentation sociale est un sous-ensemble de la représentation, composé du ou des éléments significatifs de la représentation. Ces éléments sont en général peu nombreux. Le noyau central a une fonction organisatrice : c'est l'ensemble d'informations qui résiste le plus au changement.

Éléments périphériques

Les éléments périphériques sont des éléments moins centraux de la représentation sociale, mais plus nombreux que ceux du noyau. Ils s'organisent autour de ce dernier. Ils ont un rôle de mise en sens de la réalité et de tampon. Ils permettent d'attribuer du sens à une situation de manière rapide et univoque (mise en sens). Ils peuvent accepter des informations venant contredire la représentation (tampon), c'est-à-dire qu'ils peuvent évoluer sans pour autant modifier la représentation.

Exemple à propos des gens du voyage

- Noyau central de la représentation : « Les gens du voyage ont une tendance au vol, cette tendance est renforcée par leur mode vie nomade ».
- Éléments périphériques : « Les gens du voyage ne travaillent pas et n'ont donc pas de revenus ». Cet élément de représentation peut être contredit par le fait que nombre d'entre eux travaillent de manière saisonnière. L'élément de représentation sera donc modifié (ils travaillent), mais le noyau central (ils sont voleurs) ne changera pas pour autant. Si les éléments centraux changent, il ne s'agit plus de la même représentation.

Mécanismes à la base des représentations sociales

Formation des impressions

Une impression est une image globale cohérente d'une situation constituée d'informations plus ou moins disparates. L'individu se laisse impacter par certaines informations concernant une situation vécue qui lui paraissent prégnantes et caractéristiques. La sélection de ces traits, et donc la formation des impressions, est tributaire de deux mécanismes spécifiques, l'effet de primauté et l'effet de centralité :

– l'effet de primauté est relatif à l'impact plus marqué des premières informations reçues comparativement aux suivantes ;

– l'effet de centralité est relatif à l'impact plus important de certaines informations mises en valeur. Ces caractéristiques sont appelées traits centraux.

Attribution causale

L'attribution causale est fondée sur l'inférence, mécanisme par lequel l'individu explique les événements du monde social qui l'entoure (et plus particulièrement les comportements, que ce soit les siens ou ceux d'autrui). Les facteurs explicatifs peuvent être internes, et sont dans ce cas liés à l'individu : ce sont ses intentions, sa motivation ou encore ses capacités. Ils peuvent aussi être externes, et sont alors liés à la situation : difficultés de la tâche à accomplir, contraintes, hasard.

Il existe certains biais d'attribution :

– les biais (ou divergence) d'attribution de type « acteur-observateur » consistent à privilégier les causes internes dans l'explication du comportement d'autrui et les causes externes dans l'explication de son propre comportement ;

– les biais de type « autocomplaisance » consistent à attribuer son succès à des causes internes et son échec à des causes externes.

■ Catégorisation : préjugés et stéréotypes sociaux

Le mécanisme de **catégorisation** consiste à classer et donc à regrouper au sein de catégories des individus, des groupes ou bien des événements et ce en exagérant les ressemblances entre les éléments classés à l'intérieur d'une même catégorie. C'est un mécanisme de simplification et de structuration de la réalité sociale qui permet de mieux la comprendre et l'appréhender.

L'expérimentation a pu mettre en évidence certaines caractéristiques de la catégorisation sociale :

– la tendance à classer les individus dans des catégories sociales et à leur attribuer automatiquement les traits caractéristiques de leur catégorie ;

– la tendance à estimer qu'un individu est fondamentalement différent (différenciation) à partir du moment où il appartient à une catégorie différente ;

– la tendance opposée qui consiste à trouver des ressemblances entre deux individus à partir du moment où l'on sait qu'ils appartiennent au même groupe social.

Le **préjugé** est une évaluation fondée sur des considérations personnelles et préconçues. Le **stéréotype** est une opinion toute faite acceptée sans réflexion et répétée sans l'avoir soumise à un examen critique. Préjugés et stéréotypes participent du processus de catégorisation, qui consiste globalement à schématiser la réalité sociale, c'est-à-dire à la découper en catégories distinctes. Les préjugés et les stéréotypes sont des élaborations mentales apprises qui ne reposent pas sur des réalités objectives.

Fonction des préjugés et des stéréotypes

Ce sont des représentations économiques, facilement mobilisables, toutes prêtes, qui simplifient la réalité. Ils orientent la compréhension des situations en évitant des analyses approfondies et coûteuses en temps et en énergie. Ils sont intégrateurs car partagés par un grand nombre. Ils assurent une fonction de discrimination et, lorsqu'ils sont dirigés vers un autre groupe social, de cohésion sociale.

Ces différentes fonctions de simplification et de discrimination ont aussi une face négative lorsqu'elles sont génératrices d'exclusion (c'est le cas de notre exemple concernant les gens du voyage).

Le caractère « pétrifié » des stéréotypes apparaît mieux lorsqu'on considère leurs effets sur la perception et les souvenirs des sujets. Une enquête réalisée aux États-Unis consistait à présenter à un certain nombre d'individus l'image d'un Noir et d'un Blanc, ce dernier tenant à la main un rasoir. Lorsque, par la suite, ils eurent à décrire l'image perçue, de nombreux Blancs attribuaient le rasoir au Noir, conformément au stéréotype considérant les Noirs américains comme violents.

Les stéréotypes se forment à partir de quatre processus cognitifs :

– la sur-généralisation, qui consiste à généraliser un trait perçu chez un membre d'un groupe à tous les membres constituant le groupe en question ;

– les biais négatifs, relatifs à la tendance à retenir préférentiellement les traits négatifs (d'un individu ou d'un groupe) ;

– les jugements polarisés, relatifs à la tendance à ne retenir que les traits très marqués (d'un individu ou d'un groupe) ;

– la corrélation illusoire, qui repose sur la tendance à trouver une cohérence dans les différents traits d'un groupe social donné.

Effet Pygmalion

Les stéréotypes provoquent la confirmation de ce qu'ils postulent. Ils orientent les attentes à l'égard d'autrui, guident les comportements et influencent donc le comportement de l'autre dans le sens des attentes postulées.

Évolution des stéréotypes

Les stéréotypes participent d'un traitement économe de la réalité. Ils doivent donc évoluer afin de garder leur efficacité lorsque les situations changent. Cette qualité d'évolution a été mise en évidence par une expérience canonique. Des enfants participant à un camp de vacances sont séparés en deux groupes lors de différents jeux. Ces jeux placent alternativement les deux groupes en situation soit de compétition, soit de collaboration, soit, encore, de simple coexistence. Après chaque jeu on demande aux enfants de définir l'autre groupe à partir d'une liste d'adjectifs. L'expérience met en évidence l'évolution des stéréotypes : les adjectifs choisis montrent un sentiment d'appartenance entre les groupes après un jeu collaboratif et un sentiment de rejet après les jeux de compétition. En revanche, les jeux neutres, de coexistence, ne modifient en rien les stéréotypes précédemment installés.

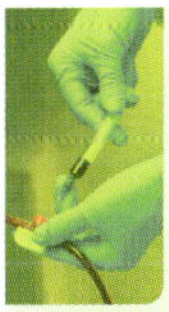

L'effet Pygmalion dans la relation thérapeutique

Le soignant, dans le cadre de la relation à la personne malade, doit impérativement exclure tout préjugé qui risquerait de corrompre sa position.

Par exemple, un patient est hospitalisé dans un service de soins somatiques. Il souffre par ailleurs d'une pathologie psychiatrique. Si l'infirmière s'attend à ce qu'il se montre agressif (préjugé), elle risque d'adapter son comportement en fonction de cette crainte. Elle sera alors réactive au moindre écart du patient vis-à-vis des règles du service, certainement méfiante et tendue dans sa manière de s'adresser à lui, etc. Son comportement va immanquablement influencer la manière dont le patient va ressentir la situation, majorer son anxiété (déjà importance du fait de son hospitalisation) et peut-être susciter chez lui une réaction d'agressivité. C'est l'effet Pygmalion : le préjugé de l'infirmière, en influençant son attitude et en renforçant sa méfiance à l'égard du patient va, *in fine*, participer à provoquer une réponse agressive.

Lorsque Carl Rogers énonce les principes de la relation d'aide il cite, à côté de l'empathie et de la congruence, la considération positive inconditionnelle. Cette attitude nécessite de laisser de côté tout préjugé, de ne considérer la personne soignée que dans l'ici et maintenant et de chercher à la découvrir sans préjugé sur ce qu'elle est, ce qu'elle pense et ce qu'elle a fait.

Points clés à retenir

▶ **Une représentation sociale** est une modalité d'organisation de la connaissance de la réalité partagée par un groupe. Elle a une visée pratique et elle est constituée de valeurs, de croyances et de savoirs spécifiques.

▶ **Le mécanisme de catégorisation** est un mécanisme de simplification et de structuration de la réalité sociale qui permet de mieux la comprendre et l'appréhender. Il consiste à construire des catégories en exagérant les ressemblances entre les éléments qui la composent.

▶ **Les préjugés** (évaluation fondée sur des considérations personnelles et préconçues) et les **stéréotypes** (opinion toute faite acceptée sans réflexion) sont des éléments issus de la catégorisation.

IDENTITÉ SOCIALE

Généralités

Selon le point de vue psychologique, le concept d'identité se traduit par la définition de soi-même, c'est-à-dire par les caractéristiques qu'un individu identifie comme siennes et auxquelles il accorde une valeur pour s'affirmer et se reconnaître.

L'identité sociale peut être ramenée au soi. Si l'identité (psychologique) est ce qui fonde le sujet, le soi est la part de l'investissement social de l'identité. L'individu peut donc garder une certaine maîtrise de cette face sociale de son identité, ce qui lui permet de donner une image favorable de lui-même.

Tout comme l'identité individuelle, l'identité sociale est stable mais elle n'est pas une réalité acquise une fois pour toutes ; elle évolue dans le temps en fonction des événements vécus et des engagements du sujet.

Personnalité de base

La personnalité de base est la personnalité commune aux membres d'un même groupe culturel. Elle s'édifie au contact de la société dans laquelle l'individu se développe, par intériorisation des traits spécifiques (processus de socialisation). C'est sur cette base que viennent s'ajouter les traits de personnalité individuels.

Catégories sociales

C'est un ensemble d'individus présentant une homogénéité dans leurs attitudes, leur comportement, leur mode de vie et qui se distingue des autres groupes au sein d'un espace social donné.

Construction de l'identité sociale

L'identification correspond à l'intériorisation d'éléments spécifiques (qualités, savoirs, attitudes, comportements...) par référence à des modèles sociaux et culturels. Ces modèles sont appelés référents identitaires. Cette intériorisation n'est pas totalement subie. L'individu ne reçoit pas de manière passive et automatique l'empreinte de son environnement. Il peut exercer des choix qui restent néanmoins relatifs. Elle n'est pas non plus totalement déterminée, elle évolue, se façonne progressivement, se réorganise, se modifie sans cesse.

L'identité sociale est marquée par la dualité et se caractérise par une division interne entre une identité pour soi et une identité pour autrui.

Le mécanisme de construction de cette identité répond à l'articulation de deux processus : un processus biographique et un processus relationnel, articulation qui constitue le mécanisme de base de la dynamique identitaire.

Le *processus biographique* est en fait un double processus. C'est tout d'abord une construction dans le temps, par étapes successives, d'identités sociales et professionnelles à partir des catégories offertes par les sphères d'appartenance successives (famille, école, groupe professionnel…). C'est ensuite un processus de déconstruction puisque l'intégration dans un nouveau champ social (métier, association, club) entraîne l'abandon d'une partie de l'identité construite jusqu'alors, au profit d'une identité en partie nouvelle. Ce double processus permet la structuration d'une identité pour soi construite sur des actes d'appartenance. C'est un mécanisme interne.

Le *processus relationnel*, quant à lui, concerne la reconnaissance par autrui des éléments d'identité proposés par l'individu. C'est l'identité attribuée par le regard de l'autre. Ce processus permet la structuration d'une identité pour autrui construite sur des actes d'attribution. C'est un mécanisme externe.

Si ces deux processus ne coïncident pas, il y a désaccord entre l'identité pour soi, qu'une personne s'attribue elle-même, et l'identité pour autrui, attribuée par les autres. Ce désaccord est inconfortable pour l'individu qui devra adopter des stratégies destinées à réduire l'écart entre les deux. Il pourra faire évoluer son identité pour soi, tout en gardant sa cohérence interne, ou modifier sa position dans le groupe, mais sans fissurer son intégration dans celui-ci. Ce sont à chaque fois des transactions très sensibles que le sujet aura à négocier.

Pour résumer, l'individu construit son identité soit en continuité, soit en rupture avec son passé en fonction des nécessités de la vie, et cette construction doit se confronter à la reconnaissance d'autrui. L'identité, résultat des deux processus, relationnel et biographique, intègre des éléments subjectifs et objectifs, et se trouve marquée en permanence par la dualité. Cette dualité constitue la dynamique identitaire, qui tend à faire coïncider ce que l'individu pense et ressent de lui avec ce que les autres lui renvoient de lui.

LE GROUPE

L'être humain est depuis sa naissance un être socialement inséré au sein de groupes tels que la famille, l'école, la bande, le club ou encore des équipes au sein desquelles il se développe et évolue.

Il est possible de parler de groupe à partir de trois personnes (deux personnes caractérisent un face-à-face). Le concept de groupe recouvre donc une réalité multiple mais il est commun de distinguer les groupes restreints, aux contours définis, des autres groupes plus larges tels que la société, la foule, la nation…

Nous nous attarderons sur les groupes restreints car ce sont ceux sur lesquels la dynamique des groupes a fondé l'essentiel de ses recherches.

Un groupe restreint est caractérisé par :

- une taille, permettant que chaque membre puisse être en relation avec tous les autres membres du groupe (jusqu'à une quinzaine de membres) ;
- la définition de frontières, qui participent à la construction du sentiment d'appartenance ;
- l'établissement de relations interpersonnelles ;
- l'existence et l'adhésion à des buts communs ;
- la constitution d'une culture spécifique, avec ses croyances, ses normes, son langage, ses traditions ;
- la construction d'une organisation comprenant rôles, statuts et normes ;
- une perception mutuellement différenciée des autres ;
- l'établissement de relations d'affinité (sympathie, antipathie, indifférence) entre les membres.

Dynamique des groupes restreints

Le terme dynamique rend compte de l'existence de forces agissantes au sein du groupe qui vont participer à sa formation, son maintien et son fonctionnement.

Formation des groupes

La constitution d'un groupe peut répondre à deux grandes fonctions :

- une fonction utilitaire, qui repose sur la logique du bénéfice de l'action collective ;
- une fonction de protection et d'affiliation, principalement dans les situations génératrices d'anxiété.

Cette constitution des groupes repose sur deux modèles :

- le modèle de *cohésion sociale* met l'accent sur la dimension affective constituée par l'attirance qu'exercent les individus les uns sur les autres. Ce modèle affirme que plus l'attirance est forte, plus la cohésion dans le groupe est importante ;
- le modèle d'*identification sociale* considère que c'est l'attirance sociale (donc du groupe), plutôt que l'attirance interpersonnelle, qui amène l'individu à se rapprocher des autres, d'autant plus qu'ils présentent des attributs appartenant au prototype des catégories auxquelles lui-même s'identifie. Selon un tel modèle, le meneur d'un groupe est particulièrement idéalisé par le fait qu'il est le plus représentatif des valeurs et des normes du groupe, surtout s'il est vu comme celui qui est chargé de mener un projet à bon port, pour le bien de tous.

Facteurs de cohésion du groupe

Ce sont toutes les forces qui agissent sur le groupe afin de le renforcer.

Facteurs extrinsèques

Ce sont des facteurs qui trouvent leur origine à l'extérieur du groupe mais participent à le construire et à le souder. Les normes, les lois, les contraintes externes sont des facteurs extrinsèques.

Facteurs intrinsèques

Ils sont de deux ordres, socioaffectifs ou socio-opératoires :

- les facteurs socioaffectifs participent au « climat » du groupe :
  - qualité des relations ;
  - qualité des processus de communication (circulation de la parole) ;
  - qualité des affinités interpersonnelles ;
  - existence d'un sentiment d'appartenance ;
  - attrait pour un but commun (projet…) ;
  - attrait pour l'action collective (désir de communiquer, d'échapper à la solitude…) ;
  - recherche de satisfaction de certains besoins personnels (dépendances, prestige…) ;
- les facteurs socio-opératoires concernent la production du groupe :
  - détermination des buts et réalisation des tâches (clarté des objectifs, informations, organisation, coordination, participation…) ;
  - distribution et articulation des rôles.

Facteurs affectifs et opératoires se mêlent continuellement, soit en se mutualisant, soit en s'opposant.

Identité du groupe

L'identité du groupe est un facteur de cohésion d'importance. Elle se renforce par opposition (agressive, de prestige, d'efficacité…) avec l'extérieur ou avec les autres groupes appartenant au même espace d'action.

Régulation autonome ou « implicite »

Elle concerne l'élaboration de règles internes au groupe qui vont structurer l'action collective. Ces règles implicites sont le fruit d'une longue construction fondée sur une succession de compromis. Elles sont à reconstruire sans cesse entre les différents acteurs. Elles encadrent les conduites et définissent implicitement ce qui est acceptable et ce qui ne l'est pas. Elles sont actives au niveau du partage des tâches et des rôles, mais aussi au niveau de certains comportements.

Reconnaissance

C'est un phénomène qui est actif bien au-delà du contexte des groupes restreints mais qui les concerne fortement car il participe à leur maintien et à leur fonctionnement. La reconnaissance atteint toutes les sphères de l'existence, et ses différentes formes ne peuvent se substituer l'une à l'autre. Vivre une relation amoureuse n'empêche pas l'individu de rechercher l'amitié ni de travailler à obtenir de la reconnaissance professionnelle ou de faire reconnaître certaines compétences privées. Le besoin de reconnaissance est donc un fait universel et constitutif de l'humain. C'est par le regard de l'autre (ses parents) que l'enfant construit son identité. Il restera toute son existence dépendant du regard d'autrui pour lui signifier son existence.

Il faut cependant séparer deux formes de reconnaissance :

– la *reconnaissance de conformité*, qui pousse l'individu à être perçu comme semblable aux autres, conforme aux normes. Il n'aspire pas à être exceptionnel, mais tout simplement normal, la seule conformité aux règles lui renvoie une image positive de lui-même qui lui permet de se sentir exister. C'est une forme de reconnaissance fondée sur un besoin d'appartenance (à un groupe, mais aussi à un métier, une communauté, un club de foot, une équipe…) et qui procure une reconnaissance intérieure de conformité. E. Enriquez parle de désir de reconnaissance : être reconnu comme membre du groupe ;

– la *reconnaissance de distinction*, qui incite l'individu à être perçu comme différent des autres ; meilleur, plus brillant, etc. C'est la reconnaissance du désir. Le sujet cherche à exprimer ses désirs, à les faire prendre en compte par les autres.

Chaque sujet, mais aussi chaque groupe va être pris dans un conflit entre reconnaissance du désir et désir de reconnaissance.

L'équipe de soins est un exemple de groupe restreint pour lequel la dynamique des groupes trouve une application parfaite. Sa taille, entre 10 et 20 membres, l'existence de relations d'affinité, l'existence d'un but commun (le soin) et d'un sentiment d'appartenance... en font un parfait exemple de milieu dans lequel s'exprime la dynamique des groupes.

Mais l'équipe peut être tiraillée par de nombreuses forces internes, par exemple entre désir de reconnaissance et reconnaissance du désir :

- si le désir de reconnaissance prime (conformité), individu et groupe vont vers une homogénéisation, vers un aplanissement des différences, une similitude des comportements. Le groupe devient l'objet de tous les investissements, il n'y a plus de conflits interindividuels. Le groupe est replié sur lui-même, se protège et évite les problèmes. Il y a dégradation de la réflexion et de l'inventivité. Tout ce qui est spontané, inattendu, original, est craint et rejeté, le groupe cherche à maîtriser l'environnement, même si cette maîtrise n'est que l'illusion d'une maîtrise. Il n'y a pas de retour réflexif sur l'action : s'il y a échec, c'est l'environnement qui en est la cause. Si l'équipe fonctionne uniquement sur ce modèle, elle perd énormément en capacité créatrice, en innovation, elle est dans la reproduction. Si les problèmes ne peuvent être évités, ils sont traités avec des solutions déjà éprouvées. Ceux qui ne souhaitent pas vivre dans cette indifférenciation sont exclus. Il y a coopération défensive ;
- si, au contraire, la reconnaissance du désir prime (distinction), le groupe va alors pouvoir admettre une différenciation des individus et une variété de désirs exprimés. Le projet commun du groupe n'a plus un aspect monolithique, les contradictions sont possibles, elles enrichissent la créativité et l'adaptation du groupe (et de chacun) à l'environnement. Le groupe innove, invente (des solutions aux problèmes), le spontané et l'inattendu sont acceptés voire souhaités. Il y a coopération productive ou élaborative. Mais si trop d'initiatives différentes sont prises dans l'équipe, elle risque de s'épuiser et d'éclater par dispersion.

Bien sûr, l'idéal d'un groupe est un fonctionnement mixte, partagé entre désir de reconnaissance (indifférenciation) et reconnaissance du désir (différenciation). Ce partage permet au groupe de s'adapter à son environnement, de remplir ses missions, mais aussi de protéger ses membres vis-à-vis de ce même environnement, qui peut être vécu comme agressif.

Le groupe (idéal) doit prouver qu'il est possible d'être à la fois ensemble et différent, de se reconnaître mutuellement et d'entreprendre une action cohésive, de communiquer et d'exprimer accords et désaccords, enfin, d'être à la fois soi-même et acteur social (Enriquez).

Leadership

Le leadership doit être différencié du pouvoir ou de l'autorité. Le pouvoir est la capacité qu'a un individu d'exercer une contrainte sur un autre. L'autorité est le pouvoir que se voit conférer un individu en raison de sa position (sociale, hiérarchique). Le leadership est une forme de pouvoir conféré à un individu par d'autres individus en raison de ses qualités personnelles : compétences, aisance, volonté, opportunisme, position dans le groupe...

On distingue deux types de leaders. Le premier est le leader fonctionnel, compétent, centré sur la tâche et sur la poursuite des objectifs du groupe. L'autre type de leader est le leader affectif, aimé, centré sur les relations entre les membres. Le leader fonctionnel est plus efficace dans les situations très favorables ou très défavorables, alors que le leader affectif est plus performant dans les situations intermédiaires.

Il existe différentes formes de leadership :

- le leadership autoritaire est directif : il se considère comme étant seul habilité à prendre les décisions relatives au groupe ;
- le leadership démocratique est force de proposition : il considère que les décisions doivent être prise collégialement, après discussion ;
- le leadership laisser-faire se traduit par une attitude passive qui laisse au groupe la possibilité de prendre les décisions qui lui paraissent utiles.

Autres modes d'associations

- La foule est un grand groupe qui rassemble épisodiquement un grand nombre d'individus, sans qu'ils soient toujours les mêmes. Elle peut exercer une influence sur ses membres à partir de la contagion des émotions.
- La bande est caractérisée par la recherche du semblable et le renforcement de l'identification à celui-ci.
- L'association a pour but la défense d'intérêts communs de manière active.
- L'organisation, on parle aussi de groupe secondaire en référence au groupe restreint qui est appelé groupe primaire, rassemble un assez grand nombre d'individus en vue de tâches différenciées et régit les rapports de ces individus selon des structures et des règles de fonctionnement préétablies.

Points clés à retenir

▶ **Un groupe restreint** est caractérisé par :
– une quinzaine de membres au maximum ;
– un sentiment d'appartenance partagé ;
– l'établissement de relations interpersonnelles ;
– des buts communs ;
– une culture spécifique ;
– une organisation comprenant rôles, statuts et normes.

▶ **Les facteurs de cohésion du groupe restreint** sont toutes les forces qui agissent sur le groupe afin de le renforcer. Ces facteurs peuvent être externes au groupe (extrinsèques), ou internes (intrinsèques). Dans le second cas, ils sont centrés sur le climat affectif du groupe et sur sa production.

▶ **Le leadership** est une forme de pouvoir conféré à un individu par d'autres individus en raison de ses qualités personnelles : compétences, aisance, volonté, opportunisme, position dans le groupe...

RÔLES ET STATUTS

Le statut est une position occupée dans l'espace social. Être père, professeur, médecin correspond à un statut. Le rôle correspond à la manière dont un individu habite un statut. À chaque statut correspond donc un certain nombre de rôles. Je peux être père (statut) de manière (rôle) douce et tendre à l'heure du coucher en lisant une histoire à mes enfants, ou de manière ferme et distante. Le rôle est donc la déclinaison d'un statut. L'individu passe ainsi dans une même journée à travers différents statuts en fonction des moments, et il convoque à chaque fois différentes manières de s'inscrire dans son statut à travers différents rôles. Un même statut peut donc être occupé par de nombreux individus, mais chaque individu anime son statut par un ou des rôles qui lui sont propres.

Le statut est donc un élément social, une place occupée dans un cadre social, alors que le rôle est la composante individuelle de ce statut.

Dans une équipe de soin, chacun s'empare d'un rôle qui le distingue des autres : le drôle, le sérieux, l'indécis, le décideur, le charmeur, le butor, etc. Ces rôles sont à distinguer des statuts : cadre, référent de tel ou tel activité... Les statuts participent de la structuration explicite et officielle de l'équipe alors que les rôles participent de sa structuration implicite et officieuse. Cette dernière joue cependant un rôle fondamental car elle permet un repérage aisé et stable des différents acteurs du groupe.

LA RELATION : ASPECTS PSYCHOSOCIAUX

La relation est une modalité d'expression du lien social. L'individu ne peut pas échapper à autrui, il est enserré dans un tissu social qui le contraint, l'influence et oriente son action et sa manière d'être.

L'**affiliation** est une forme de sociabilité de l'être humain qui s'exprime par un besoin fondamental de pouvoir compter sur les autres en s'appuyant sur eux.

La notion d'**attraction** définit, à l'intérieur d'une relation, la dimension affective à l'égard des autres. Elle se caractérise par l'expression d'attitudes positives et un désir de proximité.

Caractéristiques des relations sociales

Les relations sociales se manifestent concrètement à travers des interactions et elles sont imprégnées par le contexte social dans lequel elles ont lieu. Le terme de contexte ne désigne pas seulement un espace physique mais plus largement le champ social dans lequel sont inscrites les relations sociales. Ce champ social englobe, en plus de l'environnement physique, tous les aspects psychosociaux intervenant dans la relation (influence, normes, valeurs, représentations...).

On distingue deux types de relations sociales :

- **les relations conventionnelles**, qui sont encadrées par des normes, des statuts ou encore des rôles définis ; elles sont prévisibles ;
- **les relations non conventionnelles**, qui font intervenir une dimension plus personnelle et moins régulée ; elles peuvent être imprévisibles.

Formation des relations sociales

Les relations sociales se développent durant l'ensemble de l'expérience d'une vie. L'enfance représente cependant une période fondamentale car elle oriente et prédispose le sujet à un certain positionnement dans sa relation à l'autre.

L'attachement est un système comportemental par lequel un individu immature diminue ou s'efforce de diminuer les distances qui le séparent d'un autre, afin de maintenir la proximité avec cet autre. Dans le cadre d'une relation mère/enfant, le bébé développe un ensemble de réactions et de comportements afin de s'assurer de la présence, de la proximité et de la disponibilité de la figure maternelle. L'attachement n'est pas une dépendance mais un moyen pour l'enfant de développer une sécurité qui le mènera vers la possibilité d'explorer son environnement, de se développer et d'aller vers l'autonomie.

L'attachement définit donc la qualité de la relation affective qu'un sujet humain parvient à construire avec l'autre (voir chapitre 2)

Facteurs psychosociaux de la relation

Dans la vie sociale, quatre principaux facteurs déterminent les relations entre individus.

Proximité

Plus des individus sont proches, culturellement, socialement, plus ils développent facilement des liens sociaux. La proximité induit une connaissance de l'autre, puisqu'il est ressemblant, et donc une économie dans la relation. Il n'y a pas d'effort à faire pour entrer dans le monde de l'autre, la relation est évidente, les centres d'intérêts sont communs, le langage est de même niveau.

Similitude

L'individu recherche chez l'autre des indices de ressemblance, indices qui vont l'encourager à entrer en relation. Côtoyer la ressemblance améliore l'estime de soi car elle confirme la valeur de l'individu.

Complémentarité

Il s'agit là d'une recherche de la différence mais d'une différence qui vient faire complément à ce qu'est l'individu. C'est, par exemple, l'adéquation entre une personnalité falote et une personnalité forte, ou d'un entreprenant et d'un suiveur, etc.

Image

L'apparence physique influence l'évaluation d'autrui à partir de déterminants non rationnels.

Points clés à retenir

▶ **Rôles et statuts :**

– le statut est une position occupée dans l'espace social ;

– le rôle correspond à la manière dont un individu habite un statut. À chaque statut correspond un certain nombre de rôles.

▶ **La relation** est une modalité d'expression du lien social qui influence et oriente l'action et la manière d'être de l'individu.

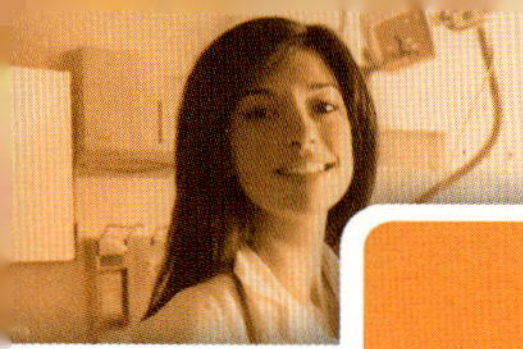

AGIR

SITUATION PROFESSIONNELLE : INFLUENCE SOCIALE ET HYGIÈNE DE VIE

À l'issue de la prise en charge chirurgicale par ostéosynthèse des fractures du bassin et du fémur gauche consécutives à un accident de moto, M. Laporte, 34 ans, est hospitalisé dans un service de soins de suite et de réhabilitation. Le programme de rééducation fonctionnelle se déroule difficilement à cause d'un surpoids évident qui gêne sa mobilité et nuit au travail articulaire nécessaire pour retrouver la fonctionnalité du membre. M. Laporte pèse 112 kg pour 1,82 m. Il se fatigue et s'essouffle très vite. Il accepte difficilement le régime alimentaire qui lui a été prescrit et ne parvient pas à limiter les grignotages. Il mange en cachette les chocolats et pâtisseries que lui apportent régulièrement les membres de sa famille. Tous sont en surpoids et viennent chargés de nourriture pour M. Laporte.

Le médecin lui a expliqué longuement les risques d'une alimentation trop riche et lui a laissé des documents sur le sujet. M. Laporte explique qu'il sait qu'il mange trop mais qu'il aime manger. Les membres de sa famille, lorsqu'on aborde le sujet avec eux, répondent « qu'il vaut mieux faire envie que pitié, et puis que de toute façon, ils ont toujours été de gros mangeurs dans cette famille et que ce sont de bons vivants de nature. »

1 IDENTIFIER LES DONNÉES SIGNIFICATIVES

Quelles données relève-t-on ?	Pourquoi sont-elles significatives ?
M. Laporte souffre de fractures du bassin et du fémur	Il s'agit des causes de l'admission en SSR
Rééducation difficile Essoufflé, fatigué	Il s'agit du contexte somatique dont il faut tenir compte pour la rééducation
Il est en surpoids, il ne respecte pas son régime alimentaire	Ce sont des données concernant l'hygiène de vie de M. Laporte
Les membres de sa famille sont tous en surpoids, lui apportent des sucreries malgré les conseils du personnel soignant. Ils ont tendance à ne pas prendre au sérieux les problèmes de poids	Ces éléments décrivent le comportement de l'entourage de M. Laporte à propos d'hygiène de vie, des habitudes alimentaires et de la relation à l'alimentation
Les conseils du médecin concernant son hygiène de vie n'ont pas été pris en compte par M. Laporte	Il s'agit de la mesure de l'impact de la parole médicale

2 COMPRENDRE ET ÉVALUER LA SITUATION

Que faut-il comprendre ?	Évaluation
Le contexte des fractures est un accident qui sous-entend une violence de choc car les os fracturés et notamment le fémur sont très robustes. L'accident est un contexte traumatique qui peut avoir un impact psychologique, induire la culpabilité selon la responsabilité des personnes dans l'accident, la révolte, ce qui influence le comportement durant la rééducation SAVOIRS FONDAMENTAUX Psychologie	Acceptation ou déni de la situation
M. Laporte est en phase de ré-acquisition de la marche. La rééducation impose un appui rapide qui est possible du fait d'une réduction par ostéosynthèse solide, un travail articulaire afin de rendre à l'articulation son amplitude et sa souplesse et un travail sur l'articulation distale, le genou afin de prévenir les raideurs articulaires Pour que M. Laporte retrouve la fonctionnalité de son membre inférieur il doit également remuscler le quadriceps. Son surpoids le gêne dans cette activité pour plusieurs raisons : la difficulté à se mouvoir et à se mobiliser, la fatigue et l'essoufflement qui le limitent dans ses efforts. La rééducation n'est pas optimale, la récupération de la fonctionnalité du membre peut être compromise Par ailleurs, le surpoids, a une répercussion sur le fonctionnement et les systèmes de l'organisme, entraînant de nombreuses complications et risques, notamment les maladies cardiovasculaires SAVOIRS FONDAMENTAUX Psychologie, Raisonnement clinique, Processus traumatiques, Cycles de la vie et grandes fonctions	Perturbation du déroulement de la rééducation Présence de facteurs de risque de complications organiques Intolérance à l'effort

Que faut-il comprendre ?	Évaluation
M. Laporte a une mauvaise hygiène alimentaire mais a plaisir à manger. Ce plaisir de manger fait partie des normes familiales La culture spécifique de cette famille exerce une influence sur chacun de ses membres. Le bien-manger est un rituel incontournable et le fait d'être « gros » fait partie de l'identité familiale. C'est pour cette raison que dans l'esprit de M. Laporte (et de sa famille), le fait de continuer à ressembler aux autres membres de sa famille et le plaisir de manger sont plus importants que les risques encourus par une suralimentation Il a intériorisé les représentations de son groupe social (on est des bons vivants, il vaut mieux faire envie que pitié), la famille constituant un agent de socialisation primaire dont l'influence est très forte SAVOIRS FONDAMENTAUX Psychologie sociologie, Soins éducatifs et préventifs, Grandes fonctions, Processus obstructifs	M. Laporte est influencé par les normes familiales
Bien que le médecin ait pris le temps d'expliquer longuement à M. Laporte pourquoi il est important pour lui d'entreprendre un régime alimentaire, ses conseils ne sont pas applicables pour ce dernier à cause de la pression du conformisme familial L'intérêt du médecin et celui de M. Laporte sont divergents. Le médecin a une vision biomédicale et les informations qu'il donne au patient sont orientées sur la prévention des complications organiques, alors que la vision de M. Laporte est influencée par une dimension sociologique qui influe son rapport à la nourriture et ses habitudes alimentaires SAVOIRS FONDAMENTAUX SAVOIR-FAIRE PROFESSIONNELS Psychologie sociologie, Soins éducatifs et préventifs, Soins relationnels	Les conseils du médecin sont inopérants

Synthèse de la situation : M. Laporte est en rééducation suite à des fractures du fémur et bassin. La rééducation est difficile du fait d'une obésité gênant la mobilité et induisant une intolérance à l'effort. La prise en charge vise à assurer la rééducation mais également le changement de comportement alimentaire de M. Laporte pour améliorer les effets de la rééducation et éviter les séquelles fonctionnelles.

3 METTRE EN ŒUVRE DES ACTIONS

Quelles actions met-on en œuvre ?	Pourquoi ?
Réaliser une information efficace vis-à-vis de M. Laporte en ce qui concerne son hygiène alimentaire. Pour ce faire, il s'agira d'informer M. Laporte en se positionnant d'une manière particulière (centrée sur la personne) afin que le message puisse être susceptible d'être accepté par lui en situant l'information dans le cadre d'une relation duelle. SAVOIRS FONDAMENTAUX SAVOIR-FAIRE PROFESSIONNELS Psychologie sociale, Soins relationnels	Aider M. Laporte à changer son hygiène de vie est important pour lui car les répercussions de celle-ci sur sa santé et sa potentialité fonctionnelle sont importantes. Il s'agit de créer les conditions d'une autre influence, thérapeutique celle-ci, venant faire obstacle à la pression du groupe de référence du sujet. L'attitude centrée sur la personne va instaurer un climat de confiance et va aider M. Laporte à se vivre comme une personne différenciée (donc capable de prendre des décisions en dehors de son contexte d'influence familiale).
Informer M. Laporte en personnalisant l'information : – en mettant en évidence les bénéfices qu'il pourra tirer d'une nouvelle hygiène de vie, – en orientant cette information sur les risques encourus, de façon personnalisée, – en voyant avec lui comment il pourrait changer son alimentation en tenant compte de ses habitudes et de ses goûts alimentaires (lui proposer ensuite un rendez-vous avec la diététicienne afin d'aménager son régime en fonction de ceux-ci, dans la mesure des possibilités de l'hôpital). SAVOIR-FAIRE PROFESSIONNELS Soins préventifs et éducatifs	Étant donné qu'une simple information généraliste sur les risques liés à une suralimentation n'est pas suffisante pour permettre à M. Laporte d'échapper à la pression, à la conformité, il est important de personnaliser l'information en insistant sur les bénéfices qu'il pourra tirer d'une nouvelle hygiène alimentaire (retrouver plus rapidement sa mobilité et son autonomie, se sentir mieux physiquement, etc.) Il importe de présenter la nouvelle hygiène alimentaire dans le cadre d'une recherche de qualité de vie et pas uniquement dans une perspective de restriction Une fois l'accroche réalisée, il s'agit de lui expliquer de façon personnalisée les risques liés à son comportement alimentaire. Cela va lui permettre de se réapproprier sa responsabilité individuelle en ce qui concerne la préservation de son capital santé.

Quelles actions met-on en œuvre ?	Pourquoi ?
	En le faisant, il s'agira d'être attentif à éviter toute attitude de jugement ou de culpabilisation, celles-ci risquant de mettre M. Laporte dans une position infantilisante alors que le but est de faire appel à sa conscience d'adulte responsable Étant donné l'importance que revêt le plaisir de manger pour M. Laporte, il faut en tenir compte en voyant avec lui comment il pourrait aménager son alimentation (en privilégiant les légumes qu'il apprécie, en allégeant surtout le repas du soir, en se permettant une sucrerie de façon ponctuelle, etc.) Il est également important de réfléchir avec lui à la manière dont il pourra concrètement mettre en place ce nouveau régime une fois de retour chez lui
Intégrer les membres du groupe de référence dans l'information donnée SAVOIR-FAIRE PROFESSIONNELS Psychologie sociale, Soins relationnels, Santé publique	Il s'agit, avec l'accord du patient, d'évoquer les risques de l'excès alimentaire sur sa santé en présence de sa famille. Cette information sera réalisée de la même manière qu'elle l'a été pour M. Laporte, c'est-à-dire de façon personnalisée et sans culpabilisation. Les risques encourus par le malade, s'ils sont connus de tous, deviennent un élément de connaissance du monde partagé par le groupe familial. C'est alors l'ensemble du groupe qui pourra collectivement entamer un changement de comportement (à la fois pour lui-même et en tant que soutien à la personne malade)

4 NOTER ET ANALYSER LES RÉSULTATS OBTENUS

Résultats	Évaluation des résultats de la prise en charge
M. Laporte respecte le régime alimentaire prescrit Sa famille cesse de lui apporter des aliments sucrés Poursuite de la kinésithérapie	M. Laporte reconnaît le bien fondé de son régime

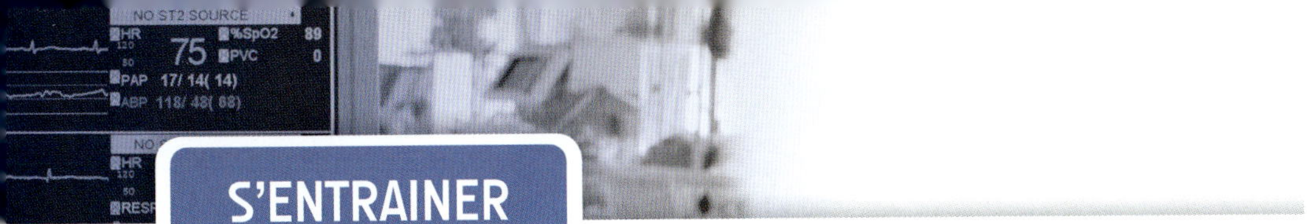

S'ENTRAINER

VÉRIFIER SES CONNAISSANCES

1 CAS CLINIQUE

Julie est scolarisée en seconde au lycée. Elle vient voir l'infirmière scolaire pour la troisième fois cette année parce qu'elle a de la fièvre et qu'elle tousse. Pour la troisième fois, l'infirmière lui fait remarquer qu'elle n'est pas suffisamment vêtue pour la saison (c'est l'hiver). Julie répond que le manteau que lui ont acheté ses parents est trop moche et qu'elle préfère avoir froid plutôt que de s'en vêtir.

1. Que vous inspire cette situation ?

2 CAS CLINIQUE

Jean est hospitalisé depuis ce matin en chirurgie orthopédique pour subir une intervention suite à une chute : il a sauté par la fenêtre de son appartement parce qu'il était harcelé par la mafia russe. Il souffre d'une fracture ouverte du tibia. Jean a été hospitalisé en psychiatrie à plusieurs reprises, il est suivi régulièrement en consultations externes. Il est hospitalisé en HDT (hospitalisation à la demande d'un tiers), c'est-à-dire contre son gré. Normalement les hospitalisations de ce type sont réalisées en institution psychiatrique mais là, le problème de fracture nécessite sa présence en service spécialisé. Un infirmier de psychiatrie est néanmoins en permanence à son chevet. Les infirmières du service ont interpellé l'infirmier de psychiatrie présent ce matin pour lui dire qu'il devait bien surveiller ce patient parce qu'elles n'avaient pas envie de subir sa violence. D'ailleurs elles sont inquiètes, car celles qui sont allées dans sa chambre ce matin l'ont trouvé bizarre, avec un regard inquiétant. Elles savent, disent-elles, que ce genre de malade est imprévisible.

1. Quelle analyse faites-vous de cette situation ?

2. Définissez le concept de représentations sociales.

CORRIGÉS

VÉRIFIER SES CONNAISSANCES

1 CAS CLINIQUE

1. Julie subit la pression de l'influence sociale de son groupe social de référence : les adolescents de son lycée. L'influence sociale est la pression qu'exerce la société sur les comportements et les attitudes de l'individu. Cette influence exerce une pression à la conformité appuyée sur le désir de l'individu de se sentir appartenir au groupe.

2 CAS CLINIQUE

1. Les infirmières du service d'orthopédie ne connaissent pas encore Jean pourtant elles sont déjà certaines que celui-ci est violent et imprévisible. Elles ne fondent pas cette conviction sur une évaluation clinique mais sur un stéréotype. Un stéréotype est une opinion toute faite acceptée sans réflexion et répétée sans avoir été soumise à un examen critique. Préjugés et stéréotypes participent du processus de catégorisation, qui consiste globalement à schématiser la réalité sociale, c'est-à-dire à la découper en catégories distinctes.

Préjugés et stéréotypes ont pour fonction de constituer des représentations économiques, facilement mobilisables, toutes prêtes, qui simplifient la réalité. Ils orientent la compréhension des situations en évitant des analyses approfondies et coûteuses en temps et en énergie. Ils sont intégrateurs car partagés par un grand nombre.

Dans ce cas, ce type de jugement rapide va à l'encontre d'une véritable évaluation fondée sur une connaissance solide du patient. La psychose ne rend pas systématiquement violent.

2. Une représentation est une modalité d'organisation de la connaissance de la réalité. Elle est constituée de valeurs, de croyances et de savoirs spécifiques.

Les représentations sociales se construisent dans les échanges interactifs des différents membres du groupe. Elles participent du phénomène de socialisation, qu'il soit primaire ou secondaire.

8 Modes de relation et de communication dans les soins infirmiers

COMPRENDRE

GÉNÉRALITÉS

Comme nous l'avons vu au cours des chapitres précédents, l'homme est un être social, un être de relation. L'isolement, le manque de liens intimes, et l'absence de relation émotionnelle étroite favorisent son exclusion et sa souffrance. Aller à la rencontre de la personne en souffrance, apprendre à la comprendre et à communiquer avec elle fait partie intégrante de la relation de soin. « *Rencontrer une personne veut dire être tenu en éveil par une énigme* » (Emmanuel Levinas).

La relation se définit de la façon suivante : « *La relation constitue une activité ou une situation dans laquelle plusieurs personnes sont susceptibles d'agir mutuellement les unes sur les autres. C'est un lien de dépendance ou d'influence réciproque. Elle repose sur des modalités pratiques, concrètes, par lesquelles deux ou plusieurs personnes communiquent ou se fréquentent. Enfin, elle est ce qui, dans l'activité d'un être vivant et conscient, implique une interdépendance, une interaction avec un milieu* » (*Le Grand Robert*, 2009).

Toute relation est singulière du fait de la rencontre de deux êtres uniques. Le sens de cette relation est donc fonction du contexte dans laquelle elle se crée : il y a la relation amoureuse, amicale, familiale, thérapeutique, ou encore la relation de soin.

Dans la relation de soin, le lien relationnel va s'exprimer dans plusieurs dimensions :

- une dimension sociale ;
- une dimension humaine ;
- une dimension éducative.

LES DIFFÉRENTS MODES DE RELATION

De façon générale, dès que des personnes entrent en communication, cela s'exprime à travers divers modes de relation selon les situations. Ces différents modes de relation existent donc dans la relation de soin et peuvent s'y exprimer soit l'un après l'autre, soit de façon concomitante.

Relation de dépendance

La notion de dépendance est toujours liée à celle d'autonomie, la dépendance étant définie bien souvent comme le fait pour une personne de ne pas être autonome physiquement.

Si la notion d'autonomie est souvent liée à celle de dépendance, pour autant, de très nombreuses personnes dépendantes physiquement n'en sont pas moins autonomes et maîtresses de leur existence : elles restent capables de penser, de donner leur avis et de faire des choix en fonction de leurs désirs. Il est à remarquer que ce type d'autonomie est parfois ignoré dans certaines circonstances (fin de vie, réanimation, placement en maison de retraite, etc.). L'autonomie présuppose donc d'être capable de discernement et de jugement.

L'état de dépendance résulte de l'intrication de plusieurs facteurs :

- la maladie psychique ;
- la maladie physique ;
- l'environnement.

La maladie peut rendre le patient vulnérable, fragile et dépendant. Certaines indications thérapeutiques (régime alimentaire strict, obligation d'être alité, chambre double ou seule, horaires des soins fixes, etc.) ou limites organisationnelles (interdiction de fumer, horaires de visites limités, etc.) entraînent nécessairement des atteintes à la liberté et à l'autonomie du patient, avec un risque de perte de son altérité et de sa dignité *(fig. 8.1)*.

L'AUTONOMIE

Elle se définit comme « *le fait qu'un individu a de se gouverner, par ses propres lois, de s'administrer par lui-même* », c'est-à-dire d'agir par lui-même pour répondre à ses propres besoins.
Indépendante matériellement et intellectuellement, la personne autonome obéit à sa propre volonté et « *se détermine selon des règles librement choisies* » (*Le Grand Robert*, 2009).

↔

LA DÉPENDANCE

Elle se présente comme l'incapacité partielle ou totale d'accomplir, sans l'aide d'une tierce personne, des actes de la vie courante.
La dépendance est donc « *le fait de ne pouvoir se réaliser sans l'action ou l'intervention d'une personne, et/ou d'une chose* » ou encore « *le fait, pour une personne, d'être sous l'autorité, la domination, l'influence de quelqu'un, de dépendre de quelqu'un ou de quelque chose, d'être tributaire* » (*Le Grand Robert*, 2009).

↓

LA RÉGRESSION

Elle est perçue comme un mécanisme par lequel le sujet effectue un retour inconscient vers un comportement antérieur. Elle correspond soit à une situation particulière (hospitalisation, par exemple), soit à un mouvement pathologique résultant de la difficulté du sujet à s'adapter à une nouvelle situation (*La Relation soignant/soigné*, 1995).

Figure 8.1. Autonomie, dépendance et régression

Anna a subi un accident de la route et se retrouve immobilisée dans son lit d'hôpital avec les jambes et le bras droit plâtrés suite à des fractures. Les soignants qui se présentent chaque matin pour l'aider à effectuer ses soins d'hygiène vont prendre le temps de l'aider à faire sa toilette au lit, la stimulant pour qu'elle lave les parties de son corps qui sont à sa portée avec sa main gauche. Anna présente un état dépressif transitoire suite à sa perte brutale d'autonomie et elle a tendance à rester prostrée, demandant aux soignants de « faire tout » en ce qui concerne sa toilette (attitude régressive). Cependant, ceux-ci adoptent chaque jour la même attitude face à elle : ils l'encouragent à s'occuper d'elle-même dans le cadre de sa capacité d'autonomie, tout en manifestant de l'empathie (« Je sais que c'est dur pour vous... »), chacun montrant une grande qualité de présence relationnelle. Après quelque temps, en lien avec la consolidation de ses fractures et le recouvrement de ses capacités physiques, Anna va reconquérir peu à peu son autonomie en ce qui concerne la gestion de sa toilette.

L'acte de soin en lui-même a tendance à accentuer l'état de dépendance du patient, car celui-ci devient « objet » de soins : on le lave, le lève, l'aide à marcher, etc. Psychologiquement, il peut alors contacter des ressentis de sa prime enfance, régresser et considérer le soignant comme une « mère » qui doit le protéger, et à laquelle sa survie est liée. Il est donc important que le soignant tienne compte de cet état de fait en manifestant une grande qualité de présence auprès du patient (ce qui va la rassurer, tout en se montrant doucement stimulant (ce qui va l'aider à retrouver son autonomie).

Relation de maternage

Le maternage désigne l'art de s'occuper d'une personne à la manière d'une mère qui s'occupe de son enfant. Comme le décrit l'anthropologue Winnicott, le professionnel infirmier peut représenter pour le patient cette « mère suffisamment bonne », c'est-à-dire celui qui, de façon globale, répond au bon moment et de manière appropriée à ses besoins personnels, celui qui lui apporte les soins nécessaires. La relation de maternage rejoint alors la relation de dépendance.

L'état de dépendance vécu par le patient dans certaines situations de soin ravive chez lui des vécus connus dans sa petite enfance. L'hôpital est alors vécu comme un espace de transition, un sas, voire un lieu de régression (avec un retour à des comportements infantiles, comme nous l'avons vu précédemment). La maladie est un événement qui rompt une dynamique de vie et fragilise tout un chacun : du statut de bien-portant, l'individu passe à celui de « malade », avec l'intégration d'une dynamique de dépendance dans les moments de perte d'autonomie.

La rencontre soignant/soigné intervient dans un moment singulier du quotidien, chez une personne rendue vulnérable en recherche d'aide et d'assistance. Tout comme la mère au tout début de la vie, le soignant a alors pour tâche de deviner l'indicible et l'invisible, d'apaiser les souffrances physiques et psychologiques, d'être attentif au bien-être de la personne, de se montrer disponible et protecteur.

Il va également aider le patient à remplir ses besoins fondamentaux *(fig. 8.2)*.

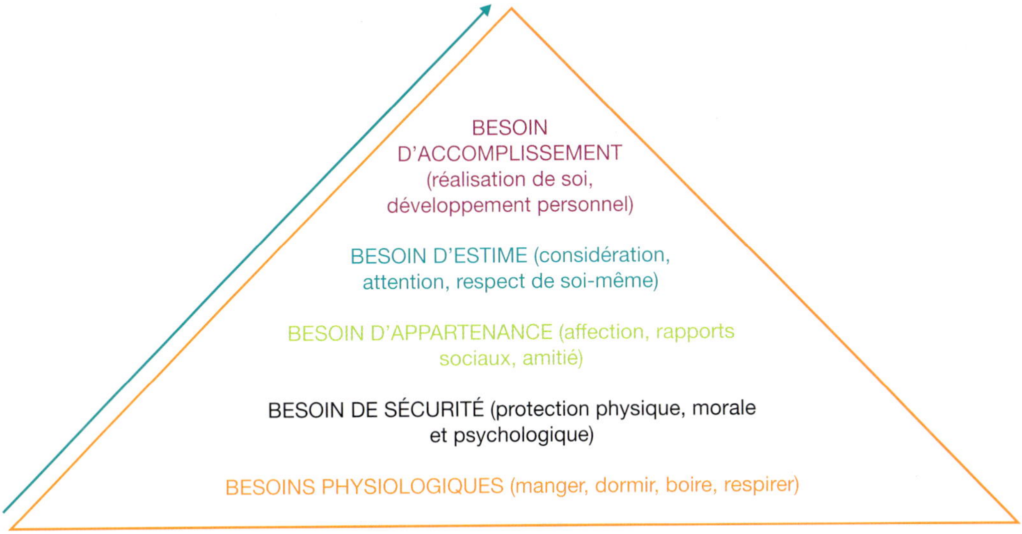
BESOIN
D'ACCOMPLISSEMENT
(réalisation de soi,
développement personnel)
BESOIN D'ESTIME (considération,
attention, respect de soi-même)
BESOIN D'APPARTENANCE (affection, rapports
sociaux, amitié)
BESOIN DE SÉCURITÉ (protection physique, morale
et psychologique)
BESOINS PHYSIOLOGIQUES (manger, dormir, boire, respirer)

Figure 8.2. La théorie des besoins de Maslow (1943)

Le rôle de maternage va s'exprimer essentiellement à travers les deux premiers étages de la pyramide. Au cours d'une hospitalisation, régulièrement, le soignant va aider le patient à remplir ses besoins physiologiques (manger, boire, dormir, respirer) ainsi que ses besoins de sécurité, lui apportant une protection notamment contre diverses infections, contre des abus familiaux et/ou sociaux…

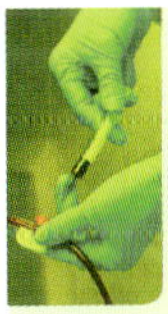

Relation de soin et de maternage

Face à l'attitude régressive du patient, le soignant doit être très attentif à ne pas l'infantiliser, le « chosifier » et l'enfermer dans cette bulle qu'est le soin, par manque de temps, par absence de sens, ou encore par facilité. Le rôle de tout soignant est d'être aux côtés du patient et de l'accompagner sans jamais oublier l'être humain qu'il est. Il doit également être attentif à ne pas glisser dans une trop grande familiarité (tutoiement, appel d'une personne adulte par son prénom, etc.).

Relation d'autorité

La relation d'autorité se manifeste quand une personne occupant une position hiérarchique ou dotée de compétences reconnues à l'intérieur d'un groupe donné doit obtenir d'une autre personne (ou groupe de personnes) une conformité à des règles édictées. C'est avant tout une relation de pouvoir, car il s'agit d'influencer l'autre dans ses conceptions personnelles pour l'amener à diriger ses actions vers un but déterminé.

Au cours des soins qui lui sont prodigués, la position d'attente et de demande d'assistance de la part du patient, ainsi que celle de conseil et d'autorité du soignant rendent la rencontre dissymétrique et déséquilibrée. D'un point de vue représentation, l'égalité n'existe pas en tant que telle. On parle alors de :

- position haute : c'est celle d'une personne manifestant une autorité quelconque (parent, professeur, personnel soignant, médecin, etc.) ;
- position basse : c'est celle de la personne qui subit une autorité (patient, élève, etc.).

Le rôle et le statut social du soignant lui confèrent presque naturellement une autorité professionnelle. À cela se rajoute l'histoire et les diverses croyances sociétales face au pouvoir médical, et la tendance de certains patients est de penser que seul le soignant sait et fait. Tout cela se manifeste par diverses caractéristiques *(tableau 8.I)*.

Soignant	Soigné
Debout	Assis ou alité
Professionnel	« Amateur »
Détenteur d'un savoir scientifique	Ignorant et profane
Port de la blouse, uniforme	Port du pyjama
Sain	Maladie, souffrance
Autonome	Dépendant
Décide	Subit

Tableau 8.I. Caractéristiques de la relation soignant/soigné

La conséquence de la détention d'un savoir et de compétences scientifiques confèrent un pouvoir au soignant et cela risque de lui donner un sentiment de supériorité et de toute-puissance. L'autre ne peut cependant être réduit à de simples savoirs médicaux, ou à quelques symptômes. L'autorité est à différencier de l'autoritarisme.

L'autorité s'avère régulièrement très utile au niveau thérapeutique. En effet, dans certaines situations de carence éducative (notamment chez les jeunes enfants), de pertes de repères sociaux et familiaux au sein de population fragilisée (les adolescents, par exemple) et marginalisée, l'autorité soignante constitue un cadre sécurisant, protecteur, un rappel à la loi et peut contribuer à la construction identitaire de la personne. Dans ce cas, l'autre n'est pas un simple objet d'application mais le sujet d'une action appropriée et personnalisée.

Léo est un adolescent de 17 ans qui arrive en service de chirurgie viscérale. Le lendemain matin, il doit subir une appendicectomie. Installé dans sa chambre en fin d'après-midi, il pose quelques problèmes comportementaux (refuse le bouillon léger qui lui est servi sur un ton très désagréable, réclame un vrai repas, met le volume de son mini-lecteur de CD à fond, etc.). Les infirmiers interviennent auprès de lui, lui demandant d'un ton ferme mais non agressif de respecter les règles en vigueur dans l'établissement (respecter les consignes en ce qui concerne son repas, respecter la tranquillité des lieux), lui expliquant les raisons de celles-ci, lui proposant d'écouter plutôt sa musique sur son Mp3 qu'il a également apporté avec lui.

...

…

Devant une nouvelle transgression (volume du lecteur de CD trop fort), l'infirmière revient dans la chambre et d'un ton très ferme (toujours sans agressivité) explique à Léo qu'elle va lui retirer son lecteur afin de le rendre à ses parents, car son comportement est décidément trop dérangeant pour ses voisins de chambre. Cette intervention a pour effet de recadrer l'adolescent dans des conduites acceptables car il s'excuse aussitôt, promettant de faire attention à être moins bruyant. Les soignants remarquent qu'en effet Léo respecte sa promesse.

Les soignants ont posé à Léo un cadre comportemental clair, sans tomber dans l'agressivité ni l'autoritarisme, et cela lui a permis de trouver un espace de sécurité dans un contexte d'angoisse (opération chirurgicale).

Relation éducative

De façon générale, l'éducation est « *la mise en œuvre des moyens propres à assurer la formation et le développement d'un être humain. Elle a pour objet non seulement le développement intellectuel, mais encore la formation physique et morale, l'adaptation sociale…* » (*Le Grand Robert*, 2009).

La relation éducative constitue une part importante du rôle infirmier car elle vise à permettre au patient de comprendre et d'accepter la maladie et le traitement, de changer ses comportements de vie afin de bénéficier d'un meilleur état de santé et de maintenir ou d'améliorer sa qualité de vie.

D'un point de vue thérapeutique, il est très souvent nécessaire d'allier l'éducatif au pédagogique. Cela est très vrai en ce qui concerne les maladies chroniques (comme le diabète, par exemple), qui demandent un aménagement radical de l'hygiène et des habitudes de vie du patient.

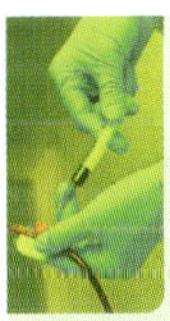

L'éducation du patient à la gestion de lui-même

Le rôle du soignant est de transmettre au patient des savoirs qui sont nécessaires pour survivre, se structurer et se construire en tant qu'individu autonome. Le soignant éduque le soigné à sa propre santé, afin qu'il en devienne le principal acteur et auteur. En agissant ainsi, il aide le patient à puiser dans ses propres ressources pour gérer au mieux son quotidien et se projeter dans le futur.

Relation de coopération

La relation de soin a toujours évolué parallèlement aux avancées médicales et technologiques. Au travers des siècles, d'Hippocrate à la médecine scientifique moderne, en passant par Ambroise Paré, les rapports soignants/soignés se sont considérablement modifiés : aujourd'hui, la souffrance n'est plus ni un châtiment divin, ni une punition des êtres impurs, les pandémies qui décimaient de façon régulière des populations entières ont été combattues. L'homme du XXIe siècle vit de plus en plus vieux et de mieux en mieux. De l'individu « nié » par la science, corps objet subissant, soumis au paternalisme médical et à la toute-puissance soignante, le patient est devenu un partenaire, sujet pensant et libre, avec des droits reconnus.

Si la Déclaration universelle des droits de l'homme de 1948 est à la base de toute réflexion éthique, de nombreuses chartes et textes législatifs ont depuis vu le jour :

- charte de la personne hospitalisée (circulaire ministérielle du 6 mai 1995 réactualisée le 2 mars 2006) ;
- loi du 27 juin 1990 relative aux droits et à la protection des personnes hospitalisées en raison de troubles mentaux et à leurs conditions d'hospitalisation ;
- loi Kouchner du 4 mars 2002 relative aux droits des malades et à la qualité du système de santé ;
- loi du 6 août 2004 relative à la bioéthique ;
- loi du 9 août 2004 relative à la politique de santé publique ;
- loi Léonetti du 22 mai 2005 relative aux droits des malades et à la fin de vie ;
- loi Hôpital, patients, santé et territoire d'août 2009 qui met l'accessibilité aux soins du premier rang des priorités, plaçant le patient au cœur du système de soin.

Depuis 1991, la reconnaissance des droits des patients, la nécessité d'une information de qualité et d'un consentement éclairé sont la nouvelle base sur laquelle repose la relation de soin.

Le pouvoir du soignant doit s'exercer de façon à être un soutien et un accompagnement, dans le respect de l'autonomie et de la liberté de la personne. Cependant, dans de nombreuses circonstances, cette collaboration n'est pas facile à obtenir, notamment lorsque le patient présente des troubles de la compréhension ou du jugement, des troubles de la personnalité, lors de démence ou encore d'inconscience (coma). Il reviendra alors au professionnel infirmier de s'appuyer sur la personne de confiance, la famille, un proche, en lien avec les autres membres de l'équipe soignante.

De façon essentielle, le soignant demeure responsable de ce qu'il donne au patient, de ce qu'il lui transmet en termes de ressources, de connaissances et de chaleur humaine, afin que celui-ci puisse les utiliser dans la lutte qu'il mène contre la maladie. Toute coopération est un partage des tâches dans le respect des forces et des limites de chaque participant. Le soin est devenu un processus d'alliance où le patient devient un partenaire qui doit être associé aux décisions.

Relation d'acceptation

Dans la vie courante, l'acceptation se définit comme le fait qu'une personne accepte quelque chose d'une autre : un présent, une attention, etc. La réciprocité des échanges fait que dans ce type de relation les personnes restent sur un pied d'égalité. Dans la relation de soin, cette égalité n'est pas respectée car le patient se retrouve en « dette » d'avoir été aidé, sauvé, soigné, etc. Dans une tentative de rééquilibrage, afin de rétablir une réciprocité, le patient pourra alors chercher à se dédouaner de ce qu'il a reçu par des remerciements, de menus cadeaux, etc.

On peut cependant noter qu'au fil des années il s'est opéré un changement de mentalité : de plus en plus de patients ne se situent plus dans cette disposition d'esprit et considèrent les soins comme leur revenant de droit étant donné qu'ils paient leurs cotisations sociales.

Relation soignant/patient/parents

Si dans le cadre du soin, la rencontre s'établit prioritairement entre le soignant et le soigné, il n'en est pas moins important d'y inclure les proches du patient. Le soin s'organise autour de tous ces partenaires : parents, patient et soignants, mêlant tour à tour alliance, confiance et opposition pour un mieux-être de chacun. Le soignant doit prendre en compte la dimension relationnelle avec les proches de la personne malade.

Comprendre le fonctionnement de la famille et s'appuyer sur la connaissance que celle-ci a du patient

Le soignant doit considérer que la famille est une source de soutien, un point d'ancrage et d'enracinement primordial dans sa vie. La connaître et comprendre la dynamique spécifique de la famille permet au professionnel infirmier de mieux connaître et comprendre le patient. Il arrive que les familles soient les seules dépositaires d'un vécu, d'une histoire, de souvenirs, et elles peuvent être alors de véritables partenaires, qu'il convient de ne pas négliger. Par ailleurs, elles constituent un point d'ancrage pour le patient et, dès que cela sera possible, le soignant devra les intégrer à la prise en charge de leur parent, ainsi qu'à la mise en œuvre du projet de soin et du projet de vie.

Comprendre les réactions des proches face à la maladie

Tout comme le patient, la famille doit faire un travail d'acceptation de la maladie et parfois « faire le deuil » de la personne qu'ils ont connue avant la maladie. Diverses réactions peuvent alors apparaître :

- la *culpabilité* : de ne pas être suffisamment présent, de ne pas souffrir, ou encore de ne pas être à « sa place » ;
- la *peur de la maladie*, l'angoisse de la mort, car la maladie de l'autre menace immanquablement sa sécurité personnelle ;
- le *déni de la réalité* ;
- l'*agressivité* vis-à-vis du proche atteint par la maladie ;
- l'*ambivalence* : les sentiments vont alors osciller entre la haine de l'autre et l'amour qui lui est porté depuis toujours.

Le soignant doit tenir compte des diverses réactions de la famille qui peuvent se manifester vis-à-vis du personnel soignant par :

- de l'*agressivité* ;
- des *plaintes* ou des *revendications* ;
- des *réactions d'hyperprotection* ou *d'abandon*.

Accompagner les proches de la personne malade

La maladie bouleverse l'équilibre familial et modifie son fonctionnement quel qu'il soit. À l'accompagnement du patient s'ajoute alors pour l'infirmier le soutien de ses proches. L'une des difficultés à prendre en compte est l'inversion des rôles dans laquelle les personnes se retrouvent : en aidant son parent dépendant, la personne quitte sa position naturelle d'« enfant » et se retrouve en position de « parent » de son propre parent. Cette inversion des rôles peut être psychologiquement très perturbante pour la personne concernée.

Quand la maladie bouleverse les équilibres établis, l'entourage d'une personne malade ne sait souvent plus comment se comporter, comment entrer en contact avec ce proche devenu différent physiquement voire psychiquement, car la maladie transforme une personne, dans son rapport à soi et à l'autre, dans ses besoins et ses demandes.

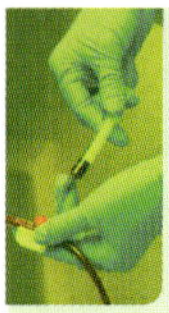

Rôle de l'infirmier vis-à-vis de l'entourage

L'infirmier a pour rôle de soutenir, de rassurer et d'aider les familles à gérer leurs sentiments, afin qu'ils puissent maintenir une communication adéquate et soutenir au mieux leur proche :

– par l'observation et l'écoute ;
– par l'absence de jugement ;
– par des échanges respectueux et authentiques ;
– par de la considération.

Le soignant doit permettre à l'entourage de trouver sa place d'aidant naturel, dans un milieu où la technique prend parfois toute la place, en facilitant sa présence et en l'intégrant aux divers projets en cours ou à venir.

Il est primordial que chaque professionnel s'interroge sur ses propres place et rôle, et qu'il puisse savoir se retirer dans certaines situations.

Dans la pratique de son rôle, le soignant doit faire preuve d'ouverture d'esprit et d'humilité, les proches étant parfois les seuls détenteurs d'un savoir unique et précieux.

Il est à noter qu'il arrive régulièrement que les membres de la famille d'un patient manifestent envers lui une attitude pouvant lui être préjudiciable : surprotection, agressivité, encouragement au non respect des consignes d'hygiène de vie, comportement inadapté durant les visites (bruit, non respect du besoin de repos de la personne), etc. La cause de ce type d'attitudes est souvent une non compréhension de la situation, voire d'un déni de la maladie de leur proche.

Quand c'est le cas, le rôle de l'infirmier sera de protéger le patient de ce type d'attitude. Suivant les situations, il s'agira d'avoir avec les membres de l'entourage concerné un entretien explicatif à propos de la problématique en présence, de leur demander si nécessaire d'espacer leurs visites afin de permettre au patient de se reposer correctement, de leur demander de cesser d'apporter des sucreries alors que leur parent est à la diète, etc. En le faisant, l'infirmier devra se positionner sans agressivité mais fermement, avec en arrière plan, l'idée de tenter de créer une alliance favorable au recouvrement de la santé de la personne malade.

Points clés à retenir

▶ Les différents **modes de communication** sont :

– la relation de dépendance ;
– la relation de maternage ;
– la relation d'autorité ;
– la relation éducative ;
– la relation de coopération ;
– la relation d'acceptation.

COMMUNICATION AVEC LA PERSONNE HOSPITALISÉE

L'écoute du patient et la communication avec lui sont des éléments essentiels du savoir-être infirmier.

Généralités

Écoute

Il existe différentes manières d'écouter autrui (attentivement, distraitement, etc.). L'écoute qui est à privilégier dans le cadre du soin est l'écoute active. Elle présuppose de l'écoutant une capacité à se centrer sur la personne qui s'exprime, mettant au second plan ses propres préoccupations du moment, tout en restant en contact avec son ressenti.

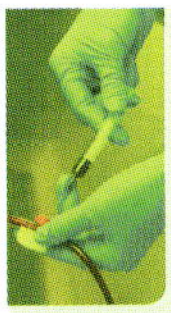

Les attitudes à adopter durant l'écoute d'un patient

– Accorder du temps à la personne et se montrer patient.

– S'imposer le silence et se centrer sur l'autre.

– Reformuler ce que dit la personne.

– Faire preuve d'une juste distance relationnelle.

– Être réceptif et savoir entendre.

– Privilégier l'empathie à la « sympathie » et l'« antipathie ».

– Éviter la critique, les *a priori* et les jugements.

Communication

Nous l'avons vu précédemment, la communication est fonction :

- des perceptions immédiates ;
- des représentations et croyances ;
- de l'histoire et des valeurs personnelles ;
- des connaissances ;
- de l'environnement ;
- du moment et de la temporalité.

Communiquer est donc naturellement difficile car tout est message : le corps, les affects, les émotions, la parole. Il y a :

- ce que je veux dire ;
- ce que j'ai dit ;
- ce que l'autre écoute ;
- ce qu'il entend et voit ;
- ce qu'il comprend ;

- ce qu'il retient ;
- ce qu'il répercute.

La communication totale et parfaite n'existe pas.

Agressivité et conflits relationnels dans les lieux de soins

Généralités

Comme nous l'avons vu précédemment, l'agressivité, observée dès le plus jeune âge, fait partie intégrante du fonctionnement humain. Souvent niée, elle s'exprime difficilement car d'un point de vue social et culturel, elle est majoritairement vécue comme mauvaise.

Plusieurs formes d'agressivité sont répertoriées :

- primaire : celle du bébé envers sa mère ;
- pulsionnelle : en réponse à une pulsion ;
- constructive : identitaire, permettant une construction du Moi ;
- intentionnelle : ayant pour objectif de nuire à autrui.

Il est important de distinguer l'agressivité comme comportement destructeur, de celle qui permet à une personne de s'affirmer, de ne pas fuir devant les difficultés et de lutter. Dans ce cas, l'agressivité est assimilée à de la combativité.

Si agressivité et violence peuvent se confondre dans les représentations sociales et la littérature, ces deux notions n'en sont pas moins différentes sur plusieurs points *(tableau 8.II)*.

Agressivité	Violence
Médiation langagière et symbolique	Passage à l'acte
Considération d'autrui	Déshumanisation de l'autre
Construite et maîtrisable	Pulsionnelle
Affirmation de soi	Blessure narcissique
Respect du cadre législatif et social	Action par la force/toute-puissance
Constructive	Intention de nuire

Tableau 8.II. Différences entre agressivité et violence

Faire preuve d'une certaine agressivité est nécessaire pour évoluer et cela constitue un élément naturel de défense de l'homme situé dans un milieu environnant hostile.

Les hôpitaux : lieux de haut stress

Les services de soins sont reconnus comme étant des lieux de haut stress pour les patients :

- des décisions concernant les thérapies, opérations, etc., sont prises les concernant. Celles-ci peuvent avoir une répercussion majeure sur leur vie ;

- le fil de leur quotidien connu est interrompu, et ils se retrouvent dans un univers dont ils ne connaissent pas toutes les règles ;
- leurs fonctions vitales peuvent se retrouver perturbées d'un moment à l'autre ;
- ils peuvent se retrouver sous la menace d'un diagnostic grave ;
- ils peuvent ressentir de la souffrance physique et morale ;
- ils se retrouvent en situation de dépendance ;
- leur espace intime (voir *infra* « Les règles de proxémie ») est sans cesse envahi par des personnes étrangères (les soignants).

Au regard de ces raisons, certains lieux de soins sont particulièrement reconnus comme étant générateurs d'agressivité chez les patients : il s'agit des urgences, de la psychiatrie, de la psychogériatrie. Les soins à domicile peuvent également générer un grand stress chez le patient qui risquera alors de se montrer agressif vis-à-vis des soignants qui pénètrent dans son espace d'intimité.

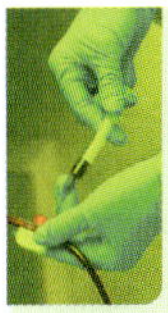

Le questionnement du soignant face à un patient agressif

Les soignants doivent se poser la question suivante : quel est le message qui se cache sous l'agressivité de ce patient ? S'agit-il :

– d'un moyen de se faire entendre dans sa souffrance ?

– d'un moyen de reprendre le pouvoir sur les événements ?

– d'un moyen de ventiler sa peur ?

– d'un moyen de chercher le contact ?

Comment éviter que l'agressivité ne se transforme en violence ?

Les personnes agressives éprouvent souvent un sentiment profond de solitude et d'abandon. Leur comportement relève alors d'une tentative de créer un lien d'attachement avec quelqu'un. Quand ce lien peut se créer au cours du soin, on remarque alors bien souvent que le comportement agressif disparaît.

La violence surgit si le sujet, débordé psychiquement, ne trouve pas en face de lui la possibilité de faire des liens, c'est-à-dire de mettre du sens sur ce qu'il vit et qui est difficile pour lui. En revanche, s'il trouve face à lui un sujet qui, par son attitude, ses mots, sa disponibilité, l'aide à donner sens à ce qu'il vit, il pourra s'apaiser ou rester dans une dynamique relationnelle. Cette dernière pourra peut-être se révéler agressive (reproche, expression de son insatisfaction…), mais elle restera de l'ordre de la relation, évitant ainsi le passage à l'acte.

Les cinq modes de communication

La manière dont le soignant communique (intonation, ton de voix, implication dans la relation) pourra ou non être générateur de violence.

Le docteur S. Halldorsdottir a déterminé qu'il existe cinq modes de communication. Certains portent atteinte à l'estime de soi et engendrent de la violence, alors que d'autres la désamorcent et amènent la croissance de la personne.

Mode biocidique

Biocidique signifie : « qui détruit la vie ». Il s'agit de l'humiliation, de la dévalorisation, des menaces faites à la personne. L'humiliation est majorée quand elle a lieu en public. Ce mode de communication porte une atteinte majeure à l'estime de soi de la personne. Il est générateur de violence et fait partie de la maltraitance (voir p. 208).

Linda, infirmière en psychiatrie depuis 2 ans, déteste les mauvaises odeurs générées par certains patients qui, du fait de leur pathologie (dépression, état maniaque, schizophrénie, etc.), ont tendance à avoir une hygiène corporelle négligée. Son inconfort est tel qu'elle a pris pour habitude de le manifester verbalement dès son entrée dans une chambre saturée d'odeurs corporelles. Elle s'exclame alors d'un air outré : « Quelle puanteur ! Il y a pourtant des salles de bain dans le service ! Il serait peut-être temps de vous en rendre compte ! Une odeur pareille est insoutenable ! » En réponse à ces réflexions, les patients concernés baissent le nez, gênés, l'air honteux. Les réflexions de Linda se réitèrent chaque jour. Un matin, avant même qu'elle n'ouvre la bouche, Antoine, un jeune patient âgé de 18 ans souffrant de troubles caractériels, tombe sur elle et l'agresse physiquement de façon violente.

En pratiquant un mode de communication biocidique, Linda provoque chez les patients une atteinte profonde de l'estime de soi, et a généré chez Antoine une réaction défensive violente, majorée par ses troubles du comportement de type asocial. Ce mode de communication est à proscrire de la relation de soins.

Mode biostatique

Biostatique signifie : « qui restreint la vie ». Ce qui compte, c'est le règlement et pas l'humain. La personne est considérée comme un objet. Cette attitude est génératrice d'agressivité et fait également parti des attitudes maltraitantes (voir p. 208).

Agnès est infirmière dans une maison de retraite depuis 25 ans. Surmenée, surchargée de travail dans un service qui manque de personnel de façon chronique, elle est en *burning-out*. Quand Mme Mangin, patiente de 85 ans, souffrant d'un problème de dépendance fonctionnelle, exprime le désir de mettre telle robe plutôt qu'une autre, elle ignore sa demande, car la robe désirée n'est pas pratique à mettre, nécessitant la fermeture de nombreux boutons, et que cela va la mettre en retard dans sa matinée de travail surchargée. En fin de matinée, quand Mme Mangin manifeste le désir de rester 5 minutes de plus dans la salle de télévision pour voir la fin d'une émission qu'elle affectionne particulièrement plutôt que de se rendre dans la salle à manger, la réponse d'Agnès est celle-ci : « C'est l'heure du repas. » Peu à peu, Mme M. se replie sur elle-même et finit par ne plus exprimer de désir du tout.

Les conditions de travail d'Agnès ont provoqué chez elle une usure professionnelle qui a fait qu'elle exécute son travail de façon mécanique et est devenue insensible, indifférente à la souffrance des patients hospitalisés dans son service. Elle fait son travail, sans tenir compte de leurs désirs, ce qui risque de provoquer chez eux un mal-être. Ce type de communication est également générateur d'agressivité chez les patients qui la reçoivent. Elle est indésirable dans la relation de soin.

Mode biopassif

Dans ce mode de relation, la personne manifeste une attitude passive par rapport à l'autre. La personne qui parle est polie, mais reste totalement indifférente, rien ne passe au niveau de ses sentiments. Ce type de relation ne présente aucune qualité de présence relationnelle et est à éviter dans la relation de soins.

Mode bioactif

C'est l'attitude qui soutient la vie. Il y a de la présence relationnelle, de l'encouragement, de l'écoute, et de la chaleur humaine.

Élise est une jeune infirmière qui travaille en service de traumatologie. Elle est très appréciée par les patients car elle n'hésite pas, durant les soins somatiques qu'elle effectue auprès d'eux, à manifester de la chaleur humaine. Celle-ci s'exprime par son regard, très présent, son sourire, son humour, etc.

Quand Élise est en mode de communication bioactif avec les patients, ceux-ci se sentent rassurés et considérés comme des personnes à part entière et non comme des « objets » de soin. Quand cette attitude est présente, l'agressivité tombe.

Mode biogénique

C'est l'attitude centrée sur la personne caractéristique de la relation d'aide. Dans cette attitude, on manifeste de la qualité de présence, de l'empathie, de la congruence et l'acceptation inconditionnelle des affects de l'autre. La personne se sent comprise dans sa souffrance, entendue dans ce qu'elle est.

Marie-France est infirmière en service d'oncologie. Elle refait le pansement de Mme Germain, une femme de 40 ans qui a subit une mammectomie, trois jours plus tôt. Au moment où elle ouvre le pansement, Marie-France perçoit la détresse profonde de Mme Germain quand celle-ci voit sa cicatrice (empathie). Une fois le pansement refait, Marie-France prend le temps d'entendre la souffrance de la patiente, utilisant la relation d'aide centrée sur la personne.

De façon générale, à moins d'être en présence d'un trouble du comportement lié à certaines pathologies mentales (état maniaque, état délirant, psychopathie, etc.), quand cette attitude est présente, l'agressivité tombe.

Points clés à retenir

- Il existe **cinq modes de communication** avec l'autre :

– **le mode biocidique** : ce mode relationnel comporte humiliation, dévalorisation et/ou menaces. Ce type de communication génère une forte atteinte de l'estime de soi ainsi que de l'agressivité ;

– **le mode biostatique** : ce mode relationnel fait passer le règlement avant l'humain en toute circonstance. Ce type de communication est également générateur d'agressivité chez les patients qui la reçoivent. Elle est indésirable dans la relation de soin ;

– **le mode biopassif** : dans ce mode relationnel, la personne manifeste de l'indifférence. Rien ne passe au niveau de ses sentiments. Ce type de relation ne manifeste aucune qualité de présence relationnelle et est à éviter dans la relation de soins ;

– **le mode biogénique** : c'est l'attitude centrée sur la personne caractéristique de la relation d'aide. Dans cette attitude, on manifeste de la qualité de présence, de l'empathie, de la congruence et l'acceptation inconditionnelle des affects de l'autre. La personne se sent comprise dans sa souffrance, entendue dans ce qu'elle est.

– **le mode bioactif** : dans ce mode relationnel, il y a de la chaleur humaine et de la présence relationnelle. C'est l'attitude qui soutient la vie. Quand cette attitude est présente, l'agressivité tombe ;

Causes de l'agressivité dans la relation soignant/soigné

Causes de l'agressivité du patient

Dans le contexte du soin, il est important pour le soignant d'avoir le recul affectif suffisant pour entendre que l'agressivité du soigné ne lui est pas destinée personnellement. Elle vient en réponse à la maladie, à la faiblesse et à l'incapacité qu'elle occasionne, à l'angoisse qu'elle provoque ou encore aux pertes qu'elle génère. Le soignant doit savoir identifier l'agressivité défensive du patient qui se projette sur lui. En effet, il s'agit pour celui-ci d'intégrer la réalité à sa vie consciente, de reconnaître un état de fait : celui d'être malade, ou encore celui de mourir, comme l'a décrit Elisabeth Kübler-Ross dans son processus de deuil et ses 5 stades :

– le déni ;

– la colère ;

– le marchandage ;

– la dépression ;

– l'acceptation.

Le rôle infirmier sera dans ce cas de figure de permettre à la personne de traverser la phase de colère pour l'accompagner vers la phase d'acceptation, clé de tout changement et de toute adaptation.

L'univers médical n'est pas facile pour la personne hospitalisée : d'une part, parce qu'il est bien souvent non choisi par elle, et d'autre part parce qu'il est mal adapté à une vie familiale, sociale et professionnelle singulière et unique.

Le patient devra accepter :

– de s'en remettre à autrui pour améliorer son état de santé ;

– de ne plus être le seul maître de son corps, de son destin, de ses décisions ;

– certaines transformations corporelles et de devenir dépendant ;

– l'intrusion du soignant dans son espace vital et intime.

Cette acceptation ne sera pas forcément simple pour le patient et cela pourra, nous l'avons déjà vu, générer chez lui de l'agressivité vis-à-vis du milieu médical.

Cependant, si l'agressivité peut représenter une phase permettant de trouver un équilibre, elle n'autorise personne à la banaliser et à l'excuser. Elle doit rester gérable et être canalisée pour être bénéfique. Il reviendra alors au professionnel infirmier de refuser tout passage à l'acte et de recevoir et d'accompagner l'agressivité qui s'exprime, comprenant que celui-ci est une étape du processus de deuil.

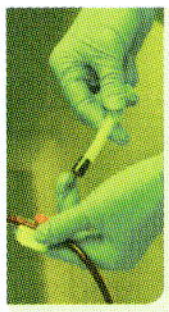

Attitudes dans l'accompagnement d'une personne malade

Le rôle de tout professionnel du soin est d'accompagner le travail de deuil, de maturation que provoque toute maladie ou toute hospitalisation :

- en acceptant l'agressivité de la personne soignée sans la juger, ni la condamner ;
- en posant un cadre ferme et sécurisant à la violence et au passage à l'acte ;
- en lui donnant les moyens de manifester son agressivité de manière structurante, par exemple en laissant la parole s'exprimer librement, sans tabou ;
- en reconnaissant l'autre comme sujet et non pas comme objet, avec des désirs et des besoins qui lui sont propres ;
- en incitant le patient à parler de ses ressentis afin de l'aider à prendre de la distance par rapport son vécu ;
- en sachant écouter et entendre ce qui est au-delà des mots ;
- et enfin, en adoptant un comportement calme.

L'humour peut parfois surprendre et apaiser certaines tensions.

Causes de l'agressivité des soignants

L'agressivité des soignants existe et intervient selon le même mode, en réponse :

- à un mécontentement de soi, de ses compétences et actions ;
- à un échec thérapeutique, à l'impuissance ;
- à la confrontation avec la souffrance et la maladie ;
- à un épuisement professionnel ;
- à l'agressivité du patient : on parlera alors de comportements contre-agressifs.

La relation de soin est donc une perpétuelle confrontation entre deux logiques différentes de la maladie et des soins : la logique du soignant et celle du soigné. Chacun a sa perception des événements, ses considérations personnelles et des connaissances particulières qui, sans la recherche d'un consensus et d'une compréhension mutuelle, peuvent aboutir à un « choc » interpersonnel.

Une information insuffisante donnée à un patient, l'ignorance des maux ou encore la réification du patient contribuent à installer la méfiance, le doute et tend à éloigner cette confiance si importante dans la relation de soin. Le soigné pourra alors opposer une résistance aux soins proposés. Loin d'être un échec, il faut savoir en tant qu'infirmier accepter l'incertitude et la complexité de toute relation humaine, car rien n'est jamais acquis et tout est à créer. Il revient au professionnel soignant d'endosser le rôle de négociateur, parfois d'artiste du soin, afin de désamorcer tout conflit potentiel, en faisant preuve de patience, d'écoute et surtout d'humilité.

JUSTE DISTANCE PROFESSIONNELLE

Le défi : trouver une juste proximité dans l'exercice du soin

Trouver la juste distance n'est pas aisé, car il faut savoir rester distinct sans être distant, savoir être soi sans nier l'autre, ou encore être proche pour comprendre sans en être trop affecté. La relation soignant/soigné est de prime abord une relation de civilité (saluer une personne, frapper à une porte…) qui très vite va dépasser ce cadre à la seconde même où le contact va s'établir.

La neutralité dans l'exercice des soins est une position illusoire. Il n'est pas possible pour le soignant d'éviter de ressentir des sentiments dans des situations de soin. Le soignant est immergé dans un monde de perceptions et de sensations parfois désagréables, frappé par :

- des images, des sons, et des odeurs qui peuvent le marquer ;
- la vision de la dégradation corporelle et de la mort ;
- la souffrance et ses plaintes ;
- certaines plaies nauséabondes ou odeurs particulières ;
- des situations de vie qui font résonance dans sa propre histoire.

On voit bien que la neutralité émotionnelle est un état impossible à atteindre pour le soignant. Ne pas tenir compte des émotions ressenties au cours des soins est préjudiciable à la fois pour le soignant et le soigné. Le soignant risque alors de manifester des contre-attitudes défensives (rejet, agressivité vis-à-vis des patients) et de prendre des décisions préjudiciables et sans cohérence avec le projet de soin.

Le soin n'est donc jamais neutre et il importe de reconnaître les affects ressentis pour se les approprier. La juste distance tient compte des ressentis d'attirance et de rejet, d'intérêt et de désintérêt pour le patient et sa problématique. Avoir conscience des mécanismes qui entrent en jeu dans la relation et surtout les comprendre améliore notre relation à l'autre, car nous nous donnons ainsi les moyens de mieux les gérer et de poser des actes réfléchis et justes.

Phénomènes psychologiques en jeu dans la relation soignant/soigné

Dynamiques relationnelles empruntées à la psychanalyse

La psychanalyse a défini les dynamiques relationnelles spécifiques à l'œuvre dans la cure analytique. On peut cependant tout à fait les adapter et les appliquer à la relation de soin, car toute relation thérapeutique a tendance à les provoquer. Ces mécanismes sont décrits dans la *figure 8.3*.

LA PROJECTION

Mécanisme inconscient consistant à attribuer à l'autre des intentions, des sentiments ou des émotions qui nous sont propres

LE TRANSFERT

Lien affectif qu'un individu va instaurer avec une autre personne et dont l'origine se trouve dans son vécu antérieur, par exemple entre un patient et un médecin.

On parlera de transfert positif lors de recherche d'affection, de reconnaissance, et de transfert négatif lors de manifestations agressives ou haineuses.

LE CONTRE-TRANSFERT

Il interviendrait en réponse au mécanisme de transfert et serait déterminé par lui.

Il est défini comme étant l'ensemble des émotions et des sentiments suscités par un patient chez un soignant, en relation avec sa propre histoire.

L'IDENTIFICATION

Processus psychologique par lequel un sujet assimile un aspect, une propriété ou un attribut de l'autre, et se transforme totalement ou partiellement sur le modèle de celui-ci.

L'identification contribue à la construction identitaire de chaque individu, en particulier aux périodes de l'enfance et de l'adolescence.

Exemples : entre un père et son fils, entre un élève et son professeur, entre un infirmier et un patient.

Figure 8.3. Dynamiques relationnelles

Dans les mouvements transférentiels, le patient se sert du soignant comme d'un support sur lequel il va projeter ses angoisses, ses conflits non résolus, etc. Face à cette invasion, le soignant ignorant ce qui est à l'œuvre en lui pourra développer divers mécanismes de défense et des contre-attitudes défensives afin de se préserver de vécus intérieurs trop pénibles. Les principaux sont :

- la *banalisation*, qui représente une mise à distance du ressenti ;
- la *fausse réassurance*, qui amène le soignant à (se) dissimuler une réalité indésirable en se montrant optimiste de façon inadaptée dans une situation qui nécessiterait la prise en compte de la souffrance d'une personne ;
- la *technicisation*, qui permet au soignant de se réfugier derrière des actes techniques sans tenir compte des affects en présence ;
- la *rationalisation*, qui permet au soignant de se réfugier à outrance derrière une pensée raisonnable ;
- l'*évitement*, qui permet au soignant de se réfugier derrière diverses excuses pour éviter de se retrouver en situation difficile : un entretien avec une personne qui lui pose problème, par exemple ;

- la *dérision*, qui sert à mettre à distance la souffrance par l'ironie ou le cynisme ;
- la *fuite en avant*, qui pousse le soignant vers une surenchère des actions soignantes, sans tenir compte des besoins relationnels réels du patient (par exemple, quand une personne est dans la phase où elle a besoin de pleurer une perte et que le soignant ignore son besoin d'être entendue dans sa souffrance et lui propose de faire une kyrielle d'activités) ;
- l'*identification projective*, qui amène le soignant à se situer dans une relation fusionnelle avec le patient, faisant fi de toute distance relationnelle.

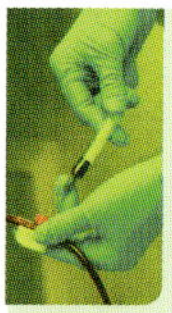

Mieux se connaître pour mieux soigner

Il est nécessaire pour le soignant d'apprendre à mieux se connaître pour mieux communiquer, se positionner et améliorer sa relation à l'autre. Toutes les conduites et les attitudes sont conditionnées par des représentations, des valeurs personnelles et professionnelles, ainsi que le chemin de vie individuel. Il est nécessaire que le soignant ait conscience de leur impact sur sa manière d'agir et d'être, c'est-à-dire faire la différence entre ce qui relève de son histoire personnelle et de celle de l'autre. Prendre conscience de ses limites, de ses réactions et jugements personnels permet la mise en place d'une relation thérapeutique saine. Comprendre les enjeux de la relation permet au soignant de prendre, non pas de la distance, mais plutôt du recul face à sa pratique, en la réinterrogeant et en remettant en question ses certitudes.

Points clés à retenir

▶ Les principaux **mécanismes de défense** chez le soignant sont :
– **la banalisation**, qui représente une mise à distance du ressenti ;
– **la fausse réassurance**, qui amène le soignant à (se) dissimuler une réalité indésirable en se montrant optimiste de façon inadaptée dans une situation qui nécessiterait la prise en compte de la souffrance d'une personne ;
– **la technicisation**, qui permet au soignant de se réfugier derrière des actes techniques sans tenir compte des affects en présence ;
– **la rationalisation**, qui permet au soignant de se réfugier derrière une pensée raisonnable ;
– **l'évitement**, qui permet au soignant de se réfugier derrière diverses excuses pour éviter de se retrouver dans une situation difficile, comme un entretien face à une personne qui lui pose problème, par exemple ;
– **la dérision**, qui sert à mettre à distance la souffrance par l'ironie ou le cynisme ;
– **la fuite en avant**, qui pousse le soignant vers une surenchère des actions soignantes, sans tenir compte des besoins relationnels réels du patient ;
– **l'identification projective**, qui amène le soignant à se situer dans une relation fusionnelle avec le patient, faisant fi de toute distance relationnelle.

Moyens permettant de se positionner dans une juste distance

Divers moyens existent et permettent à tout personnel de soin de se distancer de son quotidien professionnel.

Travail en équipe

Être dans une juste distance implique de ne pas être seul au contact du patient, mais de pouvoir passer le relais quand cela semble nécessaire. Être en relation avec ses collègues et communiquer avec eux est primordial pour la bonne marche du projet de soin.

Libération de la parole soignante

Ce que l'on entend par libération est le fait de pouvoir dire l'indicible et rendre visible l'invisible, lors de temps prévus à cet effet :

- les groupes de parole et de soutien (groupe Balint, par exemple) ;
- l'analyse des pratiques professionnelles ;
- la supervision.

Formation professionnelle

En suivant des formations professionnelles orientées sur la gestion de la relation avec le patient, l'infirmier acquiert une meilleure compréhension des processus relationnels en présence. Elles lui permettent d'augmenter ses compétences relationnelles et de trouver ainsi un plus juste positionnement.

Développement personnel

Appelé encore « thérapie pour bien-portant », ce concept est arrivé des États-Unis dans les années 1950-1960. C'est être à l'écoute de soi et prendre soin de soi pour prendre soin des autres, dans le cadre d'une démarche personnelle (relaxation, communication non violente, assertivité…), ou institutionnelle (formation continue).

L'équilibre personnel de chaque individu repose sur sa capacité de s'épanouir dans trois champs :

- vie privée ;
- vie sociale ;
- vie professionnelle.

Libre à chaque soignant de découvrir les moyens qu'il peut se donner pour se ressourcer, se recharger, rétablir une harmonie individuelle qui peut être fragilisée, en investissant ces trois champs de vie. Plus le soignant mènera une vie « pleine », plus il sera fort pour résister à l'usure professionnelle, et plus il sera capable de se positionner dans une juste distance.

Communication non verbale et relation avec le corps du patient

Le mot n'est pas le seul chemin de toute relation, notre corps à sa manière communique également et, dans la relation au patient, il est important de trouver un juste positionnement. Il faut savoir que :

- la communication verbale entraîne 30 à 35 % des significations du message reçu ;
- la communication non verbale entraîne 65 à 70 % des significations du message reçu.

Dans la relation de soin, le soignant entretient un rapport particulier au corps de l'autre et à son intimité. L'anthropologue Edward T. Hall a défini les **règles de la proxémie** par lesquelles il a identifié quatre distances de base constituant l'espace vital de chaque être humain *(fig. 8.4)*.

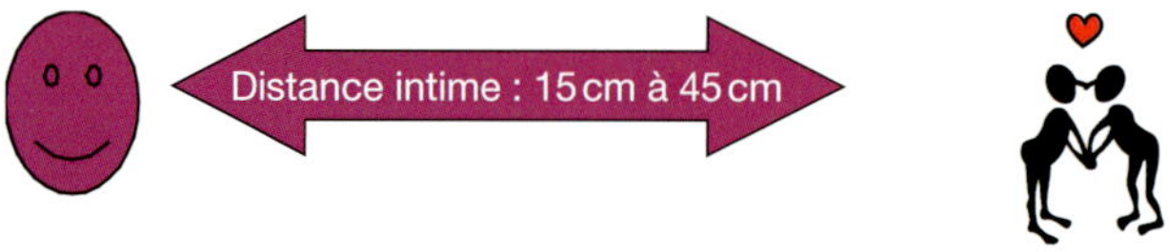

Distance entre deux amoureux : seules les personnes très proches sont autorisées à pénétrer dans notre distance intime. On y sent la chaleur et les odeurs corporelles de l'autre. Jusqu'à 15 cm, c'est le micro-espace franchi exclusivement lors d'un contact physique.

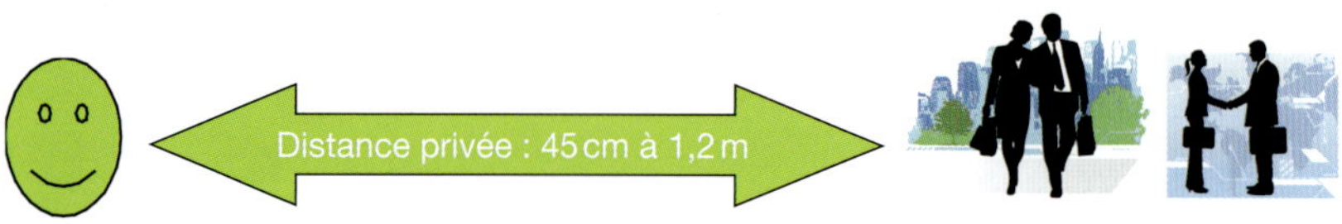

Distance entre deux amis, que l'on respecte en société. Cette distance correspond globalement à la longueur d'un bras tendu en avant.

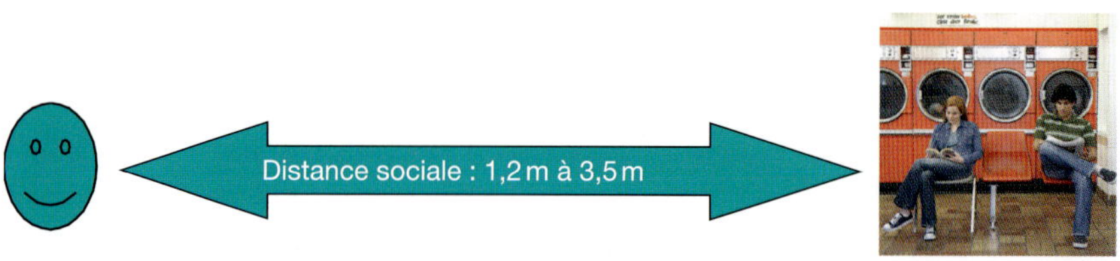

Distance entre les individus dans une salle d'attente, entre des personnes qui se connaissent peu ou pas.

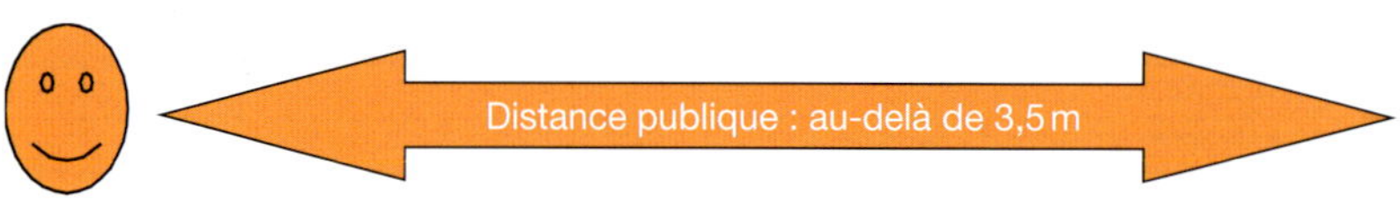

Distance entre un orateur et son auditoire.

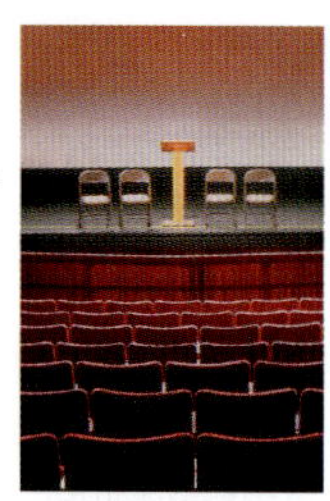

Figure 8.4. Règles de la proxémie

Soigner, c'est donc entrer dans l'intimité de l'autre. Il est donc primordial d'être vigilant à ne pas banaliser certains actes infirmiers qui peuvent être vécus comme violents par le patient (toucher rectal évacuateur, soin de bouche, toilette intime, etc.).

Intimité et rôle infirmier

– Au préalable, présenter au patient le soin à venir, afin qu'il s'y prépare physiquement et psychologiquement, c'est-à-dire l'informer et vérifier sa compréhension du geste et son accord.

– Aménager l'intimité du patient : porte et rideau fermés, signalement du soin par une présence lumineuse, paravent si chambre double, en cas de nudité complète, prévoir un linge supplémentaire pour couvrir les parties corporelles exposées…

– Permettre au patient de s'installer confortablement (chaise, oreiller supplémentaire…).

– Privilégier ce que le patient peut faire par lui-même.

– Si tel n'est pas le cas, réaliser alors le soin avec douceur et précaution.

La relation soignant-soigné est donc verbale et non verbale, et ne peut se résumer à un acte, un geste, une technique mais doit relever d'une présence, d'une aide, d'une chaleur humaine qui accompagne. L'image du corps et sa perception peut être une réalité pour la personne soignée différente de ce que les autres et notamment les soignants peuvent percevoir et comprendre (par exemple, la personne anorexique pesant 40 kg et se trouvant grosse).

En fonction de certaines pathologies, la conduite à tenir infirmière sera différente et devra être adaptée et personnalisée.

Corps et approche soignante

Avec la personne démente

S'annoncer en se plaçant toujours en face de la personne, respecter l'espace vital de la personne, c'est-à-dire établir tout d'abord un contact visuel avant tout contact rapproché et physique, puis entrer progressivement en communication en évitant tout geste brusque et soudain. Par exemple, lors de la toilette, débuter par les parties corporelles neutres (bras, mains…)

Avec le patient schizophrène

Son corps n'est pas perçu comme étant unifié et il peut avoir l'impression que ses organes ne sont pas reliés les uns par rapport aux autres : nous parlons alors d'angoisse de morcellement corporel, pouvant se traduire dans un contexte aigu par des délires et des hallucinations se rapportant à des éléments du corps.

La priorité de l'infirmier va être d'écouter et d'entendre l'autre sans commentaire et jugement, de générer le moins de violence possible, car tout soin est potentiellement agressif pour le patient schizophrène.

Il sera également nécessaire de veiller à apaiser les conflits générés par le manque d'hygiène et à promouvoir la tolérance au sein des groupes de patients. En effet, les soins d'hygiène en période de crise sont loin d'être une priorité pour le patient schizophrène et peuvent être vécus comme une atteinte à l'intégrité de son enveloppe corporelle.

L'environnement devra également être aménagé afin de préserver son intimité et respecter son espace personnel. Les attributs vestimentaires (veste, pantalon, chapeau, sac à main...) peuvent être considérés comme une continuité d'eux-mêmes.

Lors de fortes chaleurs, veiller à limiter les risques de déshydratation en proposant des vêtements adaptés et une hydratation adéquate.

Avec le patient autiste

Les interactions sociales sont limitées voire inexistantes. Le contact physique et visuel peut être insupportable pour le patient. L'utilisation d'outils de médiation tels que l'eau ou l'animal peut être une alternative et permettre au soignant de rentrer en relation.

Le corps est situé entre l'autre et soi, et est porteur d'une identité, d'une intégrité et de valeurs que tout soignant doit prendre en compte, car aucun soin n'est anodin et neutre.

Points clés à retenir

▶ **Les règles de la proxémie** :
- la distance intime : de 15 cm à 45 cm ;
- la distance privée : de 45 cm à 1,20 m ;
- la distance sociale : de 1,20 m à 3,50 m ;
- la distance publique : > 3,50 m.

MALTRAITANCE ET BIENTRAITANCE

Maltraitance

Définitions

Le terme « maltraitance » a été développé pour la première fois par le Conseil de l'Europe en 1987 : *« La violence se caractérise par tout acte ou omission commis par une personne s'il porte atteinte à la vie, à l'intégrité corporelle ou psychique, à la liberté d'une autre personne, ou compromet gravement le développement de sa personnalité et/ou nuit à sa sécurité financière. »*

En 2002, une nouvelle définition a été proposée : *« Tout acte, ou omission, qui a pour effet de porter gravement atteinte, que ce soit de manière volontaire ou involontaire, aux droits fondamentaux, aux libertés civiles, à l'intégrité corporelle, à la dignité ou au bien-être général d'une personne vulnérable, y compris les relations sexuelles ou les opérations financières auxquelles elle ne consent ou ne peut consentir valablement, ou qui visent délibérément à l'exploiter. »*

Selon l'Organisation des Nations-Unies, est entendu par maltraitance « *tout acte violent de nature à entraîner (ou risquer d'entraîner) un préjudice physique, sexuel ou psychologique :*

menaces, négligences, exploitation, contrainte, privation arbitraire de liberté tant au sein de la vie publique que privée ».

Causes de maltraitance dans le soin

Qu'ils soient l'expression de difficultés relationnelles ou le signe d'épuisement professionnel, les mauvais traitements font partie de situations institutionnelles à risques et peuvent résulter de nombreuses causes (*fig. 8.5*).

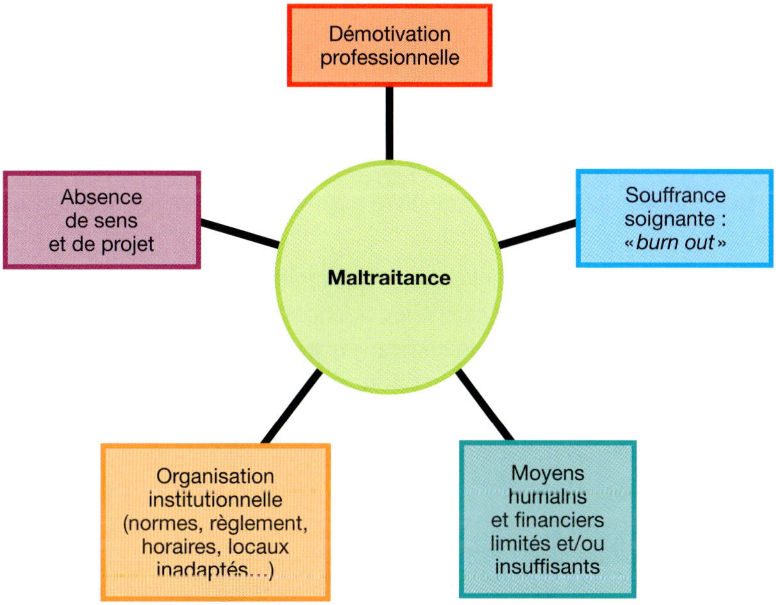

Figure 8.5. Causes de maltraitance dans le soin

La confrontation à la maladie et à la souffrance, l'illusion de guérison et de toute-puissance, l'absence de reconnaissance et de valorisation, l'isolement et l'absence de communication, le manque de temps, une surcharge de travail peuvent occasionner chez le soignant une souffrance importante et être responsables d'un épuisement professionnel, encore appelé : *burning out* ou *burn out*.

« *L'épuisement professionnel est caractérisé par une absence voire une diminution de force, une grande faiblesse physique ou morale* » (*Le Grand Robert*, 2009). Il concernerait 25 % des soignants. Selon P. Canouï et A. Mauranges, il apparaît comme un syndrome à trois dimensions en réponse à un stress émotionnel et physique chronique, comprenant :

- un épuisement émotionnel et physique ;
- une déshumanisation de la relation avec le patient ;
- une diminution du sentiment d'accomplissement de soi au travail.

Il touche les personnes engagées dans une profession de relation d'aide.

La maltraitance est une « maladie » qui peut devenir contagieuse. Sans s'en rendre compte, le soignant peut devenir capable du pire, par mimétisme parfois. Cette forme de violence ne peut s'exercer que parce que la personne qui la subit est vulnérable et fragile du fait de son état de dépendance.

Diverses formes de maltraitance

Sept formes de violences institutionnelles sont répertoriées :

- les *violences psychologiques* : dévalorisation, abus d'autorité, non-respect de l'intimité... ;
- les *abus financiers, matériels, exploitations* : vol, escroquerie, locaux vétustes et inadaptés... ;
- les *violences physiques* : contention, coups, toilette à l'eau froide... ;
- la *violation des droits*, notamment ceux inscrits dans la charte de la personne hospitalisée par exemple ;
- les *violations médicamenteuses ou relatives aux soins* : abus de traitements sédatifs ou neuroleptiques, absence d'informations, douleur non soulagée, absence de soins de base... ;
- l'*abandon* ou les *négligences actives* : avec la conscience de nuire et d'induire des conséquences sur l'état de santé de la personne (moqueries, repas oublié, défaut d'aide...) ;
- les *négligences passives* : sans intention de nuire mais se caractérisant par au moins un préjudice matériel ou moral.

Si le *burning out* est l'une des causes principales de la maltraitance, celle-ci est souvent le résultat de tout un système qui dysfonctionne. À l'hôpital, les violences envers les patients s'inscrivent plus dans le cadre de soins inadéquats et/ou de négligences passives. Des négligences insidieuses, aux caractères parfois anodins, mais qui peuvent néanmoins être plus que préjudiciables et opposables pénalement. S'il est clair que dans la profession infirmière, le temps est essentiel (charge de travail), il faut accepter parfois de perdre son temps pour en gagner (le patient avec lequel on passera 5 minutes à échanger sera moins angoissé et sonnera moins souvent).

Points clés à retenir

▶ Sept formes de **violences institutionnelles** sont répertoriées :
- les violences psychologiques ;
- les abus financiers, matériels, exploitations ;
- les violences physiques ;
- la violation des droits ;
- les violations médicamenteuses ou relatives aux soins ;
- l'abandon ou les négligences actives ;
- les négligences passives.

Bientraitance

Définition

La bientraitance peut se définir comme « *l'ensemble des savoir-faire adaptés et positifs* » ou encore comme le fait « *d'apporter à chacun ce qui lui convient le mieux, et donc de personnaliser la prise en charge* ».

La bientraitance passe donc par le respect de la dignité humaine, c'est-à-dire la qualité d'être humain, en redonnant à l'individu sa place de sujet acteur sans disqualifier les soignants. Elle concerne les soignés, les professionnels, mais aussi l'institution, car chacun peut devenir maltraitant envers l'autre.

Un concept historique

D'un point de vue anthropologique, cette notion a émergé en réponse aux profonds changements sociétaux que l'espèce humaine a connus au cours de ce dernier siècle :

- l'individualisme ;
- les innovations scientifiques et techniques ;
- la marchandisation et le libéralisme.

Sous l'angle sanitaire, le terme de bientraitance est apparu dans les années 1990 comme antidote au phénomène de maltraitance, faisant suite aux débats autour de la protection de l'enfance. Aujourd'hui, il est utilisé pour qualifier l'attitude adoptée envers les personnes soignées, et ne doit être pensé que pour et par lui-même. L'avènement de cette notion dans le milieu du soin n'a pas la prétention d'offrir des recettes aux soignants, ou encore de sanctionner, mais simplement d'ouvrir un espace de discussion, de permettre une réflexion commune vers une vision collective de la bientraitance.

Comment s'exprime la bientraitance

La bientraitance s'avère être une façon de penser le soin différemment et de le recréer. La première évidence est que pour qu'elle puisse se développer, il est nécessaire qu'elle s'exprime en premier lieu chez la hiérarchie infirmière dans sa manière de reconnaître et de valoriser les soignants : en effet, mieux ceux-ci sont traités, plus ils sont capables d'être dans une dynamique de bientraitance, élaborant ainsi un véritable savoir-être et un savoir-faire professionnel dans un cadre positif.

La loi du 2 janvier 2002 rénovant l'action sociale et médicosociale, en élargissant la définition de la maltraitance, a fortement contribué à une vigilance accrue en la matière et à une prise de conscience collective. Pourtant, si la maltraitance est aujourd'hui mieux identifiée, son éradication ne conduit pas obligatoirement à la bientraitance. Ainsi, si chaque soignant a une réelle volonté de bien faire, néanmoins dans d'innombrables circonstances, il peut se retrouver à ne pas être bienveillant. Être bientraitant est une manière d'être et de réfléchir qui n'est pas innée et qui s'apprend. Cela demande à la fois de se connaître, de s'interroger et questionner ses pratiques professionnelles, pour considérer l'autre avec respect *(fig. 8.6)*.

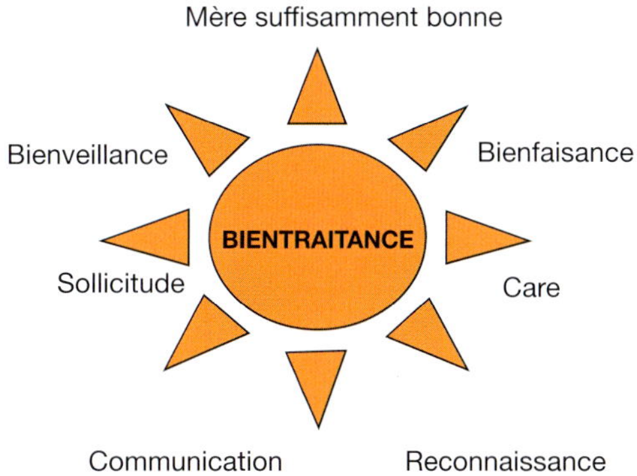

Figure 8.6. Les notions entourant le concept de bientraitance (Anesm, 2008)

Points clés à retenir

▶ **La bientraitance** se définit comme l'ensemble des savoir-faire adaptés et positifs, ou encore comme le fait d'apporter à chacun ce qui lui convient le mieux, et donc de personnaliser la prise en charge.

Prendre soin

Ce concept de « prendre soin » s'est fondé sur la philosophie de l'humanitude, apparue pour la première fois en 1980 sous la plume suisse de Freddy Klopfenstein, et repris par Albert Jacquard, scientifique et essayiste français.

Prendre soin est à différencier de « prendre en charge ». Il s'agit bien plus de conjuguer ses connaissances pour accompagner une personne dans son unicité et sa dignité, de réfléchir et d'agir ensemble tout en restant indépendant. Les traitements ayant pour cible ce qui porte atteinte à l'organisme ne sauraient remplacer le « prendre soin », sans lequel les capacités de vie ne pourraient être maintenues. Soigner, c'est accompagner les passages difficiles de la vie (naissance, maladie, mort...) et cela tant pour les personnes soignées que pour les familles.

Prendre soin c'est être attentif à quelqu'un et/ou veiller à quelque chose. Dans cette dimension, il s'ajoute donc au verbe soigner *une dimension de vigilance particulière et d'attention à l'autre*. Prendre soin d'autrui, c'est avoir le souci de l'autre, mais c'est aussi l'accueillir pour ce qu'il est, donne à voir et à entendre.

Le *care*, terme anglo-saxon du prendre soin, apporte à l'individu malade ce qu'il va ou non utiliser pour la lutte qu'il mène contre la maladie : des connaissances, des savoir-faire et surtout une humanité profonde dans tous les contacts.

➡ Il existe parfois des situations où le soignant ne sait pas quoi faire, ni quoi dire, face à une personne en fin de vie, par exemple. Dans ces situations extrêmes, l'important est surtout de témoigner une présence et une sollicitude : un regard, un geste, une attention, une main tendue.

Il s'agit, pour les soignants, d'être en empathie avec la personne accompagnée, et ce, quels que soient les affects en présence. Être sensible et attentif à ce que peut ressentir la personne vulnérable est indispensable pour comprendre que la manière dont elle prend soin d'elle constitue l'élément fondamental susceptible d'influer sur sa volonté à devenir autonome et à vivre.

En résumé, nous pouvons dire que le prendre soin se situe au carrefour des soins techniques, des soins relationnels et des soins d'hygiène. Il nécessite un partenariat entre toutes les personnes gravitant autour du patient.

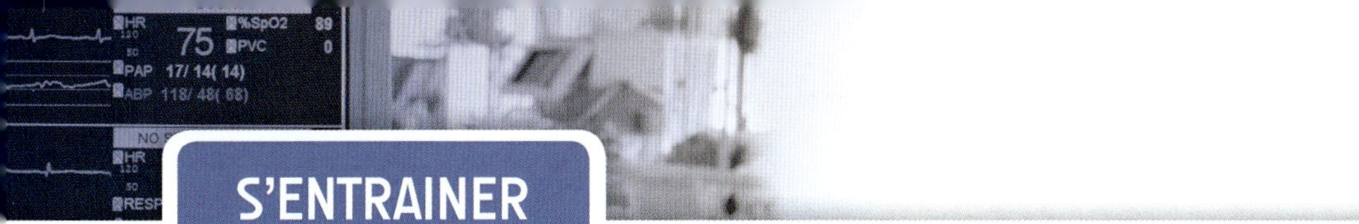

S'ENTRAINER

VÉRIFIER SES CONNAISSANCES

1 QROC (Questions à réponses ouvertes courtes)

1. Citez et précisez les différents types de relations pouvant se mettre en place dans le cadre de la relation de soin.

2. Quels types de réactions défensives peuvent manifester les proches d'une personne hospitalisée ?

3. Quel comportement soignant permet d'éviter qu'un comportement agressif se transforme en agression violente ?

4. Quelles sont les distances définies par la proxémie ?

5. Citez les principales attitudes défensives des soignants dans la relation de soin.

6. Citez les principales causes de la maltraitance.

7. Citez les sept formes de violences institutionnelles répertoriées.

8. Définissez la bientraitance.

CORRIGÉS

VÉRIFIER SES CONNAISSANCES

1 QROC (Questions à réponses ouvertes courtes)

1. Les différents types de relations pouvant se mettre en place dans le cadre de la relation de soin sont :
– la relation de dépendance : dans ce type de relation, le patient se retrouve dans l'incapacité totale ou partielle d'accomplir des actes de la vie courante sans l'aide d'une tierce personne ;
– la relation de maternage : cela désigne la part de la relation de soin dans laquelle le soignant va effectuer les même actes qu'une mère face à son enfant, c'est-à-dire se préoccuper de ses besoins fondamentaux. Cela sera couplé avec une attitude douce et empathique ;
– la relation d'autorité : elle se manifeste quand une personne occupant une position hiérarchique ou dotée de compétences reconnues à l'intérieur d'un groupe donné doit obtenir d'une autre personne (ou d'un groupe de personnes) une conformité à des règles édictées. On parle alors de position haute (c'est celle d'une personne manifestant une autorité quelconque : parent, professeur, personnel soignant, médecin, etc.), et de position basse (c'est celle de la personne qui subit une autorité : par exemple, le patient) ;
– la relation éducative : de façon générale, l'éducation est « la mise en œuvre des moyens propres à assurer la formation et le développement d'un être humain ». Elle a pour objet non seulement le développement intellectuel, mais encore la formation physique et morale, l'adaptation sociale ;
– la relation de coopération : elle implique que les individus en présence soient dans une dynamique d'égalité de droits et d'expression. Dans ce type de relation, le patient est considéré comme un partenaire, un sujet pensant et libre, avec des droits reconnus ;
– la relation d'acceptation : ce type de relation implique un échange entre deux personnes qui restent ainsi sur un pied d'égalité.

2. Tout comme le patient, la famille doit faire un travail d'acceptation de la maladie et parfois « faire le deuil » de la personne qu'ils ont connue avant la maladie. Diverses réactions peuvent alors apparaître :
– la culpabilité : de ne pas être suffisamment présent, de ne pas souffrir, ou encore de ne pas être à « sa place » ;
– la peur de la maladie, l'angoisse de la mort, car la maladie de l'autre menace immanquablement sa sécurité personnelle ;
– le déni de la réalité ;
– l'agressivité vis-à-vis du proche atteint par la maladie ;
– l'ambivalence : les sentiments vont alors osciller entre la haine de l'autre et l'amour qui lui est porté depuis toujours.
Un soignant devra tenir compte des diverses réactions de la famille qui se manifesteront vis-à-vis du personnel soignant par :
– de l'agressivité ;
– des plaintes ou des revendications ;
– des réactions d'hyperprotection ou d'abandon.

3. Étant donné que l'agressivité du patient relève d'une tentative chez lui de créer un lien avec le soignant, il s'agira pour ce dernier de lui permettre de le faire. Quand ce lien peut se créer au cours du soin, on remarque alors bien souvent que le comportement agressif disparaît. En effet, la violence surgit si le sujet, débordé psychiquement, ne trouve pas en face de lui la possibilité de faire des liens, c'est-à-dire de mettre du sens sur ce qu'il vit et qui est difficile pour lui.

4. Les règles de proxémie sont :
– pour la distance intime : de 15 cm à 45 cm ;
– pour la distance privée : de 45 cm à 1,20 m ;
– pour la distance sociale : de 1,20 m à 3,50 m ;
– pour la distance publique : > 3,50 m.

5. Les principales attitudes défensives des soignants dans la relation de soin sont :
– la banalisation, qui représente une mise à distance du ressenti ;
– la fausse réassurance, qui amène le soignant à (se) dissimuler une réalité indésirable en se montrant optimiste de façon inadaptée dans une situation qui nécessiterait la prise en compte de la souffrance d'une personne ;
– la technicisation, qui permet au soignant de se réfugier derrière des actes techniques sans tenir compte des affects en présence ;
– la rationalisation, qui permet au soignant de se réfugier derrière une pensée raisonnable ;
– l'évitement, qui permet au soignant de se réfugier derrière diverses excuses pour éviter de se retrouver en situation difficile comme en situation d'entretien face à une personne qui lui pose problème, par exemple ;
– la dérision, qui sert à mettre à distance la souffrance par l'ironie ou le cynisme ;
– la fuite en avant, qui pousse le soignant vers une surenchère des actions soignantes, sans tenir compte des besoins relationnels réels du patient (par exemple, quand une personne est dans la phase où elle a besoin de pleurer une perte et que le soignant ignore son besoin d'être entendue dans sa souffrance et lui propose de faire des activités) ;
– l'identification projective, qui amène le soignant à se situer dans une relation fusionnelle avec le patient, faisant fi de toute distance relationnelle.

6. Les principales causes de la maltraitance sont :
– le *burning out* ;
– la souffrance des soignants ;
– l'absence de sens et de projet ;
– la démotivation professionnelle ;
– une organisation institutionnelle inadaptée ;
– des moyens humains et financiers insuffisants.

7. Les sept formes de violences institutionnelles répertoriées sont :
– les violences psychologiques : dévalorisation, abus d'autorité, non-respect de l'intimité… ;
– les abus financiers, matériels, exploitations : vol, escroquerie, locaux vétustes et inadaptés… ;
– les violences physiques : contention, coups, toilette à l'eau froide… ;
– la violation des droits : notamment ceux inscrits dans la charte de la personne hospitalisée, par exemple ;
– les violations médicamenteuses ou relatives aux soins : abus de traitements sédatifs ou neuroleptiques, absence d'informations, douleur non soulagée, absence de soins de base… ;
– l'abandon ou les négligences actives : avec la conscience de nuire et d'induire des conséquences sur l'état de santé de la personne (moqueries, repas oublié, défaut d'aide…) ;
– les négligences passives : sans intention de nuire mais se caractérisant par au moins un préjudice matériel ou moral.

8. La bientraitance peut se définir comme l'ensemble des savoir-faire adaptés et positifs ou encore comme le fait d'apporter à chacun ce qui lui convient le mieux, et donc de personnaliser la prise en charge.

Anthropologie

9 Anthropologie

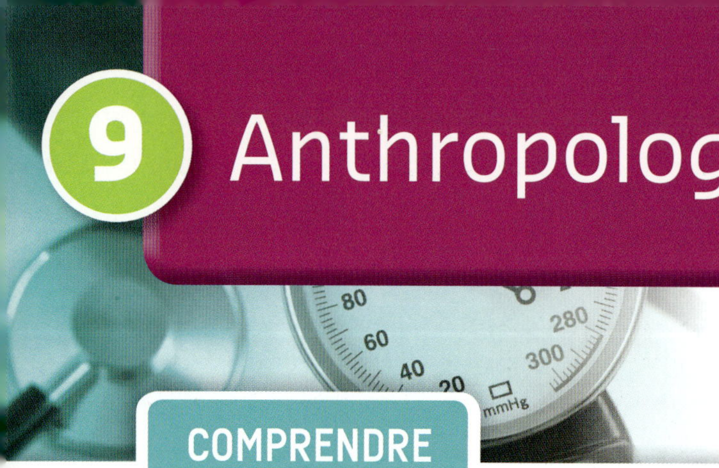

COMPRENDRE

GÉNÉRALITÉS

L'anthropologie est la discipline qui s'efforce de déterminer les invariants mais aussi les différences entre les sociétés humaines. Elle étudie et analyse ces sociétés aussi bien dans leurs composantes actuelles que dans une perspective historique.

La culture est constitutive des individus qu'elle façonne en suivant les contours spécifiques d'une société. Elle est le témoin de l'histoire de l'adaptation d'un groupe humain à un environnement spécifique. Ce n'est pas pour autant un carcan rigide et immuable car elle évolue en traversant les générations. Par ailleurs, elle laisse la place aux idiosyncrasies (réaction, tempérament, manière d'être de chaque individu). Elle différencie les groupes humains en créant des manières d'être spécifiques, des rapports au monde particuliers. Pourtant, si elle est différenciatrice, la culture ne doit pas être ce qui oppose ou ce qui transforme l'autre en être incompréhensible. Elle doit être prise en compte dans la relation à l'autre afin de mieux le comprendre.

La culture

L'élément fondamental de différenciation des sociétés humaines est la culture. Cette dernière est communément définie comme un ensemble de dispositions qui ont permis à l'homme de sortir de l'état de nature.

C'est le travail d'acculturation (assimilation d'une culture) qui a permis à la nature humaine de parvenir à accepter les contraintes d'une vie sociale. Cette acception du mot « culture » impose que celui-ci soit conjugué au pluriel puisque tous les hommes de tous temps ne se sont pas extraits de l'état de nature de la même manière ; ils ont, par groupes, par civilisations, par nations, par États, par ethnies, construit des cultures spécifiques, à chaque fois différentes, avec cependant des traits communs. Les différentes cultures ont été et sont toujours des formes d'adaptation particulières des groupes humains aux espaces naturels dans lesquels ils vivent.

La culture, propre aux différents groupes humains, est un ensemble de dispositions, de manières d'être et de faire, de connaissances, de croyances, de rapports à l'autre et à la nature, qui se transmet de génération en génération et évolue très lentement, au rythme des innovations, des événements et des contraintes sociales. La culture d'un groupe humain est donc repérable à l'observation à travers son habitat, ses règles de vie sociales, son habillement, etc.

Mais elle ne relève pas seulement de ces manifestations externes, elle est aussi quelque chose d'intériorisé qui colore d'une manière spécifique les idées, les croyances, les savoirs.

Histoire de l'anthropologie

L'anthropologie s'est construite progressivement à partir du XIXe siècle. C'est une science cumulative, c'est-à-dire que différents courants ont vu le jour, construisant à chaque fois un modèle de compréhension particulier, modèles fondés sur des savoirs qui se juxtaposent et se complètent. Les premières données sur lesquelles s'est fondée la science anthropologique sont des données ethnographiques, c'est-à-dire collectées méthodologiquement sur différents terrains à travers le monde. L'ethnologie est l'analyse des éléments ethnographiques et constitue donc une des bases essentielles de l'anthropologie.

Les travaux des pionniers de l'anthropologie ont permis de mettre en évidence trois idées fondamentales pour la compréhension des sociétés humaines :

- *il n'y a pas de civilisations plus évoluées que d'autres*. S'il existe des différences entre les sociétés, différences qui s'expriment à travers leur culture, ces différences ne sont pas hiérarchisables, il n'y a pas de sociétés plus primitives que d'autres. Chaque société ou civilisation, dans les différentes parties du monde et à travers les différentes époques historiques, constitue un agencement particulier des divers faits sociaux, et chacune sécrète des normes, des croyances, des mythes, des structures de pouvoir, etc. ;
- *les traits culturels d'une société ne sont pas intangibles*, ils sont susceptibles d'évoluer. L'exemple français le montre bien : la Révolution est venue, il y a deux siècles, transformer fondamentalement la structure du pouvoir, sans pour autant faire éclater la société. De féodale, la France est devenue républicaine et démocratique. De l'autre côté de la Manche, l'exemple anglais représente une manière plus douce de processus évolutif, le passage d'une société rurale et féodale à une société démocratique et industrielle s'étant opéré en plusieurs étapes et sur un temps beaucoup plus long. Toutes les sociétés ont donc une histoire. Les Inuits d'aujourd'hui ne sont donc pas les descendants immuables des Inuits d'hier, leur société a évolué ;
- enfin, *l'anthropologie révèle que les modes de civilisation jouent un rôle incontournable vis-à-vis de l'individu*. Ce dernier n'est pas libre d'évoluer comme bon lui semble au milieu de ses contemporains. Il est évident, par exemple, qu'Esquimaux, Indiens et Français ne vivent pas de la même manière. La nature ambiante impose évidemment ses règles mais, encore plus qu'elle, la culture, par ses interdits et ses obligations, impose des normes de conduites et même de pensées. La culture influence la manière que l'homme a de comprendre le monde ainsi que sa place dans le monde.

Points clés à retenir

▶ Les acquis de l'anthropologie :

– il n'y a pas de civilisations plus évoluées que d'autres ;

– les traits culturels d'une société sont susceptibles d'évoluer ;

– la culture influence la manière que l'homme a de comprendre le monde ainsi que sa place dans le monde.

CONCEPTS CLÉS EN ANTHROPOLOGIE

Un certain nombre de concepts ont émergé du travail des anthropologues et sont devenus des sujets d'études et de connaissances clés qui structurent la discipline.

Culture

« La culture, dans son sens le plus large, est considérée comme l'ensemble des traits distinctifs, spirituels et matériels, intellectuels et affectifs, qui caractérisent une société ou un groupe social. Elle englobe, outre les arts et les lettres, les modes de vie, les droits fondamentaux de l'être humain, les systèmes de valeurs, les traditions et les croyances. »[1]

La culture est donc un ensemble de dispositions, de manières d'être et de faire, de connaissances, de croyances, de rapports à l'autre et à la nature, qui se transmet de génération en génération et évolue très lentement, au rythme des innovations, des événements et des contraintes sociales. La fonction de la culture est d'asseoir un sentiment d'appartenance qui fonde la cohérence d'un groupe humain donné.

La culture est formée de quatre types d'éléments : les valeurs, les normes, les institutions, les artefacts.

Valeurs

Les valeurs sont des principes qui orientent l'action d'un individu, d'un groupe ou d'une organisation dans une société donnée. Les valeurs subissent l'influence des systèmes éthiques, moraux et religieux qui sont actifs dans la société en question. Ce sont des abstractions qui doivent se traduire par des normes formelles ou informelles. « Liberté, égalité, fraternité » sont les valeurs de la République française. Les valeurs d'un groupe sont la face immergée des normes de ce groupe.

Normes

Les normes exercent une pression cognitive et psychosociale sur l'individu. Elles s'appuient sur des valeurs dominantes et des opinions partagées dans une société. Elles régulent les comportements mais aussi la compréhension du monde et de soi-même. Elles s'expriment sous forme de règles de conduite qui peuvent être implicites et invisibles ou explicites et formelles. Les normes permettent l'ajustement des comportements sociaux. Elles guident l'individu dans ses relations aux autres et lui permettent d'éviter les conflits inhérents à la confrontation des intérêts individuels. L'individu pourra adhérer socialement sans forcément adhérer individuellement aux normes du groupe. Il se pliera à des règles sociales, par exemple, dans le but d'évoluer sereinement en société, sans forcément partager les valeurs véhiculées par ces règles. Chaque culture met en place des moyens de pressions pour imposer ses normes.

Une **coutume** est une habitude sociale traduite par un modèle de comportement transmis dans un groupe. C'est donc une forme de norme. Elle a une force contraignante qui s'oppose aux comportements et aux activités individuelles. L'adoption d'une coutume (vestimentaire, alimentaire...) signe l'adhésion au groupe social dans lequel l'individu est immergé. Les coutumes sont

1 Définition de l'Unesco.

durables mais évoluent sous la pression de comportements individuels ou de groupes internes à la société ou sous la pression d'influences externes.

Institutions

Les institutions sont les structures de la société par lesquelles les valeurs et les normes sont transmises. La famille, l'école, l'Église, l'entreprise sont des institutions. Aujourd'hui des institutions plus diffuses mais néanmoins très influentes se développent : Internet ou la télévision.

Artefacts

Les artefacts sont les productions humaines traduisant la culture d'une société : outils, armes, œuvres d'art, habillement... Les artefacts sont influencés par les normes et les valeurs de la société dans laquelle ils sont produits.

Mais au-delà de ces quatre éléments, une culture est inscrite et transmise grâce à une dimension sensorielle qui représente un véritable bain d'imprégnation, en particulier pour l'enfant. Ce bain sensoriel est différent selon que l'on se trouve en France ou dans un pays africain. Les odeurs, les manières de toucher l'autre, les bruits ambiants, le goût des aliments, les rythmes du quotidien, tous ces éléments imprègnent le sujet et participent à sa construction.

C'est la culture qui impose en partie aux individus leurs goûts alimentaires et vestimentaires collectifs, leurs types de loisirs, les relations au sein de leur couple, ou encore leurs rapports parents/enfants... C'est aussi la culture qui guide globalement leur rapport à la nature, leurs croyances sur le monde et l'au-delà, leur inscription dans l'existence.

Bien sûr, cette influence de la culture laisse la place aux choix individuels, mais ces derniers sont orientés et ne peuvent s'opérer que dans un champ de possibles. Ainsi, nous pouvons revêtir un boubou si nous habitons une ville de province française mais nous ne passerons pas inaperçus puisque culturellement la tenue vestimentaire « attendue » serait plutôt constituée d'un pantalon, d'une chemise (pull-over) et d'une veste (manteau). En revanche, nous avons le choix en ce qui concerne la couleur de notre veste, sa forme et sa matière. Mais, là encore, ces choix ne sont possibles que dans le cadre restreint de certaines gammes culturellement déterminées : ainsi, une veste de smoking semblerait incongrue pour aller faire des achats en ville.

Acculturation

L'acculturation est le phénomène d'assimilation, d'intériorisation d'une culture. Le terme est réservé aux situations de rencontre des différentes cultures chez un individu ou un groupe. Il concerne donc les phénomènes d'influence, de métissage, d'échange de cultures différentes.

Points clés à retenir

▶ **La culture** est un ensemble de dispositions, de manières d'être et de faire, de connaissances, de croyances, de rapports à l'autre et à la nature, qui se transmet de génération en génération et évolue très lentement, au rythme des innovations, des événements et des contraintes sociales.

▶ La culture est formée de quatre types d'éléments : les valeurs, les normes, les institutions, les artefacts.

▶ **Fonctions de la culture :**

– assoir un sentiment d'appartenance qui fonde la cohérence d'un groupe humain donné ;

– différencier les sociétés humaines.

▶ **L'acculturation** est le phénomène d'assimilation, d'intériorisation d'une culture. Il concerne les phénomènes d'influence, de métissage, d'échange de cultures différentes.

Personnalité

Tout sujet humain vient au monde dans un espace culturel particulier. Il va donc évoluer dans un environnement spécifique qui va orienter son développement personnel. Sa place dans sa famille comme dans son groupe social, sa manière d'être, de bouger, de ressentir et d'exprimer ce ressenti seront contraintes par son environnement culturel au même titre que ses goûts vestimentaires ou alimentaires.

Cette imprégnation culturelle passe par chacun des contacts de l'enfant avec son milieu, à travers ses cinq sens. Dès sa naissance, tout ce que l'enfant voit, sent, entend, touche ou le touche, goûte, sera facteur d'imprégnation culturelle. L'enfant vient au monde avec un potentiel très large qui pourrait lui permettre de s'adapter à n'importe quelle culture. Ce potentiel se spécifie en suivant les contours de son environnement. C'est donc de manière diffuse et permanente que la culture imprègne et construit l'individu. Cette construction culturelle lui permet ensuite de se reconnaître comme appartenant à un groupe.

Personnalité de base

La personnalité de base est un concept que l'on doit à Abram Kardiner (culturalisme). C'est la personnalité commune aux membres d'un même groupe culturel. C'est donc une sorte de base sur laquelle se construit la personnalité individuelle. Cette personnalité de base se construit, pendant l'enfance, par intériorisation d'éléments culturels propres au groupe dans lequel l'individu est immergé. Elle joue un rôle fondamental dans la socialisation des individus et participe à la différenciation culturelle des différentes sociétés. C'est la personnalité de base qui explique, par exemple, les différences de réactions face au deuil entre un Européen, qui le vit de manière individuelle et silencieuse, et un Méditerranéen qui le vit de manière collective et expansive.

Points clés à retenir

▶ **La personnalité de base** est la personnalité commune aux membres d'un même groupe culturel. C'est donc une sorte de base sur laquelle se construit la personnalité individuelle.

Groupe

Toutes les sociétés humaines sont organisées en groupes. Chaque groupe est l'expression d'un intérêt qui assure la cohésion de ses membres, que cet intérêt soit durable et volontaire ou éphémère et fortuit. Ces groupes peuvent être de diverses importances et structurés selon des règles plus ou moins rigides. Ils peuvent être isolés au sein d'une même société, en compétition ou au contraire très complémentaires.

On distingue trois grandes classes de groupes :

- les groupes qui se définissent par une *relation de proximité* physique (par exemple : les spectateurs d'un concert, les personnes faisant la queue pour entrer dans un musée...) ;
- les groupes qui répondent à des *objectifs spécifiques* (par exemple : les personnels d'un hôpital, une équipe de soins, les membres d'une association...) ;
- les groupes qui se définissent par des *symboles* dont la fonction est intégrative (par exemple : une famille, les membres d'une Église, les membres actifs d'un syndicat...).

Ces catégories de groupes ne sont pas étanches et rigides. Chacun des groupes appartenant à l'une ou l'autre de ces trois catégories révèle des relations de proximité (réelle ou imaginaire), d'un minimum de finalité et d'une dimension symbolique qui dépasse les individus qui le composent et sa fonction.

Différents termes ont émergé pour désigner les groupes sociaux constitutifs des sociétés :

- le **clan** : le terme de clan sert à désigner des groupes dont la solidarité est plus ou moins organisée sur le plan politique et religieux et qui se reconnaissent des ancêtres communs (ancetres réels ou mythiques) ;
- la **tribu** : le terme de tribu désigne d'une manière générale toutes les sociétés dont l'organisation n'est pas étatique. Cela ne signifie pas que les tribus ne sont pas des ensembles humains organisés, bien au contraire. Par ailleurs plusieurs tribus peuvent être intégrées dans un État-nation ou, au contraire, une même tribu peut se situer sur le territoire des deux États différents ;
- l'**ethnie** : ce terme désigne un groupe humain partageant une culture, une religion, une histoire et des traits morphologiques communs.

Famille – Parenté – Filiation

La famille

La famille est considérée par les anthropologues comme une institution de base des sociétés humaines. On la retrouve, sous des formes diverses, dans toutes les sociétés à travers le globe. C'est une unité sociale universelle.

Pourtant, la famille nucléaire, telle que nous la connaissons aujourd'hui, n'est apparue que tardivement dans l'histoire de l'homme. Antérieurement, la famille était élargie à plusieurs générations et correspondait à un groupe de parenté plus étendu : le clan. Mais si la famille a évolué dans l'histoire, elle relève aussi, dans le présent, de formes très différentes en fonction des cultures. Il existe tout de même, dans le champ de la famille, des invariants universels qui ont traversé l'histoire et la géographie : la prohibition de l'inceste et, en lien avec elle, l'exogamie. L'interdiction d'épouser sa sœur ou sa mère entraîne l'obligation d'épouser une femme d'un autre (exo) groupe humain. Cet échange de femmes permet aux différents groupes (clans) de tisser des liens de complémentarité.

Les sciences humaines ont permis de produire trois approches différentes de l'institution familiale :

- l'approche anthropologique, qui considère la famille à travers trois types de relations de parenté : relations de filiation, de consanguinité et d'alliance ;
- l'approche sociologique, pour laquelle la famille est avant tout un espace de socialisation et de reproduction *(voir chapitre 6)* ;
- l'approche socioéconomique, qui s'intéresse à la famille comme unité de consommation.

La parenté

La parenté est une relation sociale privilégiée fondée sur l'existence, réelle ou supposée, d'une filiation commune, d'une alliance, ou sur une adoption. La parenté entraîne avec elle tout un ensemble de droits et d'obligations spécifiques. Cette définition implique que les liens de parenté que l'on a en Occident ne sont en rien universels. Dans d'autres sociétés, par exemple, les enfants du frère du père de « A » font partie de la même famille que « A ». Les cousins sont donc considérés comme des frères.

Les liens de parenté

Parmi la parenté en général, on peut distinguer trois types de liens :

- la filiation ;
- l'alliance ;
- la germanité.

La *filiation* est la transmission de la parenté lorsqu'une personne descend d'une autre (voir *infra*). Elle peut être biologique ou adoptive.

L'*alliance* concerne la construction de la parenté par accord formel. En Occident, le mariage a longtemps été la forme d'alliance quasi unique. Aujourd'hui, le concubinage et le PACS (en France) sont reconnus comme des formes d'alliance.

La *germanité* (consanguinité) désigne les frères et sœurs au sein d'une cellule familiale, c'est-à-dire descendant d'un même couple de parents. Les enfants descendants de chacun des frères et sœurs seront donc des cousins germains.

Les degrés de parenté

Le degré de parenté se détermine à partir du nombre d'intermédiaires entre soi et la personne étudiée, auquel on ajoute un :

- premier degré : parents et enfants ;

- deuxième degré : frères/sœurs, grands-parents et petits-enfants ;
- troisième degré : arrière-petits-enfants, arrière-grands-parents, neveux/nièces, oncles/tantes ;
- quatrième degré : petit(e)s neveux/nièces, arrière-arrière-grands-parents, grands oncles/tantes (frères et sœurs d'un grand-parent), cousins germains (enfants des oncles et tantes) ;
- ...

Dans la fonction publique hospitalière, des événements familiaux sont susceptibles d'ouvrir droit à des autorisations spéciales d'absence. Le décès d'un proche est l'un de ces événements. L'autorisation d'absence est différente selon que la personne décédée est plus ou moins proche de l'agent concerné. S'il s'agit d'un parent (ou allié) au premier degré, l'autorisation est de 3 jours ouvrables. S'il s'agit d'un parent ou allié au 2e degré, elle n'est que d'un jour ouvrable.

La filiation

La filiation est le principe gouvernant la transmission de la parenté. Elle ne repose pas nécessairement sur des critères biologiques et dépend fortement de la conception culturelle des liens de parenté.

On distingue, en anthropologie, trois grands types de filiation :

- filiation unilinéaire patrilinéaire ou matrilinéaire ;
- filiation bilinéaire ;
- filiation indifférenciée.

Filiation unilinéaire

C'est l'organisation la plus répandue. La filiation est imposée à chacun, soit du côté du père, soit du côté de la mère. On distingue :

- la filiation patrilinéaire (ou agnatique) : dans cette filiation, l'individu appartient au groupe parental consanguin de son père. C'est par ce dernier qu'il acquiert un statut social (nom, biens...). Ce sont les hommes qui définissent et qui sont garants du droit et des règles sociales. La femme se soumet à l'autorité de son mari chez qui elle réside ;
- la filiation matrilinéaire (ou utérine) : l'individu appartient au groupe consanguin de sa mère. Les droits sont transmis par les femmes. C'est le frère de la mère (oncle) qui possède des droits sur les enfants et non pas le père.

Les sociétés dont la filiation est matrilinéaire ne sont pas matriarcales. Ce ne sont donc pas les femmes qui détiennent le pouvoir social ou politique.

Filiation bilinéaire (dite aussi double filiation)

Cette filiation combine les deux systèmes précédents. L'individu obtient des droits particuliers de chaque côté. L'exemple le plus proche est celui des Juifs, chez lesquels la parenté est patrilinéaire, mais dont la judéité est transmise par les femmes. Cette filiation est rare.

Filiation bilatérale ou indifférenciée (dite cognatique)

L'individu fait partie d'au moins deux groupes de parenté, du côté de sa mère et de son père, à partir des grands-parents. Il peut choisir sa filiation.

Le mariage

Échange

Dans de nombreuses sociétés, le mariage fait l'objet d'une transaction entre les parents des enfants à marier. Cette transaction exclut la volonté des mariés. Elle permet en revanche l'échange de biens puisque soit la femme apporte une dot, soit la famille du marié fait un don à la famille de l'épouse.

Unions préférentielles

Ce sont des mariages ou des remariages imposés. Différentes règles existent :

- l'échange restreint : considérant deux groupes humains (clans, ethnies), les hommes du premier groupe doivent prendre leur épouse chez les femmes du second groupe et inversement ;
- l'échange généralisé concerne l'échange entre trois ou plusieurs groupes. Là encore, les couples doivent se former impérativement à partir de deux groupes différents ;
- le lévirat : une veuve épouse le frère cadet du mari décédé (Asie et Amérique du Nord...) ;
- le sororat : un veuf épouse la sœur cadette de sa femme décédée.

Polygamie

C'est la possibilité pour un individu d'avoir plusieurs conjoints. La polygynie est le fait, pour un homme, d'épouser plusieurs femmes. Dans les sociétés qui pratiquent la polygynie, le nombre d'épouses possible est en lien avec l'importance de la fortune d'un homme. C'est donc une marque de prestige social. La polyandrie, plus rare, est le cas symétrique.

Points clés à retenir

▶ **La famille** est une institution de base des sociétés humaines que l'on retrouve, sous des formes diverses, dans toutes les sociétés à travers le globe.

▶ **La parenté** est une relation sociale privilégiée fondée sur l'existence, réelle ou supposée, d'une filiation commune, d'une alliance, ou sur une adoption. La parenté entraîne avec elle tout un ensemble de droits et d'obligations spécifiques.

▶ On distingue trois types de **liens de parenté** :

– la *filiation* : c'est la *transmission* de la parenté lorsqu'une personne descend d'une autre. Elle peut être biologique ou adoptive ;

– l'*alliance* : c'est la *construction* de la parenté par accord formel, mariage, concubinage, PACS ;

– la *germanité* (consanguinité) : elle désigne les frères et sœurs au sein d'une cellule familiale, c'est-à-dire descendant d'un même couple de parents.

La religion

Une religion est un ensemble de croyances et de rites qui définissent les rapports de l'être humain avec le sacré. Une religion particulière est définie par les éléments spécifiques à une communauté de croyants : dogmes, livres sacrés, rites, cultes, prescriptions morales, organisation, etc.

La forme des religions évolue à travers le temps. Si l'animisme et le chamanisme sont toujours pratiqués, d'autres religions, celles qui sont polythéistes par exemple, ont disparu.

L'histoire des religions suit l'histoire de l'humanité. Les premiers grands récits mythologiques ont été élaborés lors de la sortie des premières sociétés de la préhistoire et de leur entrée dans l'histoire (signée par l'invention de l'écriture). C'est le cas de Sumer, de Babylone, de l'Égypte, de la Grèce antique.

Plus tard, dans le courant du Ier millénaire avant J.-C., de nouvelles formes de religions émergent, sans Dieu, mais toujours attachées à la parole d'un maître ou d'un prophète :

- le zoroastrisme, dérivé de l'enseignement de Zoroastre (Zaratoustra), 650-583 avant J.-C. ;
- le taoïsme, issu de la parole de Lao Zi, 605-520 avant J.-C. ;
- le bouddhisme, issu de l'enseignement de Bouddha, 560-480 avant J.-C. ;
- le confucianisme, fondé sur les préceptes de Confucius, 551-479 avant J.-C. ;
- le jaïnisme, tiré de l'enseignement de Mahavira, 540-468 avant J.-C.

Ces religions sans Dieu créateur ne sont pas toujours considérées comme des religions. Certaines (bouddhisme) en ont pourtant tous les autres attributs : récits sur l'origine du monde, rites, morale. D'autres (confucianisme) relèvent effectivement plutôt d'un système philosophique et doctrinal.

Fonction des religions

La religion est une des institutions de base des sociétés humaines, qu'elle participe, sous des formes différentes, à cimenter. Il n'existe pas de société qui n'ait développé un système de croyances et de pratiques reliant l'homme au sacré.

Les religions ont deux grandes fonctions. La première consiste à proposer un récit des origines du monde dans lequel un Dieu vient créer *ex-nihilo* le monde ou le mettre en ordre à partir d'un chaos originel. Ces récits viennent offrir du sens et répondre aux questions qui n'ont pas de réponse constatée : d'où vient le monde ? Pourquoi la vie existe-t-elle ? Quel sens lui donner ?...

La seconde fonction des religions est sociale. Les préceptes qu'elles proposent développent des arguments moraux qui structurent et encadrent les sociétés. Ces valeurs morales sont transcendantes, c'est-à-dire quelles dépassent l'homme et qu'elles ne sont pas interrogeables. Ces constructions morales ont souvent été à la base des corpus juridiques des différentes sociétés concernées.

Les religions à travers le monde

Il est difficile de dénombrer statistiquement les croyants attachés à chacune des grandes religions, pour différentes raisons :

- tout d'abord parce que le dénombrement ne tient pas compte du degré d'adhésion ni des pratiques réelles. L'appartenance à une religion est fondée sur une croyance, qui est une affaire de conscience individuelle. Pour dénombrer les croyants d'une religion, il faudrait interroger chaque individu, ce qui est impossible techniquement ;
- ensuite, le dénombrement serait faussé par le jeu des pressions sociales. En effet, s'il est possible dans un pays comme la France de se dire non croyant, cela est plus difficile dans d'autres pays dans lesquels la pression sociale ne le permet pas (certains pays musulmans par exemple) ;

■ il existe des pays dans lesquels les ressortissants peuvent déclarer appartenir à plusieurs religions. C'est le cas au Japon, par exemple, puisqu'une même personne pourra pratiquer un rituel shintoïste pour une naissance et bouddhiste pour des funérailles, tout en suivant, par ailleurs, la doctrine confucianiste. De la même manière, dans de nombreux pays d'Amérique latine, des Caraïbes ou d'Afrique, des habitants peuvent vivre avec une foi chrétienne tout en conservant des pratiques animistes ;

■ enfin, un dénombrement précis nécessite l'appui sur une administration efficace qui n'existe pas dans toutes les parties du monde.

Les statistiques présentées ci-dessous sont donc estimatives :

■ la réunion des quatre grandes religions compterait plus de 4 milliards de personnes *(fig. 8.1)* :
- christianisme : 1 890 millions ;
- islam : 1 200 millions ;
- hindouisme : 900 millions ;
- bouddhisme : 400 millions ;
- sans religion : 1 800 millions ;

■ chacune de ces grandes religions regroupe plusieurs courants *(tableau 8.I)* :
- catholicisme : la grande majorité des catholiques est de rite latin, mais il existe des catholiques maronites (2 millions), chaldéens (470 000), coptes (150 000) ou syro-malabar (3 millions) ;
- protestantisme : les protestants peuvent être luthériens (85 millions), baptistes (55 millions), méthodistes (40 millions), calvinistes (35 millions) ou encore pentecôtistes (60 millions) ;
- l'Islam apparaît moins dispersé que le christianisme puisque l'on compte seulement trois grands courants : sunnites, chiites et kharidjites (3 millions) ;
- enfin, le bouddhisme compte des adeptes du « Petit Véhicule » (*Hinayana* : 130 millions), du « Grand Véhicule » (*Mahayana* : 240 millions), et du « Véhicule du Diamant » (*Vajrayana* : 7 millions) ;

■ entre 1928 et 2004, la proportion de représentants de chaque religion dans la population mondiale (qui a triplé dans le même temps) a peu évolué[2] :
- les chrétiens sont passés de 35 % à 30 %, en partie du fait de la diminution des pratiques religieuses dans les pays européens ;
- les musulmans ont augmenté de 13 à 19 % : cette augmentation est due à l'expansion démographique de nombreux pays musulmans et au remplacement de l'animisme en Afrique ;
- les hindouistes sont passés de 15 % à 14 % : ils maintiennent leurs effectifs grâce à la démographie de l'Inde ;
- le nombre des bouddhistes a diminué de 8 % à 5 %, en partie à cause du fait qu'ils ont dû faire face aux régimes politiques athées d'Asie ;

2 D'après Malherbe M. *Les religions de l'humanité*. 3e édition. Éditions Criterion, Paris, 2004.

– les animistes sont remplacés progressivement en Afrique par l'Islam et en Amérique latine par le christianisme ; ils sont passés de 9,5 % à 2 % ;

– les « sans religion » passent de 13 % à 29 % : cette augmentation est à mettre en lien avec la plus grande possibilité, surtout en Occident, de se déclarer sans religion mais aussi avec l'influence de régimes politiques athées.

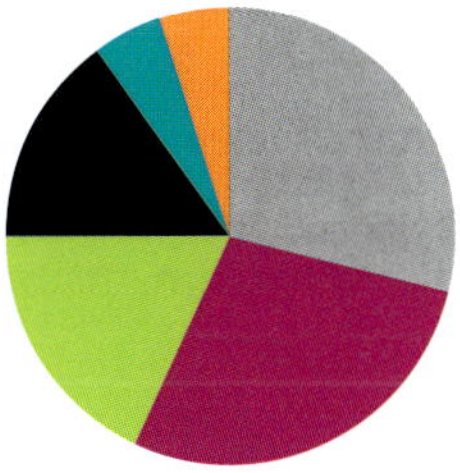

Figure 8.1. La part des grandes religions dans la population mondiale

Catholiques	1 060 millions
Protestants	440 millions
Orthodoxes	180 millions
Musulmans sunnites	1 100 millions
Musulmans chiites	100 millions
Hindouistes	900 millions
Bouddhistes	400 millions
Juifs	15 millions
Sans religion	1 800 millions

Tableau 8.I. Les grandes religions en chiffres

Les rites

Les rites sont des ensembles de signes et de pratiques codifiés et à caractère symbolique qui ont pour fonction de manifester une appartenance sociale. Ceux qui connaissent et exécutent le rite font partie de la société et de la religion concernées. Ils ont aussi pour but de permettre l'entrée dans la communauté des croyants. Enfin, les rites ont une fonction communicative avec l'au-delà, avec le monde des ou du dieu, avec le monde des morts.

Les rites sont célébrés lors de cérémonies collectives (messe pour la religion chrétienne). La liturgie est l'ensemble des rites dune religion.

Les mythes

Les mythes sont des récits de l'origine du monde ou de certains des éléments qui le composent (un pays, un peuple, un phénomène naturel, la nature…). Ils mettent en scène des personnages fabuleux, héroïques, dans des épopées à rebondissements. Ils se déroulent dans des temps primordiaux, en dehors de l'histoire. Les anthropologues du début du XXe siècle ont pensé que les mythes représentaient un stade primitif de la pensée humaine. Dans les années 1930, ils vont changer d'optique et considérer les mythes comme des éléments fondamentaux des ensembles sociaux dans lesquels ils ont cours. Ils participeraient à construire un imaginaire commun et ainsi à souder la communauté. Leur dimension symbolique leur permettrait de véhiculer une signification autre que celle de l'histoire qu'ils racontent. Leur transmission principalement orale en ferait des éléments fondamentaux de la conscience collective d'une société.

Quelques exemples peuvent être cités :

- certains éléments de la Bible : le Déluge, la Genèse ;
- l'Iliade et l'Odyssée ;
- la légende de Jason et des Argonautes ;
- l'histoire d'Œdipe.

Points clés à retenir

▶ **Une religion** est un ensemble de croyances et de rites qui définissent les rapports de l'être humain avec le sacré. Une religion est définie par les éléments spécifiques à une communauté de croyants : dogmes, livres sacrés, rites, cultes, prescriptions morales, organisation.

Les religions ont **deux grandes fonctions** :

– la première consiste à proposer du sens et de répondre aux questions qui n'ont pas de réponse constatée : d'où vient le monde ? Pourquoi la vie existe-t-elle ? Quel sens lui donner ?

– la seconde est sociale : elles proposent des préceptes moraux transcendants qui permettent de structurer et d'encadrer les sociétés.

▶ **Les rites** sont des ensembles de signes et de pratiques codifiés et à caractère symbolique qui ont pour fonction de manifester une appartenance sociale. La liturgie est l'ensemble des rites dune religion.

▶ **Les mythes** sont des récits de l'origine du monde ou de certains des éléments qui le composent (un pays, un peuple, un phénomène naturel, la nature…), qui mettent en scène des personnages fabuleux dans des épopées à rebondissements. Ils se déroulent dans des temps primordiaux, en dehors de l'histoire.

Représentations culturelles de la santé et de la maladie

Dans nos sociétés occidentales, la maladie, ses causes, ses traitements relèvent d'une approche biomédicale. Cette approche a permis de comprendre le fonctionnement biologique humain à partir d'une méthode disjonctive et analytique. Dans cette optique, le corps humain est divisé en parties distinctes : appareils, organes, cellules, qui font toutes l'objet d'une spécialisation tant dans leur compréhension que dans leur prise en charge thérapeutique.

Cette méthode disjonctive s'enracine dans une culture particulière, la culture scientifique occidentale. Le corps y est vu et lu comme une machine fonctionnant mécaniquement. Chaque maladie, chaque symptôme, correspond au dérèglement d'une des composantes de la machine. Le traitement consiste alors à traiter la composante déréglée afin que la machine fonctionne à nouveau correctement. La médecine occidentale est donc une médecine centrée sur le corps et le symptôme. C'est une médecine très efficace mais qui a ses limites. Elle est principalement curative, c'est-à-dire qu'elle soigne lorsque la maladie est déjà là et qu'elle a fait des dégâts. Elle est parfois en difficulté lorsque plusieurs organes sont malades en même temps, car tout son système est organisé autour de la disjonction et de la spécialisation.

Dans d'autres espaces culturels, la maladie est lue comme un dérèglement global du sujet en interaction avec son environnement. Cela signifie que ses causes, comme ses traitements, ne sont pas à chercher uniquement dans le corps du sujet malade mais aussi dans son mode de vie, dans sa relation aux autres ou à la nature, ou encore dans le regard qu'il porte sur lui et sur sa condition. Les dimensions sociales et subjectives sont prises en compte. Le point de vue n'est plus disjonctif analytique mais holiste et synthétique. Le sujet humain est considéré dans son intégralité et la souffrance d'un organe ou d'une fonction est liée à un trouble global. Dans ce cadre, les savoirs sur la maladie ne sont plus des savoirs spécialisés et décontextualisés mais ils font partie des connaissances globales concernant une société particulière. La maladie ne correspond pas à un dérèglement individuel mais elle est enracinée dans une conjoncture sociale ou familiale. Elle est la conséquence d'un dérèglement qui dépasse l'individu qui la porte, comme pourrait l'être la sécheresse, une inondation ou un conflit relationnel.

C'est ce modèle de compréhension qui explique l'efficacité de certains rites chamaniques sur des troubles apparemment somatiques. Le chaman manipule des symboles partagés par le groupe social dans lequel il exerce (esprits, ancêtres, animaux totems...). Ces symboles sont porteurs d'un sens très fort pour les individus. Leur manipulation à travers des séances rituelles impacte le sujet jusque dans son fonctionnement physiologique. Les savoirs concernés sont donc très larges, ils concernent, au-delà du fonctionnement biologique humain, le fonctionnement de l'univers et le rapport au surnaturel.

Ce modèle est fondé sur les mêmes fondements que le modèle psychosomatique, qui postule qu'une difficulté psychique a des retentissements au niveau physiologique. Le stress en est un exemple flagrant. D'origine relationnelle ou sociale, ce dernier a une répercussion sur le corps du sujet : tension, fatigue, courbatures... Ces troubles somatiques résistent ensuite à une approche strictement biomédicale. Il faut intervenir sur l'origine du stress pour faire diminuer ses répercussions sur l'organisme.

En Occident, le point de vue biomédical sur la santé et la maladie n'a pas toujours été dominant. L'histoire offre des modèles différents tel celui de Paracelse (1493-1541) et de la théorie des signatures. Cette dernière est fondée sur le principe d'analogie. Une plante, un minéral aura une action bénéfique sur un organe humain parce que sa forme ou son fonctionnement évoque l'organe en question. Ainsi la noix, par sa ressemblance avec les deux lobes corticaux, est efficace sur les problèmes méningés.

Aujourd'hui, en Occident, l'approche strictement biomédicale est complétée par d'autres approches plus globales qui prennent en compte les interactions du sujet avec son environnement à travers son rythme de vie, son alimentation, l'attention portée à soi :

- les médecines manuelles (ostéopathie, chiropraxie) ;
- les médecines énergétiques (médecine chinoise, acupuncture). Elles s'appuient sur l'existence d'un influx vital dont la circulation harmonieuse est perturbée dans la maladie. Le médecin travaille donc à aider le patient à retrouver l'harmonie du mouvement de cet influx ;
- les médecines vertes (phytothérapie, homéopathie). Ces approches sont globales. Elles considèrent l'individu dans sa totalité. L'homéopathie s'appuie sur le principe de similitude : le médecin soigne avec le « même », c'est-à-dire avec un agent susceptible de provoquer le symptôme mais en quantité infinitésimale. La phytothérapie s'appuie sur les principes actifs des plantes.

L'anthropologie ouvre la voie à la compréhension des diverses dimensions culturelles et sociales des maladies, aux modalités de leurs interprétations et de leurs prises en charge, à la façon dont l'environnement les façonne. Elle permet aussi de progresser dans la compréhension des conduites de soins, dans l'analyse des pratiques professionnelles et des interactions entre les soignants et les soignés. Par exemple, le suivi d'un traitement par un patient à la sortie d'une hospitalisation, n'est pas une évidence si celui-ci considère que sa maladie est en lien avec son déracinement social ou avec un envoûtement lié à un conflit familial. Il devra y avoir, de la part des soignants, prise en compte de cette dimension culturelle particulière. La personne malade en question peut très bien entendre que, puisque les traitements qui lui ont été administrés jusqu'à présent l'ont soulagé, il doit les poursuivre. Il conservera pourtant la certitude que sa maladie a des origines conflictuelles avec son environnement. Mais le fait que sa conception personnelle de la maladie ne soit pas invalidée lui permettra de garder confiance dans une relation de soins et un traitement même s'ils n'ont pour lui qu'un sens limité.

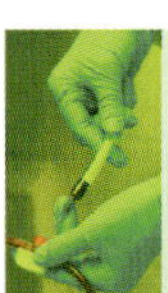

Soins et cultures

Il n'est pas nécessaire que l'infirmier connaisse toutes les spécificités des différentes cultures face à la maladie, à la douleur, à l'intimité ou à la mort. Lorsque la situation le nécessite, il doit en revanche intégrer cette préoccupation dans l'approche relationnelle qu'il mettra en place vis-à-vis de la personne malade. Le questionner ou questionner sa famille sur ce qui est particulier à leur culture vis-à-vis de ces problématiques est une manière très fine de s'intéresser à eux en qualité de sujets et d'amorcer une relation de soins de qualité.

Les professionnels de santé qui ont exercé dans des pays ne disposant pas d'un système de santé élaboré, constatent que les traitements médicamenteux ont une efficacité très grande sur nombre de maladies alors même que les malades n'adhèrent pas au modèle culturel de la maladie qui postule l'existence d'un agent pathogène. Par exemple, une plaie surinfectée causée par un agent bactérien va très vite être soignée grâce à l'utilisation d'un antibiotique. Pourtant, ce résultat ne viendra pas invalider le système de croyance du sujet. Si celui croyait, par exemple, que son problème était dû à une cause relationnelle, il devra régler ce problème par ailleurs ou, tout au moins, s'attendra à en subir d'autres conséquences.

ETHNOPSYCHIATRIE

L'ethnopsychiatrie considère que les pathologies mentales ne sont pas universelles mais culturelles. Chaque culture modèle la personnalité des individus et leur manière d'être malade. L'ethnopsychiatrie se fonde sur une réalité psychique qui tient nécessairement compte des dimensions biologique, sociale, culturelle et comportementale.

L'ethnopsychiatrie est donc la prise en compte d'un trouble psychopathologique façonné par une culture. L'ethnopsychiatre cherche à comprendre les troubles psychologiques en lien avec leur contexte culturel. Il s'appuie sur le système d'interprétation du trouble proposé par la culture. Il propose aussi un traitement en prenant en compte les spécificités de la culture en question.

Le travail de l'ethnopsychiatre est de chercher à connaître le modèle d'explication auquel le patient se réfère afin de mieux comprendre son problème, ses causes, ses manifestations, son évolution, le traitement souhaité. C'est le patient qui expose son modèle explicatif en exposant en même temps son univers culturel. Le fait que son modèle de compréhension soit pris en compte lui permet de conserver une cohérence et une continuité de soi car ce modèle concerne sa maladie mais aussi l'ensemble de ses savoirs sur le monde. L'invalider consisterait à lui signifier que tout ce qu'il sait du fonctionnement du monde est faux.

Ce n'est qu'en un deuxième temps que le thérapeute introduit son propre modèle, fondé sur son expérience clinique et sur le savoir psychiatrique académique.

La relation thérapeutique est donc fondée sur une négociation entre deux réels qui ont façonné deux imaginaires. Il ne s'agit pas d'imposer un modèle à un autre mais de négocier. Le patient entend que son modèle explicatif soit compris et accepté. Il peut alors comprendre et accepter, une partie au moins, du modèle du soignant.

Points clés à retenir

▶ **Représentations culturelles de la santé et de la maladie :**

– *en Occident :* le modèle biomédical propose de comprendre le fonctionnement biologique humain à partir d'une méthode disjonctive et analytique. Dans cette optique, le corps humain est divisé en parties distinctes : appareils, organes, cellules, qui font l'objet d'une spécialisation tant dans leur compréhension que dans leur prise en charge thérapeutique ;

– *ailleurs :* dans d'autres espaces culturels, la maladie est lue comme un dérèglement global du sujet en interaction avec son environnement. Cela signifie que ses causes, comme ses traitements, ne sont pas à chercher uniquement dans le corps du sujet malade mais aussi dans son mode de vie, dans sa relation aux autres ou à la nature, ou encore dans le regard qu'il porte sur lui et sur sa condition.

▶ L'**ethnopsychiatrie** est une orientation de la psychiatrie qui cherche à comprendre les troubles psychologiques en prenant en compte leur contexte culturel.

S'ENTRAINER

VÉRIFIER SES CONNAISSANCES

1 QROC (Questions à réponses ouvertes courtes)

1. Quelle est la place de la culture dans les sociétés humaines et dans la construction de la personnalité humaine ?

2. Jeanne est la mère de Marie, qui est mariée à Kevin dont la sœur s'appelle Joanna. Quels sont les liens de parenté qui unissent : Jeanne et Marie, Kevin et Marie, Joanna et Kevin ? Définissez chacun de ces liens de parenté.

3. Trois jeunes femmes discutent de leur santé. Emma dit ne jamais être malade car elle prend soin d'elle en permanence à travers un régime alimentaire équilibré et un rythme de vie très régulier. Quand elle est malade, elle se soigne avec des plantes. Ilona, elle, ne jure que par son médecin généraliste, qui lui donne toujours le bon traitement quand elle est malade. Enfin, Raïfa considère que la maladie et la santé dépendent de nos actions et de nos rapports aux autres et à la nature. Expliquez à travers les positions de ces trois personnes quelles sont leurs représentations de la santé et de la maladie.

TRANSFÉRER À D'AUTRES SITUATIONS

2 CAS CLINIQUE

Jean est en France depuis 2 ans, date à laquelle il est venu du Cameroun rejoindre son frère et se marier. Il est hospitalisé en service de psychiatrie pour un syndrome délirant. Le médecin le voit en entretien avec son épouse et son frère qui lui expliquent que la maladie de Jean est due au fait qu'il n'a pas honoré la promesse qu'il a faite au chef du village de lui envoyer de l'argent tous les mois dès qu'il travaillerait. Le chef lui aurait envoyé un sort. Le psychiatre n'invalide pas cette explication et propose un traitement léger, pour l'instant, pour soulager l'anxiété du patient ainsi que des entretiens infirmiers réguliers.

1. Qu'en pensez-vous ?

CORRIGÉS

VÉRIFIER SES CONNAISSANCES

1 QROC (Questions à réponses ouvertes courtes)

1. Place de la culture dans la construction de la personnalité : la culture est constitutive des individus qu'elle façonne en suivant les contours spécifiques d'une société. C'est un ensemble de dispositions, de manières d'être et de faire, de connaissances et de croyances qui influencent le rapport de l'individu à l'autre et à la société.

Place de la culture dans les sociétés humaines : la culture fonde un sentiment d'appartenance qui assoie la cohérence du groupe. C'est aussi l'élément fondamental de différenciation des sociétés humaines.

2. Jeanne et Marie sont unies par un lien de filiation. La filiation est la transmission de la parenté lorsqu'une personne descend d'une autre. Elle peut être biologique ou adoptive.

Marie et Kevin sont unis par un lien d'alliance. L'alliance concerne la construction de la parenté par accord formel. En Occident, le mariage a longtemps été la forme d'alliance quasi unique. Aujourd'hui, le concubinage et le PACS (en France) sont reconnus comme des formes d'alliance.

Kevin et Joanna sont unis par un lien de germanité. La germanité (consanguinité) désigne les frères et sœurs au sein d'une cellule familiale, c'est-à-dire descendant d'un même couple de parents. Les enfants descendants de chacun des frères et sœurs seront donc des cousins germains.

3. Ilona s'inscrit dans une approche biomédicale relevant de la culture occidentale dans laquelle le corps est vu et lu comme une machine fonctionnant mécaniquement. La maladie correspond au dérèglement d'une des composantes de la machine. Le traitement consiste alors à traiter la composante déréglée afin que la machine fonctionne à nouveau correctement. C'est une médecine curative centrée sur le corps et le symptôme.

Emma s'inscrit dans une approche plus globale qui prend en compte les interactions du sujet avec son environnement à travers son rythme de vie, son alimentation, l'attention portée à soi. Entrent dans ce schéma les médecines énergétiques et les médecines vertes (phytothérapie, homéopathie). Ces approches sont globales. Elles considèrent l'individu dans sa totalité.

Raïfa se situe dans une approche relative aux sociétés traditionnelles dans lesquelles la nature (animisme) ou les autres (sort, envoûtement) influencent l'état de santé du sujet.

TRANSFÉRER À D'AUTRES SITUATIONS

2 CAS CLINIQUE

1. Le psychiatre prend l'option de ne pas opposer à la famille de Jean une autre explication concernant sa maladie : trouble délirant. Il respecte l'explication « culturelle » dans le but d'amorcer une relation de soin. Progressivement, il introduira sa propre conception (médicale).

Le point de vue ethnopsychiatrique considère que les pathologies mentales ne sont pas universelles mais culturelles. Chaque culture modèle la personnalité des individus et leur manière d'être malades.

La prise en compte de la culture du patient nécessite de chercher à connaître le modèle d'explication auquel il se réfère afin de mieux comprendre son problème, ses causes, ses manifestations, son évolution, le traitement souhaité. C'est le patient qui expose son modèle explicatif en exposant en même temps son univers culturel. Le fait que son modèle de compréhension soit pris en compte lui permet de conserver une cohérence et une continuité de soi car ce modèle concerne sa maladie mais aussi l'ensemble de ses savoirs sur le monde. L'invalider consisterait à lui signifier que tout ce qu'il sait du fonctionnement du monde est faux. Par ailleurs, la relation thérapeutique qui va se construire lors des entretiens infirmiers réguliers lui permettra d'exprimer ses difficultés et peut-être de leur donner un sens différent.

Bibliographie

PSYCHOLOGIE

André P, Benavidès T, Giromini F. *Corps et psychiatrie*. Éditions Heures de France, Paris, 2004.

Arfouilloux JJ. *L'entretien avec l'enfant*. Éditions Privat, Paris, 1978.

Bion WR. *Aux sources de l'expérience*. PUF, Paris, 1965.

Canguilhem G. *Le normal et le pathologique*. PUF, Paris, 1966.

Carric JC. *Le développement psychomoteur de l'enfant normal*. Éditions Vernazobres-Grego, Paris, 1999.

Chabrol H, Callahan S. *Mécanismes de défense et coping*. Dunod, Paris, 2004.

Changeux JP. *L'homme neuronal*. Fayard, Paris, 1983.

Changeux JP, Ricœur P. *Ce qui nous fait penser, la nature de la règle*. Éditions Odile Jacob, Paris, 2000.

Cottraux J. *Les thérapies comportementales et cognitives*. Masson, Paris, 2001.

Cyrulnik B. *Les nourritures affectives*. Éditions Odile Jacob, Paris, 1993.

Damasio AR. *Le sentiment même de soi (corps, émotions, conscience)*. Éditions Odile Jacob, Paris, 1999.

Dortier JF. *Le cerveau et la pensée*. Éditions Sciences humaines, Paris, 1998.

Freud S. *Psychanalyse. Textes choisis*. PUF, Paris, 1991.

Freud S. *Abrégé de psychanalyse*. PUF, Paris, 1992.

Gassier J. *Manuel du développement psychomoteur de l'enfant*. Éditions Masson, Paris, 1981.

Golse B. *Du corps à la pensée*. PUF, Paris, 1999.

Golse B. *Le développement affectif et intellectuel de l'enfant*. Éditions Masson, Paris, 2001.

Jacob F. *La logique du vivant, une histoire de l'hérédité*. Éditions Gallimard, Paris, 1970.

Jeannerod M. *Le cerveau intime*. Éditions Odile Jacob, Paris, 2005.

Laplanche J, Pontalis JB. *Vocabulaire de la psychanalyse*. PUF, Paris, 2004.

Le Boulch J. *Le développement psychomoteur de la naissance à 6 ans*. Éditions ESF, Paris, 1981.

Morasz L. *Comprendre la violence en psychiatrie. Approche clinique et thérapeutique*. Dunod, Paris, 2002.

Morasz L, Perrin-Niquet A, Vérot JP, Barbot C. *L'infirmier en psychiatrie. Les grands principes du soin en psychiatrie*. Éditions Masson, Paris, 2004.

Nasio JD. *Introduction aux œuvres de Freud, Ferenczi, Groddeck, Klein, Winnicott, Dolto, Lacan*. Éditions Rivages, coll. « Psychanalyse », Paris, 1994.

Piaget J. *Psychologie de l'intelligence*. Éditions Armand Colin, Paris, 1967.

Piéron H. *Le vocabulaire de psychologie*. PUF, Paris, 2003.

Spitz RA. *De la naissance à la parole, la première année de vie*. PUF, Paris, 1979.

Winnicott DW. *Jeu et réalité, l'espace potentiel*. Éditions Gallimard, Paris, 1971.

Psychiatrie infirmière. Site Internet consacré à la psychiatrie infirmière et à la technique psychiatrique hospitalière : http://www.psychiatriinfirmiere.free.fr/.

SOCIOLOGIE

Berthelot JM. *L'intelligence du social*. PUF, Paris, 1990.

Boudon R. *La logique du social*. Hachette, Paris, 1990.

Cabin P, Dortier JF. *La sociologie. Histoire et idées*. Éditions Sciences humaines, Paris, 2000.

Crozier M, Friedberg E. *L'acteur et le système. Les contraintes de l'action collective*. Le Seuil, Paris. 1981.

Dortier JF. *Les sciences humaines. Panorama des connaissances*. Éditions Sciences humaines, Paris, 1998.

Dubar C. *La socialisation. Construction des identités sociales professionnelles*. Armand Colin, Paris, 1998.

Durkheim E. *Le suicide* (1897). PUF, Paris, 1983.

Enriquez E. *L'organisation en analyse*. PUF, collection « Sociologie d'aujourd'hui », 3e édition, 2000.

Festinger L. Théorie des processus de comparaison sociale. *In :* Faucheux C, Moscovici S, eds. *Psychologie sociale théorique et expérimentale*. Éditions Mouton, Paris, 1971. p. 77-104.

Goffman E. *La mise en scène de la vie quotidienne. 1. La présentation de soi*. Les Éditions de Minuit, Paris, 1973.

Goffman E. *La mise en scène de la vie quotidienne. 2. Les relations en public*. Les Éditions de Minuit, Paris, 1973.

Journet N. *La culture, de l'universel au particulier*. Éditions Sciences humaines, Paris, 2002.

Lebaron F. *Sociologie en 35 fiches*. Dunod, Paris, 2007.

Malherbe M. *Les religions de l'humanité*. 3e édition. Éditions Criterion, Paris, 2004.

Maisonneuve J. *La dynamique des groupes restreints*. PUF, collection « Que sais-je ? », 1968.

Mounier P, Bourdieu P. *Une introduction*. Agora, Paris, 2001.

Reynaud JD. *Les règles du jeu, l'action collective et la régulation sociale*. Armand Colin, Paris, 1998.

Ruano-Borbalan JC. *L'identité, l'individu, le groupe, la société*. Éditions Sciences humaines, Paris, 1998.

Todorov T. *La vie commune (essai d'anthropologie générale)*. Seuil, Paris, 1995.

Weber M. *L'éthique protestante et l'esprit du capitalisme* (1905). Plon, Paris, 1964.

ANTHROPOLOGIE

Anesm. *La bientraitance : définition et repères pour la mise en œuvre. Recommandation de bonnes pratiques professionnelles*, juin 2008.

Bioy A, Bourgeois F, Nègre I. *Communication soignant-soigné, repères et pratiques*. Éditions Bréal, Paris, 2008.

Bioy A, Fouques D. *Manuel de psychologie du soin*. Éditions Bréal, Paris, 2002.

De Hennezel M. *Le souci de l'autre*. Éditions Robert Laffont, Paris, 2004.

Gineste Y, Pellissier J. *Humanitude, comprendre la vieillesse, prendre soin des hommes vieux*. Éditions Armand Colin, Paris, 2007.

Greiss B. *De la perte de soi aux soins des autres*. Éditions Lamarre, Rueil-Malmaison, 2007.

Hesbeen W. *La qualité du soin infirmier : penser et agir dans une perspective soignante*. Éditions Masson, Paris, 1998, 2002.

Hesbeen W. *Prendre soin à l'hôpital : inscrire le soin infirmier dans une perspective soignante*. Éditions Masson, Paris, 1997.

Hesbeen W. *Travail de fin d'études, travail d'humanitude : se révéler l'auteur de sa pensée*. Éditions Masson, Paris, 2005.

Manoukian A, Massebeuf A. *La relation soignant/soigné*. Éditions Lamarre, Paris, 1995.

Matray B. *La présence et le respect*. Éditions Desclée de Brouwer, Paris, 2004.

Morasz L, Perrin-Niquet A, Vérot JP, Barbot C. *L'infirmier(e) en psychiatrie*. Éditions Masson, Paris, 2004.

Rezette S. *Psychologie clinique en soins infirmiers*. Éditions Masson, Paris, 2008.

Rispail D. *Mieux se connaître pour mieux soigner*. Éditions Masson, Paris, 2002.

Société française de gériatrie et de gérontologie. *Bientraitance, personne âgées dépendantes. Promotion de l'amélioration des pratiques*, 2007.

Elsevier Masson S.A.S
62, rue Camille-Desmoulins, 92442 Issy-les-Moulineaux Cedex
Dépôt Légal : février 2010

Mise en page : Nord Compo

Achevé d'imprimer par TRENTO
en janvier 2010
Imprimé en Italie

471057-(1)-6-CSB-L-100°